がん専門病院のエキスパートが書いた

がん看護のきほん

編著　向井未年子　青山寿昭

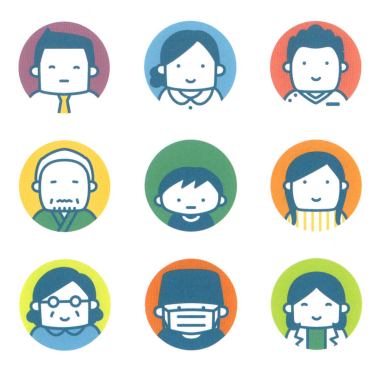

照林社

はじめに

　日本人の2人に1人が、一生涯のうちに何らかのがんに罹患するという統計が示すように、がんは私たちにとって非常に身近な疾患です。診断された瞬間から患者さんたちのがんとの共生は始まり、その過程でのケアやサポートがいかに重要であるかを、がん看護の現場で日々実感しています。

　私が新人のころは、緩和ケアといえば終末期のイメージでしたが、今ではがんと診断されたときから緩和ケアであるといわれています。侵襲が少なくなる手術、目まぐるしく開発される新薬、最先端技術の治療機器、近年ではゲノム医療など治療は急スピードで変わっています。

　がん看護は、単に疾患や治療に伴う身体的なケアだけではなく、診断を受けたときからその人の人生に目を向ける必要があります。患者さん一人ひとりに寄り添い、その精神的・社会的苦痛、スピリチュアルペインを理解し、ケアを統合的に行うことが求められます。また、病期や治療によってもかかわりが異なり、それぞれの場面にあったケアを求められます。本書は、がん看護に携わるすべての医療従事者に向けて、「がんと診断されたときから終末期までのがん看護の必須知識を1冊に」をテーマに、がん専門病院の看護師で作成しました。

　私たち看護師が提供するケアが一層充実したものとなり、がんと向き合う患者さんたちの力となれるよう、実践書である本書がそのきっかけとなることを願っています。また、がん看護に携わるすべての医療従事者が、さらなる知識と実践力を身につけ、がん患者さんたちへの最善のケアにつなげられることを心から望んでいます。

2025年4月

執筆者を代表して

向井未年子

編著者一覧

編集

向井末年子	愛知県がんセンター看護部 がん看護専門看護師
青山寿昭	愛知県医療療育総合センター中央病院 看護部 摂食・嚥下障害看護認定看護師 （元 愛知県がんセンター看護部）

執筆（執筆順）

藤田　恵	愛知県がんセンター 看護部 がん性疼痛看護認定看護師
吉川　恵	愛知県がんセンター 看護部 がん看護専門看護師
佐藤　好	愛知県がんセンター 看護部 がん性疼痛看護認定看護師
榎木里恵	公益財団法人中国労働衛生協会福山本部 健診課健診科 （元 愛知県がんセンター看護部）
植田　綾	愛知県がんセンター 看護部
井上さよ子	愛知県がんセンター 看護部 がん看護専門看護師
西尾里美	愛知県がんセンター 看護部 がん看護専門看護師
近藤景子	愛知県がんセンター 看護部
佐野ゆり子	愛知県がんセンター 看護部
伊藤　環	愛知県がんセンター 看護部
戸松真里子	愛知県がんセンター 看護部
長坂香奈	愛知県がんセンター 看護部
今泉友芳	愛知県がんセンター 看護部
木下杏美	愛知県がんセンター 看護部
深堀慎一郎	愛知県がんセンター 看護部 クリティカルケア認定看護師
勝山菜生	愛知県がんセンター 看護部
岩田杏理	愛知県がんセンター 看護部
山田　藍	愛知県がんセンター 看護部
山口真由美	愛知県がんセンター 看護部 集中ケア認定看護師
石黒　御	愛知県がんセンター 看護部
堀田枝里	愛知県がんセンター 看護部 がん化学療法看護認定看護師
戸﨑加奈江	愛知県がんセンター 看護部 がん化学療法看護認定看護師
黒野純子	愛知県がんセンター 看護部 がん化学療法看護認定看護師
山田知里	愛知県がんセンター 看護部 がん化学療法看護認定看護師
藤井理恵	愛知県がんセンター 看護部
村瀬はるか	愛知県がんセンター 看護部
高畑知帆子	愛知県がんセンター 看護部 がん化学療法看護認定看護師
宮田和美	愛知県がんセンター 看護部
松下寛美	愛知県立総合看護専門学校 教員（元 愛知県がんセンター看護部）
高木礼子	愛知県がんセンター 看護部 乳がん看護認定看護師
深谷恭子	愛知県がんセンター 看護部 緩和ケア認定看護師
小原真紀子	愛知県がんセンター 臨床試験部介入研究支援室 がん化学療法看護認定看護師

宮谷美智子	愛知県病院事業庁 管理課 がん化学療法看護認定看護師 (元 愛知県がんセンター看護部)
上條梨沙	愛知県がんセンター 看護部
青木智子	愛知県がんセンター 看護部 乳がん看護認定看護師
山口真澄	愛知県がんセンター 看護部 がん看護専門看護師
久保　知	愛知県がんセンター 看護部 がん放射線療法看護認定看護師
中島貴子	愛知県がんセンター 看護部 がん放射線療法看護認定看護師
川口真綾	愛知県がんセンター 看護部
美濃屋亜矢子	愛知県がんセンター 看護部 緩和ケア認定看護師
井口未貴	愛知県がんセンター 看護部 摂食嚥下障害看護認定看護師
永田智子	愛知県がんセンター 看護部　緩和ケア認定看護師
白川由佳	愛知県がんセンター 看護部
青山寿昭	愛知県医療療育総合センター中央病院 看護部 摂食嚥下障害看護認定看護師 (元 愛知県がんセンター看護部)
安形真由美	愛知県がんセンター 看護部 皮膚・排泄ケア認定看護師
田崎智子	愛知県がんセンター 看護部 乳がん看護認定看護師
柴田亜弥子	愛知県がんセンター 看護部 がん看護専門看護師
松浦由紀子	愛知県がんセンター 看護部 認知症看護認定看護師
新田都子	愛知県がんセンター 看護部 がん性疼痛看護認定看護師
向井未年子	愛知県がんセンター 看護部 がん看護専門看護師
八重樫　裕	愛知県がんセンター 看護部 摂食・嚥下障害看護認定看護師
千種智之	愛知県がんセンター 感染制御部 感染管理認定看護師
河村大一	キョーワ訪問看護リハビリステーション 寄り添い屋武豊店 感染管理認定看護師 (元 愛知県がんセンター感染制御部)
野村さゆり	愛知県がんセンター 看護部
尾崎千鶴	愛知県がんセンター 看護部

医学監修

花井信広	愛知県がんセンター 頭頸部外科部 部長 兼 副院長
大野真佐輔	愛知県がんセンター 脳神経外科部 部長
室　圭	愛知県がんセンター 薬物療法部 部長／外来化学療法センター長 兼 副院長

(2025 年 3 月現在)

CONTENTS

その1 まずは緩和ケア …… 1

① なぜ緩和ケアが必要なの？ ……………………………………… 藤田 恵　2

② がん患者の受容段階 …………………………………………… 吉川 恵　4

③ トータルペインとは ……………………………………………… 佐藤 好　6
- 1 ▶ 身体的苦痛を知る ……………………………………… 佐藤 好　6
- 2 ▶ 精神的苦痛を知る …………………………………… 榎木里恵　10
- 3 ▶ 社会的苦痛を知る ……………………………………… 植田 綾　12
- 4 ▶ スピリチュアルペインを知る …………………………… 佐藤 好　14

④ 苦痛のスクリーニング …………………………………………… 吉川 恵　16

⑤ 苦痛への基本的緩和ケアと専門的緩和ケア ………………… 吉川 恵　18

⑥ がん患者への心理的サポート ………………………………… 吉川 恵　22

⑦ がん患者サポートに必要なコミュニケーションスキル …… 藤田 恵　26

⑧ 家族支援に必要なコミュニケーションスキル ………………… 藤田 恵　30

⑨ がん患者の家族や親しい人への伝え方 ……… 吉川 恵、井上さよ子　34

⑩ 意思決定支援 ………………………………………………… 西尾里美　38

その2 周術期 …… 47

① がん手術の特徴と目的 ………………………………………… 近藤景子　48

② 領域別 主な手術と形態変化
- 1 ▶ 頭頸部／呼吸器／乳腺／泌尿器／整形外科 …………… 佐野ゆり子　51
- 2 ▶ 脳神経 ………………………………………………… 近藤景子　56
- 3 ▶ 消化器 ………………………………………………… 伊藤 環　58
- 4 ▶ 婦人科 ………………………………………………… 伊藤 環　65

③ 術前からのかかわり …………………………… 戸松真里子、長坂香奈　67

④ 周術期におけるリスクとスクリーニング評価 ………………… 今泉友芳　70

⑤ 術中看護
- 1 ▶ 体温管理 ……………………………………………… 木下杏美　72
- 2 ▶ 手術体位管理 ………………………………………… 木下杏美　75

⑥ 手術侵襲による影響 ……………………………………………… 深堀慎一郎　79

⑦ 術式とドレーンの関係 ……………………………………………… 勝山菜生　89

⑧ 術直後の援助 ………………………………………………………… 長坂香奈　93

⑨ 術後の疼痛管理 …………………………………………………… 岩田杏理　98

⑩ 術後合併症 ………………………………………………………… 山田 藍　102

⑪ PICS（集中治療後症候群）……………………………………… 山口真由美　110

⑫ 内視鏡治療 ………………………………………………………… 石黒 御　114

その3　がん薬物療法 …… 119

① がん薬物療法の全体像 …………………………………………… 堀田枝里　120

② 抗がん薬の分類と特徴 …………………………………………… 戸﨑加奈江　122

　1 ▶ 殺細胞性抗がん薬 ……………………………………………… 戸﨑加奈江　124

　2 ▶ 分子標的薬 ……………………………………………………… 戸﨑加奈江　124

　3 ▶ ホルモン療法薬 ………………………………………………… 戸﨑加奈江　126

　4 ▶ 免疫チェックポイント阻害薬 ………………………………… 黒野純子　128

③ バイオマーカーと治療選択 ……………………………………… 黒野純子　131

④ 抗がん薬投与時の曝露対策 ……………………………………… 黒野純子　134

⑤ 有害事象と援助

　1 ▶ 過敏症 …………………………………………………………… 山田知里　137

　2 ▶ インフュージョンリアクション（IR）………………………… 藤井理恵　139

　3 ▶ 血管外漏出 ……………………………………………………… 黒野純子　142

　4 ▶ 消化器症状 ………………………………… 堀田枝里、村瀬はるか　144

　5 ▶ 骨髄抑制 ………………………………………………………… 高畑知帆子　152

　6 ▶ 腫瘍崩壊症候群 ………………………………………………… 高畑知帆子　154

　7 ▶ 腎機能障害 ……………………………………………………… 高畑知帆子　155

　8 ▶ 口腔粘膜炎 ……………………………………………………… 宮田和美　157

　9 ▶ 倦怠感 …………………………………………………………… 山田知里　160

　10 ▶ 末梢神経障害 …………………………………………………… 松下寛美　161

　11 ▶ 皮膚障害 ………………………………………………………… 高木礼子　163

　12 ▶ 脱毛 ……………………………………………………………… 深谷恭子　167

　13 ▶ 免疫療法に関連した新たな副作用 ………………………… 小原真紀子　170

　14 ▶ 免疫チェックポイント阻害薬の副作用 ……………………… 黒野純子　172

v

⑥ 長期的な支援
1 ▶ 精神的サポート ……………………………… 深谷恭子　175
2 ▶ 経済毒性 …………………………………… 宮谷美智子　178
3 ▶ 二次がん …………………………………… 宮谷美智子　179
⑦ 造血幹細胞移植 …………………………… 上條梨沙、高畑知帆子　180
⑧ 新薬の開発 ……………………………………… 小原真紀子　185

その4　がんゲノム医療 …… 187

① がんゲノム医療とは ……………………………… 青木智子　188
② がん遺伝子パネル検査 …………………………… 青木智子　189
③ 遺伝性（家族性）腫瘍 …………………………… 山口真澄　193

その5　放射線治療 …… 197

① 放射線治療の特徴 ………………………………… 久保 知　198
1 ▶ 外照射 ……………………………………… 中島貴子　200
2 ▶ 小線源治療 ………………………………… 中島貴子　202
3 ▶ 非密封小線源治療（RI 内用療法）………… 中島貴子　205
② 放射線治療計画 ………………………………… 中島貴子　208
③ 適応疾患と標準治療 …………………………… 中島貴子　210
1 ▶ 放射線感受性 ……………………………… 久保 知　212
2 ▶ 耐容線量 …………………………………… 久保 知　212
3 ▶ 再現性 ……………………………………… 中島貴子　213
④ 化学放射線療法 ………………………………… 堀田枝里　215
⑤ 有害事象
1 ▶ 有害事象の分類 …………………………… 久保 知　217
2 ▶ 急性有害事象 ……………………………… 中島貴子　217
3 ▶ 晩期有害事象 ……………………………… 久保 知　226
⑥ セルフケアの支援 …………………………… 久保 知、川口真綾　228
⑦ 緩和照射 ………………………………………… 中島貴子　233

その6 症状マネジメント …… 237

① 症状が起きている原因を考えるときのポイント ………… 美濃屋亜矢子 238
② 疼痛 …………………………………………………………… 新田都子 239
③ 呼吸困難 …………………………………………………… 新田都子 244
④ 吐き気、嘔吐、食欲不振 ……………………………… 井上さよ子 247
⑤ 口腔合併症 ………………………………………………… 井口未貴 253
⑥ 便秘・下痢 ………………………………………………… 新田都子 261
⑦ 不眠 ………………………………………………………… 新田都子 264
⑧ スキントラブル ………………………………………… 安形真由美 266
⑨ 喘鳴 …………………………………………………… 美濃屋亜矢子 268
⑩ せん妄 ………………………………………………… 美濃屋亜矢子 270
⑪ がん関連倦怠感 ……………………………………… 美濃屋亜矢子 272
⑫ 薬物以外の対処法 …………………………………… 美濃屋亜矢子 274
コラム：臨床推論 ……………………………………………… 深堀慎一郎 276

その7 がんリハビリテーション …… 277

① がんリハビリテーションとは ………………………… 井上さよ子 278
② がんリハビリテーションにおける看護師の役割 ………… 永田智子 281
③ 周術期リハビリテーション ……………………………… 白川由佳 283
④ 薬物療法・放射線治療のリハビリテーション …………… 青木智子 286
⑤ 進行がんに対するリハビリテーション ………………… 山口真澄 289
⑥ がん患者の摂食嚥下リハビリテーション ……………… 青山寿昭 292
⑦ 骨転移患者へのリハビリテーション ………………… 井上さよ子 300
⑧ 脳転移患者へのリハビリテーション ………………… 井上さよ子 304
⑨ 乳がん患者へのリハビリテーション …………………… 田崎智子 308

その8 ライフステージに合わせた生活支援と治療の継続 …… 311

① 家族看護 …………………………………………………… 柴田亜弥子 312
② 妊孕性について …………………………………………… 柴田亜弥子 317

③ 就学・就労支援 ……………………………………柴田亜弥子 320

④ AYA 世代への看護 ………………………………柴田亜弥子 322

⑤ アピアランスケア ………………………………柴田亜弥子 325

⑥ 高齢者への看護 …………………………………松浦由紀子 330

その9 がん看護に共通して必要な知識 …… 333

① アドバンス・ケア・プランニング（ACP）…………………向井未年子 334

② 倫理的問題やジレンマへのケア …………………………西尾里美 337

③ オンコロジーエマージェンシー …………………………山口真由美 339

コラム：RRS（rapid response system）……………………深堀慎一郎 342

④ がん患者の栄養管理 ……………………………………八重樫 裕 343

⑤ がん看護における感染管理

　1 ▶ がん患者を守る感染対策 …………………………千種智之 352

　2 ▶ 看護師ができる薬剤耐性（AMR）対策 …………………河村大一 355

⑥ 社会資源の活用 …………………………………………永田智子 359

⑦ 患者会 …………………………………………………井上さよ子 362

⑧ グリーフケア

　1 ▶ グリーフケアの基礎知識 ……………………………野村さゆり 364

　2 ▶ 家族のグリーフケア …………………………野村さゆり、尾崎千鶴 364

　3 ▶ 医療従事者のグリーフケア …………………………野村さゆり 367

索引 ……………………………………………………………… 370

装丁：熊アート　本文デザイン：杉本ひかり　本文イラスト：杉本ひかり、萩原まお、吉村堂（アスラン編集スタジオ）
DTP 制作：杉本ひかり、明昌堂　編集協力：高橋茉利江

- 本書の内容は、執筆者が臨床例をもとに解説しています。実践により得られた方法を普遍化すべく努力しておりますが、万一、本書の記載内容によって不測の事故等が起こった場合、編者・著者、出版社はその責を負いかねますことをご了承ください。
- 各疾患の診療に関しては、常に学会ガイドライン等、最新の情報をご参照ください。また治療や看護実践にあたっては、自施設の方針・取り決めをご確認ください。
- 本書に記載している薬剤や機器等の情報は、2025 年 3 月現在のものです。選択・使用にあたっては、個々の添付文書や取り扱い説明書を参照し、適応や使用方法などについては常にご確認ください。
- 本書掲載の画像は、臨床例の中からご本人・ご家族の同意を得て使用しています。

その
1

まずは緩和ケア

緩和ケアは、終末期のケアではありません。がん患者はがんと診断されたときからさまざまなつらさや不安を抱えています。診断時からあらゆる時期で緩和ケアを提供して、患者さんを支援していくことが大切です。

その1　まずは緩和ケア

① なぜ緩和ケアが必要なの？

がんと診断されたときからの緩和ケア

　がんになるということを、人はどのようにとらえるのでしょうか。「がん＝死」というイメージは、今でも多くの人がもっているものだと思います。そのため、がんと診断されると、人は死を現実のものとして身近に感じ、不安や恐れを抱きます。がんと診断された患者さんは、そのつらさと、ずっと付き合っていかなければなりません。私たち看護師は、そうしたつらさを抱える患者さんとその患者さんを支える家族を、最も身近な医療者としてサポートしていくために、こうした気持ちを理解したうえでケアしていく必要があります。

　がん患者は、がんと診断されたときから3割の人が痛みをもっているといわれており、自覚症状が出てはじめて病院を受診する例もあります。こうした身体症状だけでなく、不安などの気持ちのつらさや、治療を受けることによる仕事への影響など、さまざまなつらさがあります。WHO（世界保健機関）では、下記に示すように緩和ケアについて定義しており[1]、こうしたつらさを少しでも軽減し、患者さんが自分らしく生きることを支えるケアが緩和ケアです。

> **！ 緩和ケアとは**
>
> 緩和ケアとは、生命を脅かす病に関連する問題に直面している患者とその家族のQOLを、痛みやその他の身体的・心理社会的・スピリチュアルな問題を早期に見出し的確に評価を行い対応することで、苦痛を予防し和らげることを通して向上させるアプローチである。
> （WHO 2002年）

　以前は「緩和ケア＝終末期のケア」というイメージが強く、がんに対する積極的治療が終わったところで緩和ケア治療へ切り替わるという考えを、多くの患者さんや家族がもっており、また医療者でももっていました（▼図1）。しかし、現在は、緩和ケアはがんと診断されたときから、完治が見込めるがんも含めて、すべてのがんについて受けるものとして位置づけられています（▼図2）。

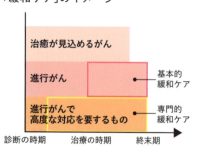

▼図1　現場の医療従事者がもつ「緩和ケア」のイメージ[2]

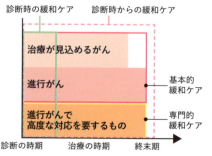

▼図2　診断時からの緩和ケア[2]

※
基本的緩和ケア：
担当医や担当看護師などすべての医療従事者が習得し提供するケア

専門的緩和ケア：
基本的緩和ケアでは対応が難しい場合に、専門的な知識や技術を持って提供するケア
緩和ケア医や緩和ケアチーム、麻酔科医、放射線治療医、精神腫瘍医などが提供する

「第3期がん対策推進基本計画（2018年3月閣議決定）」では、緩和ケアについて「がんと診断された時からの緩和ケアの推進」が述べられています。がん患者の療養生活の質の維持向上のために必要な施策として、「緩和ケアが診断の時から適切に提供されるようにすること」と明記されていて、緩和ケアを「全人的な苦痛」への対応（全人的なケア）を診断時から行うことを通じて、患者さんとその家族のQOLの向上を目標とすべきとされています[3]。

早期からの緩和ケアの重要性

なぜ、早期からの緩和ケアが重要なのでしょうか。そのことについて、進行性肺がん患者に対する緩和ケアにより生存期間延長およびQOLが改善したという報告がありました。New England Journal of Medicine誌2010年8月19日号に掲載された臨床試験の結果によると、進行性肺がんの患者さんに早期から緩和ケアを導入すると、終末期に緩和ケアを導入した患者さんに比べ、生存期間中央値が改善した（※生存期間中央値が2.7か月延長）[4]となっています。これは、早期から緩和ケアを行うことは、抗がん薬治療による副作用マネジメントなども行うこととなり、QOLが向上し、不安や抑うつなどが軽減した効果によるものと考えられます。

がん患者は、がんと診断されたときから、がん治療を受けている間、がん治療を終えた後、その期間を通して、さまざまな苦痛や課題を抱えています（▼図3）。そのため、早期から緩和ケアを受けることで、苦痛が軽減し、患者さんがその人らしい生を全うできることにつながっていくでしょう。

▼図3　がん治療の段階ごとの課題[5]

治療の段階	診断時	治療期	終末期
主なケアの主体	検診医療機関 かかりつけ医	拠点病院等（入院・外来）	在宅等 地域の病院 緩和ケア病棟
主な課題	(1) 診断時の課題 ・検査時の対応 ・告知時の対応 ・診断時からの緩和ケアについての認識　等	(2) 治療期の課題 ・外来や在宅における緩和ケアの提供 ・緩和ケアチームへの介入依頼のタイミング ・緩和ケアチームの質の評価	(3) 終末期、緩和ケア病棟の課題 ・難治性の疼痛への対応　等 ・終末期のケアに関する実態の把握 ・亡くなる前の療養生活における質等
	(4) 共通の課題 ・誰が如何なる役割を果たすことが求められているか ・継続的に緩和ケアを提供できる実現可能な方策 ・がんの苦痛を把握する対応（適切なスクリーニング等） ・医療用麻薬に関する理解 ・緩和ケアを提供する人材の確保　等		

（藤田　恵）

引用・参考文献
1）日本緩和医療学会：「WHO（世界保健機関）による緩和ケアの定義（2002）」定訳.
https://www.jspm.ne.jp/information/WHO/index.html（2024.12.14 アクセス）
2）厚生労働省健康局がん・疾病対策課：第6回がんの緩和ケアに係る部会（資料），2022.
3）厚生労働省：がん対策推進基本計画（第3期）．平成30年3月9日閣議決定，p.43.
4）Temel JS, Greer JA, Muzikansky A, et al. Early palliative care for patients with metastatic non-small-cell lung cancer. *N Engl J Med* 2010; 363: 733-742.
5）厚生労働省健康局がん・疾病対策課：第1回がんの緩和ケアに係る部会（資料），「診断時からの緩和ケア」について．2021：7.

その1　まずは緩和ケア

② がん患者の受容段階

がんに伴う心の反応

　がんと知らされると、多くの人はさまざまなストレスを体験します（図1）。「まさか自分ががんになるわけがない」と、がんに罹患したことを認めたくなかったり、「何も悪いことをしていないのに」「きっと何かの間違いだ」というように怒りを感じたり、「人間関係のストレスのせいだ」「仕事ばかり優先しすぎたせいだ」などと自分を責める人もいるかもしれません。

　しばらくの間は、漠然とした不安を感じる、気分が落ち込む、眠れない、食欲がないというような症状が表れ、人によっては一時的に日常生活に支障が生じることもあります。さらに「周囲の人にはわかってもらえるわけがない」「つらいのは自分1人だ」などと疎外感や孤立感を感じることがあります。しかし、そうなったからといって、すぐに問題になるというわけではありません。

▼図1　がんに対する通常の心の反応とその対応

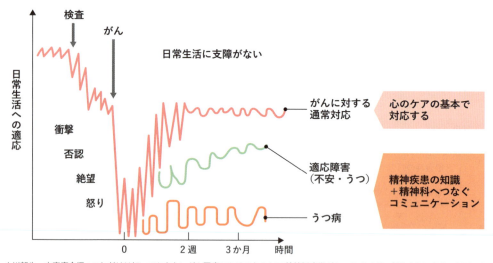

小川朝生, 内富庸介編：これだけは知っておきたいがん医療における心のケア 精神腫瘍学ポケットガイド. 創造出版, 東京, 2010：9. より引用

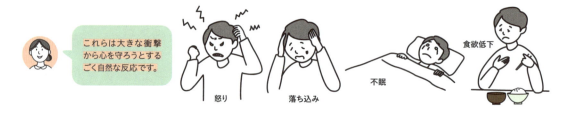

これらは大きな衝撃から心を守ろうとするごく自然な反応です。

やがて、こうした心の困難を乗り越え適応しようとする力がはたらき出します。これは、人間が本来もっている力で、つらい状況にあっても、少しずつ現実を受け入れて適応することが可能になり、落ち着いて物事に目を向けることができるようになります。時間が経つにつれて、「つらいけれども治療を受けよう」「これからするべきことを考えてみよう」など、見通しを立てて前向きな気持ちになっていきます。また、がんについて調べたり、治療に取り組もうと考えたりするようになります。

仕事や家事・育児などについても、現実的な処理ができるようになり始めます。通常は、がんの告知を受けてから2週間程度で、適応の時期を迎えるようになるといわれています。しかし、ひどく落ち込んで何も手につかないような状態が長く続き、日常生活に支障があれば、適応障害やうつ状態かもしれません。強いストレスを受けるなど、人生において大きな出来事があった場合には、誰でもなる可能性のある心の状態です。さまざまな要因によって心理的異常（病的反応）へと傾く場合もあり、この転換期の危機状態に対する支援が重要となります。心理的異常が続く場合は、専門的な心のケアが手助けになります。

危機状態への支援

危機とは、避けることのできない問題に直面し、現在の対処能力ではその問題に対応することができず引き起こされるものであり、一時的な混乱や抑うつ、緊張の状態です[1]。がん患者の場合、がんの診断・再発などによって危機状態になりやすいといわれています。危機に直面する人に対し、苦痛を少なく危機の過程を経過できるように支援しましょう。

実際には、危機理論や危機モデルを活用するとわかりやすくなります。危機モデルはいくつかあるため、患者さんの危機のプロセスにふさわしいモデルを選択して活用するとよいでしょう。

終末期患者の心理的反応

キューブラー・ロスは、患者さんが、死から逃れられないことを知らされ死を自覚してからの心の変化として、否認、怒り、取り引き、抑うつ、受容の5段階を示しています（▼表1）[2]。この心理的反応は、死にゆく患者さんだけでなく、がんの告知や再発など、衝撃的な事実を告げられた場合にも、患者さんの心理反応を理解するうえで参考とされています。ただし、すべての患者さんがこのプロセスをたどるわけではなく、また、段階を飛ばしたり、行ったり来たりする場合があることを知っておく必要があります。

（吉川　惠）

▼表1　キューブラー・ロスの死の受容過程

1	否認	「まさか自分が死ぬわけない」と否認する段階
2	怒り	「なぜ自分が死ななければならないのか」「理不尽だ」と怒りのある段階
3	取り引き	「もう○○しないから生かしてください」など、自分の命と引き換えに神などと何らかの取り引きをしようとする段階
4	抑うつ	気分が落ち込み、抑うつ感を示す段階
5	受容	差し迫った死から逃げられないことを受け入れる段階

引用文献
1) Caplan G, Caplan R. Principles of community psychiatry. *Community Ment Health J* 2000; 36: 7-24.
2) キューブラー・ロス・E 著，鈴木晶訳：死ぬ瞬間 死とその過程について．中央公論新社，東京，2001：403.

その1 まずは緩和ケア ② がん患者の受容段階

その1　まずは緩和ケア

③ トータルペインとは

　がん患者の苦痛は、身体の痛みだけでなく、精神的側面や社会的側面、スピリチュアルな側面が互いに影響しあい、全体として患者さんの複雑な苦痛を形成しています（▼図1）。患者さんの抱えている苦痛を全人的にとらえ、病気だけに焦点を合わせるのではなく、病気をもった1人の人としてケアをすることが重要です。

▼図1　全人的苦痛のイメージ

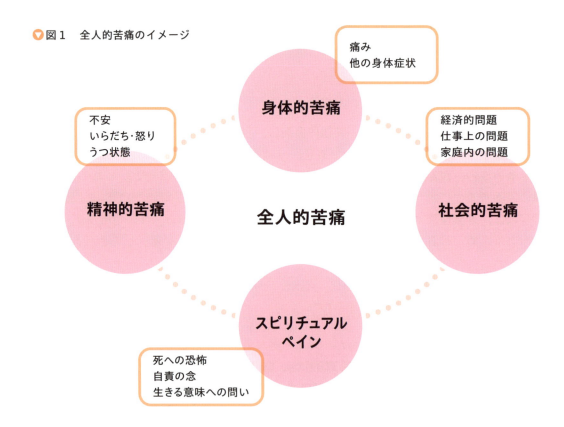

1 ▶ 身体的苦痛を知る

　がんの身体的苦痛は診断時から亡くなるまで、痛み、倦怠感、悪心・嘔吐、食欲不振、便秘・下痢など、さまざまな症状が出現します。がん患者は何らかの身体症状を有していることが多く、進行がん患者の4分の3が痛みを経験するといわれています[1]。症状や痛みの原因は、病気や治療だけでなく、複数の原因（▼図2）を考え、アセスメントすることが重要です。

　痛み（あるいは他の苦痛症状）をがまんすることは、睡眠不足や不必要な体力の消耗に

つながり、そのことばかり考えてしまい余裕がなくなってしまいます。その結果、日常生活に支障をきたし、精神的・社会的・スピリチュアルペインへつながっていきます。

▼ 図2　身体的苦痛の原因（例：胃がん患者の嘔気がある場合）

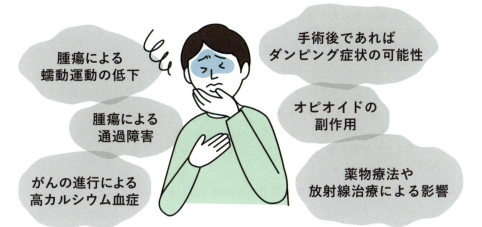

- 腫瘍による蠕動運動の低下
- 手術後であればダンピング症状の可能性
- 腫瘍による通過障害
- オピオイドの副作用
- がんの進行による高カルシウム血症
- 薬物療法や放射線治療による影響

❗ 情報収集のコツ

「今一番つらい症状は何ですか？」

他者からみるつらさと患者さんが感じているつらさは、ギャップがあることもあります。今患者さんが感じている一番の苦痛や症状を知ることで、対処すべき症状の優先順位がみえてきます。

「痛み（あるいは他の症状）は、日々の生活にどのくらい支障をきたしていますか？」

痛み（あるいは他の症状）があるかないか、NRSなどのスケールを確認することだけでは、症状の評価やアセスメント、さらにはケアにつなげるための情報としては不足しています。大事なことは、今の症状をやわらげて、日常生活を過ごしやすくすることなので、生活の支障に焦点を当てて、情報収集していけば、自然に今困っている症状がみえてきます。さらにはケアの目標も明確化します。

❗ アセスメントのコツ

1つの症状に対して、複数の原因があることを常に考えましょう。

「その症状は、がんによる影響からきているのか？」という視点も大切です。

例えば、腰の痛みがある場合、骨転移による痛みによることが最も考えられますが、もともと持病で脊柱管狭窄症があった場合なども考えられます。また、最近痛みが強くなった場合は、もともとの病気や治療後の影響以外の可能性もあります。転倒による骨折や出血など、ほかに痛みとなる原因がなかったかを視野に入れることも重要です。脳梗塞、心不全など、がん以外の病気の可能性についてもアセスメントしていきましょう。

> **！ 看護ケアのコツ**

薬剤投与をした後は、必ず評価をしましょう。

日常生活は改善されたか、副作用はどの程度あるか、継続的に使用してよいのか、などを確認し、ケアに活かします。薬だけでなく、非薬物療法を工夫してケアすることが看護師としての強みです。

**本人が大事に思っていること、価値観もふまえて、
現実的で段階的な目標を一緒に話し合い、
それが達成できるように症状の軽減を工夫します。**

例えば、まずは症状をやわらげてぐっすり眠れるようにすること、安静時の痛みが楽になる、起き上がりが楽にできるようになる、食事が食べられるようになるなど。

**腫瘍による痛み（ドーンとするような）や腫瘍によって神経が
関連する痛み（ピリピリする、ズキーンとするなど）は温めることで
楽になることがあるので、低温やけどに注意しながら温罨法を
試すこともよいでしょう。**

痛みをがまんしない大切さを患者さんへ伝えましょう。

例：がまんすることは、身体にとってストレスになり、かえって体力を消耗します。適切な方法で痛みをとることで、睡眠や食事を十分にとることができ、穏やかに生活することができます。
また、がんの治療にも専念することができます。

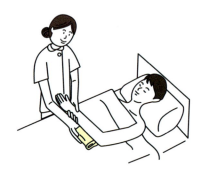
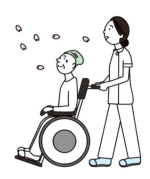

痛みは常に患者さんの主観的なものです。がん患者が痛みを訴えた場合、まず身体的な原因をアセスメントします。しかし、それだけでは説明がつかない場合、精神的・社会的・スピリチュアルな要因も影響している可能性がある視点をもつことは大切です。ていねいな問診とアセスメント、それに基づくケアをすることで、患者さんの苦痛緩和につながります。

痛みの感じ方には個人差があり、体調や気分によっても変わります。不安が強くなれば痛みを感じやすかったり、リラックスをしたり、趣味など集中するものがあれば痛みを感じにくくなることもあります。患者さんと一緒に痛みの裏にあるものを考えていくことはケアにつながることもあるかもしれません。

事例

Aさん　50歳代　男性
大腸がん　腹膜播種　妻と2人暮らし

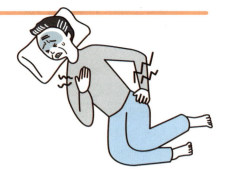

半年前にがんと診断され、2週間に1回の薬物療法で通院しています。腰から臀部にかけて痛みがあり、車椅子で移動して生活しています。数日前から座位や起立時に痛みが強くなったため、家では臥床していることが多く、悪心・嘔吐もあり、食事量は低下しました。CT撮影をしたところ、腹膜播種の悪化で腸閉塞が認められました。同時期に仙骨・腰椎転移がわかり、「動くと痛いからトイレに行くときは、妻に支えてもらって負担をかけてしまっている。常に気持ち悪くて寝られないし、食事も食べられない」と話されました。

❶ 情報収集の実際

- 痛みの性状を知りましょう。
- 神経症状を確認しましょう。
- 動き方で痛みの程度は違いがあるかを聞いてみましょう（安楽な姿勢、体を動かす様子がわかればケアに活かせます）。

❷ アセスメントの実際

- 骨転移が仙骨と腰椎にあり、座位や起立など体を動かすことにより痛みが増悪しているため、ADLが低下しています。
- 悪心・嘔吐は、がん薬物療法後の副作用、腹膜播種の悪化による腸閉塞の影響、骨転移悪化に伴う高カルシウム血症の可能性が考えられます。
- 疼痛と悪心・嘔吐によって不眠や活動制限が生じています。

❸ 看護ケアのポイント

薬物療法
- 悪心・嘔吐があるため、投与する薬剤は注射剤を検討

非薬物療法
- 制吐剤の使用をしながら吐物をすぐに片づけるなどの配慮をする。
- 口腔内のケア（氷水など）
- 体動に合わせてシャワーや食事前など予防的にレスキューを工夫する。
- 環境の整備→少ない体動で生活できるようにベッド周囲の工夫（テーブルの位置や立ち上がりやすいベッドの高さなど）
- コルセットの使用、リハビリテーション介入で動き方の工夫をする。
- 温罨法やマッサージなど

がん看護のあるある Q&A

Q. 症状の評価が難しいときはどうすればよい？

A. NRSなどスケールの評価がしにくいなど、認知症の患者さんも含め、表現できない患者さんもいます。清拭やリハビリテーション、下膳など、普段の生活の動作や様子で評価すること、個別性のある評価ポイントを見つけることも工夫の1つです。例えば、症状があっても、自分の好きなことは取り組める様子や、ベッドで横になってばかりいた患者さんがシャワーに行こうと意欲がでてきたら、患者さんへフィードバックし、生活が変化していることを共有することも患者さんと評価ポイントを一緒に考えることにつながるでしょう。

（佐藤　好）

引用・参考文献
1）トワイクロス, R, 他, 武田文和訳：トワイクロス先生のがん患者の症状マネジメント. 医学書院, 東京, 2014.
2）日本看護緩和医療学会編：専門家をめざす人のための緩和医療学. 南江堂, 東京, 2016.

2 ▶ 精神的苦痛を知る

がん患者の多くは病気の過程でさまざまな苦悩や苦痛を体験します。がんと診断され頭が真っ白になるほどの衝撃を受け、眠れない・集中できないと日常生活に支障をきたすことがあります。がん患者に最も高頻度で出現する精神症状は抑うつ（気分の落ち込み）です。診断や治療の過程では、不安や苛立ち、絶望など、さまざまな感情にさいなまれ、倦怠感や無気力といったさまざまな症状が現れることもあります。

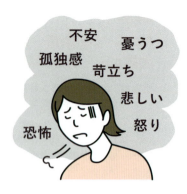

> **！ 情報収集のコツ**
>
> 「気持ちがふさいだ状態が続いていませんか？」
> 「以前楽しめていたことに興味がもてなくなっていませんか？」
> ▶ **具体的に尋ねる方法**
>
> 「今、心配なことや気になることはありますか？」
> ▶ **オープンクエスチョンで問いかける方法**
>
> 患者さんに、治療への思いや気がかりなことがあるかどうか尋ねてみましょう。このように聞くことで考えていることを話しやすい場合があります。
>
> 抑うつは尋ねてみないとわかりません。日ごろの会話のなかで尋ねてみましょう。

> **！ アセスメントのコツ**
>
> 患者さんや家族がたどってきた治療の経過や感情を考慮することが大切です。何を大切に考えて治療を受けようと決断したのか、患者さんが大切にしていることを共有しておくことは、アセスメントの一助となります。また、身体の痛みがある人は抑うつに陥りやすいため、観察力や洞察力、豊かな感情性などを駆使してトータルペインの視点から患者さんを把握・理解しましょう。

> **！ 看護ケアのポイント**
>
> がん治療についての知識・情報不足のため、不安になる患者さんが多く、漠然とした不安は人に話しづらいものです。そのため患者さんから「この人に話を聞いてもらいたい」という信頼を得るためには、確かな知識や看護技術が必要です。
>
> 精神面の話を聴く場合は、プライバシーが保たれた場所で聴くようにするなど、環境に配慮したほうがよいでしょう。また、廊下でのあいさつやとりとめのない話をすることは、1人の看護師として認識してもらえるチャンスと考えます。漠然とした不安や恐れなどを話してくれた際には、評価や訂正をせず、その思いを共感・受容することが大切です。「そう思うのですね。」「〜が心配なのですね。」と、うなずきや相槌をしながら、非言語的な態度も含めて、患者さんが「理解してもらえた」と思えるように、共感的な態度で傾聴します。
>
> また非薬物療法としてのマッサージや音楽療法、タッピング・タッチ、リラクゼーションの活用もよいでしょう。その際、患者さんがどの療法を好むかなど、導入前に確認して行います。

事例

Bさん　40歳代　男性　一人暮らし　大腸がん

半年前に大腸がん切除術・人工肛門造設術を受けました。退院後の経過は良好でストーマケアも自分で行えています。しかし、退院後も再発するのではないか、したのではないかと不安になり、眠れなくなることがあります。「この気持ちは他の人にはわからない。」と、涙を流している様子が見られます。

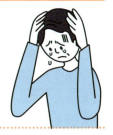

❶ 情報収集の実際

「今一番つらいことは何ですか？」と率直に問いかけ、Bさんの苦痛を知りたい、改善したいと思っていることを伝えます。「自分が、人工肛門になるなんて思わなかった。」「家族や医師に話しても、術後の経過が順調だから心配ないと言われる。」「傷は治っても、再発や転移をするのではないか。治らない状況になるのではないか。」と、困惑した様子がうかがえました。また「そばにいてくれるだけで楽になった。」と他者の存在が安心につながる発言があります。

❷ アセスメントの実際

手術を受け体は回復してきているが、手術により排泄経路が変更され、ボディイメージが変容したことや、再発や転移への不安があります。自身の想いが周囲に理解されていないと感じることで、孤独感を抱き、精神的苦痛が出現しています。

❸ 看護ケアのポイント

信頼関係の構築

患者さんが話すことを否定せずに、支持的態度で聞き続けます。できる限り患者さんの話を聴き、つらい気持ちを抱くのは当然の反応であることを伝え、患者さんの抱える気持ちのつらさを表出してもらえるようかかわり続けます。

非薬物療法

タッチングやマッサージなどの非薬物療法を行い、リラックスして過ごせる環境を整えることは苦痛緩和につながると考えます。

がん看護のあるある Q&A

Q. がんの再発を宣告され、「今までやってきた治療は何だったのか？」「何のために治療をしてきたのだろう？」と患者さんが涙を流されています。どうしたらいいのでしょう？

A. 「今まで何のために治療してきたかと思うのですね」と、患者さんの気持ちに焦点を当てて言葉を返しながら、相槌をうつなど共感的態度で傾聴しましょう。今までの治療経過を振り返り、悩みながらも決断しながら治療をしてきたことを肯定します。

Q. 療養場所の検討をしたいのですが、患者さんが何も話してくれません。どうすればいいでしょう？

A. 患者さんが考えることがつらいと思っている反応かもしれません。患者さんにも考える時間が必要です。また、答えを求めるのではなく、話したくない気持ちを尊重することも大切です。医療者間でカンファレンスを行い、患者さんが何に対してつらさを抱えているのか情報共有することもよいでしょう。

（榎木里恵）

参考文献
1) 浅野美知恵編：絵でみるターミナルケア　人生の最期を生き抜く人へのかぎりない援助. 学研メディカル秀潤社, 東京, 2006.
2) 林章敏, 中村めぐみ, 高橋美賀子編：がん性疼痛ケア完全ガイド. 照林社, 東京, 2010.
3) エキスパートナース編集部編：ナースだからできる疼痛マネジメント. 照林社, 東京, 2011.

3 ▶ 社会的苦痛を知る

がんの罹患やそれに伴う苦痛症状は、患者さんの仕事に影響を与え、経済的な不安や家族役割を果たせなくなるなど多くの苦痛を与えます。人は皆、がん罹患にかかわらず何らかの課題を抱えながら生きています。誰にでも社会的な問題は起こりうるものですが、==がんの罹患による問題は個別性の高い、プライバシーにかかわることであり、その対応は慎重かつていねいに行う必要があります。==

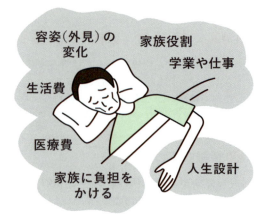

❗ 情報収集のコツ

直接患者・家族から話を聞く

カルテから得られる情報だけでは、社会的苦痛について判断する情報が不足していることが多いです。例えば、自宅環境、生活習慣、家族の関係性や家族役割、家族以外で頼りにしている人がいるかなど今後の生活に影響する部分を確認します。また経済的な不安や容姿の変容による不安について聞けるとよいでしょう。ときには、患者さん・家族からそれぞれ話を聴くことで、一緒にいるときには話しにくい内容を聞くことができます。

価値観を知る

今まで何を大切にしてきたか、これからどのような人たちと、どのように過ごしたいと願っているかなどを知ることが大切です。

❗ アセスメントのコツ

- 患者さんの生活環境やまわりの人たちの思いを考慮しましょう。
- がんに罹患することで、社会的役割や家族役割が変化することがあります。患者さん・家族が変化に対応できているかを確認します。
- 治療を続けるなかで経済的な問題を抱える患者さんもいます。困った状況に陥っていないか確認しましょう。
- 自分自身の価値観とは分けてとらえ、患者さんが何を感じて困っているか客観視するようにします。
- 苦痛がある＝支援が必要とは限りません。患者さんが支援を必要していない場合や、看護師では支援できない内容もあります。内容によって、どの専門職につなげばよいかを考えます。

❗ 看護ケアのポイント

- 患者さん・家族にとっての困りごとが軽減・解決するための支援を考えます。
- 患者さんだけでなく、家族も巻き込みながらケアができるとよいです。
- 看護師だけで対応しようとせず、必要があれば医療ソーシャルワーカー（MSW）などの専門職につなげられるよう調整をします。

事例

Cさん　60歳代　男性　右上葉肺がん
骨転移（肋骨、胸椎）　妻と2人暮らし

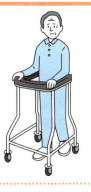

手術後、胸椎転移が見つかり、脊髄圧迫に対する除圧術を受けました。その後、リハビリテーションを行い、歩行器で歩行が可能となりました。
妻と2人暮らしで、エレベーターがなくバリアフリーではない住宅に住んでいました。妻は脳梗塞後でCさんの体を支えるほどの力はありません。外来通院は孫が車で送迎してくれています。仕事は治療のため休職中です。日常生活に支援が必要な状況が考えられますが、経済的余裕があまりありません。

❶ 情報収集の実際

- 自宅環境や家族関係、経済面について話を聞きます。自宅での生活が困らないように、一緒に考えます。コミュニケーションをとりながら、関係性構築に努めます。
- Cさんの収入と妻の年金で暮らしており、ときには貯金を崩して生活していました。
「実際にこれからの生活のことを、どのように考えていますか？」と、Cさんと妻のそれぞれに話を聞きます。Cさんは、「自分のことくらい自分でできるようになりたい。仕事に復帰したい」と話していました。妻は「とにかくお金がないことが心配。自分は何もしてあげられないと思う」と、Cさんの身辺介助を自分ができないことに困惑していました。

❷ アセスメントの実際

- 仕事を休職せざるを得ない状況に社会的な苦痛が生じています。また、仕事ができず収入が減少するため経済的な苦痛もあります。
- 身体的状態から、日常生活に支援が必要であり、社会資源の活用が必要と考えます。

❸ 看護ケアのポイント

- 自宅退院に向けて、具体的な話し合いを行い、必要な社会資源について考えます。
- リハビリテーションについては、理学療法士と情報共有を行い、トイレや洗面所まで歩行できるなど、達成可能な目標を設定します。日常生活のなかで目標を意識したリハビリテーションを一緒に行います。
- 仕事に復帰したい気持ちに耳を傾け、具体的な職場復帰については、両立支援などを行っている病院相談窓口で相談できるよう調整をしましょう。
- 経済的側面の支援では、医療ソーシャルワーカー（MSW）との面談を設定し、活用できる社会制度について検討します。
- 訪問看護ステーションを利用することになり、訪問看護師に患者さんが退院後の生活で不安に感じていることの情報を伝えます。

がん看護のあるある Q&A

Q. 社会的なことは、プライベートな内容で、聞きにくいです。どのように聞いたらいいでしょうか。

A. まずは、なぜ、プライベートな内容を聞かせてもらいたいのか、その理由をきちんと伝えます。患者さんの了承を得たうえで、「○○について、どのように考えていますか？」と、素直に聞いてみましょう。

Q. 生活のことについて、質問に答えてもらえませんでした。こんなときはどうしたらいいですか？

A. 無理に聞く必要はありません。「もし話したくなったら、いつでもいいので話してください。」と伝えます。また、家族に「あまり話したくないようですが、ご家族としてはどうですか？」と、聞くことも方法の1つです。一度に話してもらえなくても、のちに話してくれることもあります。

（植田　綾）

参考文献
1）日本緩和医療学会編：専門家をめざす人のための緩和医療学．南江堂，東京，2014：295-300．
2）厚生労働省委託がん医療に携わる看護研修事業編集：看護師に対する緩和ケア教育テキスト［改訂版］．日本看護協会，東京，2015．

その1　まずは緩和ケア　③トータルペインとは　社会的苦痛を知る

4 ▶ スピリチュアルペインを知る

スピリチュアルペインとは、自己の存在と意味の消滅から生じる苦痛である[1]といわれています。スピリチュアルな因子は身体的、心理的、社会的因子を包括した、人間の生の全体像を構成する一因としてみることができ、生きている意味や目的についての関心や懸念とかかわっていることが多いです（▼表1）。少なくとも約半数の終末期がん患者が、明らかなスピリチュアルペインをもっていることが示唆されています[2]。

> **！ どんなときに生じるのか**
>
> ⇒自己の存在がゆらぐような出来事との遭遇
>
> 例：がんの診断を受けたとき、がんの痛みからがんの進行を感じたとき、死にゆく存在であることを感じたときなど

▼表1　スピリチュアルペインの因子

無意味/無目的 時間存在としてのスピリチュアルペイン	**虚無/孤独** 関係存在としてのスピリチュアルペイン	**無価値/無意味** 自律存在としてのスピリチュアルペイン
「こんなことやったってしょうがない」 「ホスピスは退屈だ、何もすることがない」 「何をしたらいいかわからない」 「もう何の意味もない」 「早く楽にしてほしい」 「早くお迎えが来ないか」 「何でこんなことになってしまったのか」 「私の人生は何だったのか」	「死んだら何も残らない」 「孤独だ。自分ひとり取り残された感じだ」 「娘が付いていてくれるがひとりぼっちのように感じる」 「ひとり天井を見つめていると生きている実感がない」 「誰もわかってくれない」 「これから私はどうなるの？どこへいくの？」 「私の罪は永遠に消えることはない」	「人の世話になって迷惑かけて生きていても何の価値もない」 「自分で自分のことができないのはもう人間じゃない」 「何の役にも立たない。生きている価値がない」

村田久行：終末期がん患者のスピリチュアルペインとそのケア．日本ペインクリニック学会誌 2011；18（1）：3. より引用

> **！ 情報収集のコツ**
>
> スピリチュアルペインは、病気の進行や、身体的・精神的・社会的苦痛が強くなってきたときに生じてくることが多いため、スピリチュアルペインだけを情報収集するのではなく、患者さんの語っている思いのなかに上記のようなスピリチュアルペインが含まれているかもしれないことを念頭に、思いを聞いていくことが重要です。

> **！ アセスメントのコツ**
>
> スピリチュアルペインは、身体的・精神的・社会的苦痛への対応が十分できているかが大事なポイントです。例えば、疼痛コントロールされているか、抑うつが強くなっていないか、家族とうまくいっているか、などについてアセスメントし、すみやかに対応することが必要です。

> **！ 看護ケアのポイント**
>
> ● 否定的な対応や安易な励ましをせず、十分に傾聴し、言葉の背後にある感情を受けとめます。傾聴していくことで、患者さんが自分の考えを整理でき、感情に気づくことにつながります。患者さんが失いかけていた存在価値が満たされることもあるでしょう。
> ● ともに悩む人間としてそばにいること、普段からコミュニケーションを図り、信頼関係を構築していくこと、が大切です。

その1 まずは緩和ケア ③ トータルペインとは —— スピリチュアルペインを知る

事例

Dさん　30歳代　女性　左乳がん　肝転移　脳転移

シングルマザーで10歳の娘と2人暮らし、自宅から車で10分の距離に両親が住んでいます。
腫瘍の増大や転移を繰り返しながら、薬物療法を続けてきました。1週間前から頭痛・悪心が出現し、下肢浮腫、腹部膨満感も強くなってきました。脳MRIで多発脳転移がわかり、放射線治療目的で入院となりました。訪室すると泣いているため、声をかけると「娘のために少しでも生きようと思って頑張ってきたのに、新しい転移がでてきて何を頑張ればいいのかわからなくなった。せめて娘が小学校を卒業するまで生きていたい。おなかが痛いし、家事ができない。どうして私ばかりなのか。つらさを誰もわかってくれない。これからどうなるのだろう、私死んじゃうのかな。トイレも1人で行けず、看護師さんたちに迷惑をかけている。両親や娘に負担をかけるかもしれない。」と話しました。

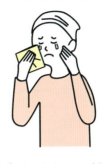

❶ 情報収集の実際

● 今まで大切にしてきたこと、大事にしてきたことはどんなことか、患者さんの価値観を知りましょう。そうすることで、患者さんを支えるケアがみえてきます。

❷ アセスメントの実際

● 何を頑張ればいいかわからない時間存在としての無意味、なぜ自分がこんな目に合わなければならないのかという不条理さを抱えています。また、医療者や家族への負担感から関係性の苦悩があります。
● 脳転移による頭蓋内圧亢進症状の頭痛や嘔気、肝転移による低アルブミン血症に伴う下肢浮腫や腹部膨満の身体的苦痛で、自分のことが自分でできなくなり、自律存在としてのスピリチュアルペインが生じています。

❸ 看護ケアのポイント

● 十分に思いを表出できるよう、傾聴しましょう。
● 身体的苦痛に対して、症状コントロールのアプローチを行いましょう。
● 病気や症状によって、これまでどおりのことができなくなり、世話になることに苦悩していることに対しては、生活のなかで、自分でできるような工夫を一緒に考えてみることもケアにつながるかもしれません。その人らしさが保持できるような支援を考えましょう。また、患者さんが自身の役割や価値を認識できるように支援することで、生きる意味を見出すことにつながるかも知れません。

がん看護のあるある Q&A

Q．「早く楽にしてほしい、死んだほうがましだ」と患者さんから言われたときに、どう返事をしたらよいの？

A．難しい答えや対応が求められているわけではありません。1人の人間として相手への思いやりをもって接し、「そう思うほどつらいのですね。」とつらさに焦点を当て、沈黙の時間も大事にしながらかかわれるといいのではないでしょうか。沈黙は、患者さん自身が言葉を探して考えているときもあります。

（佐藤　好）

引用文献
1）村田久行：終末期癌患者のスピリチュアルペインとそのケア．日本ペインクリニック学会誌 2011；18（1）：1-8．
2）小川朝生，内富庸介：これだけは知っておきたいがん医療における心のケア．創造出版，東京，2010：115．

| その1 | まずは緩和ケア |

④ 苦痛のスクリーニング

　がん患者が抱える身体的や精神的、社会的な苦痛やつらさなどを医療従事者が患者さんに確認し、話し合う機会を設けたり、支援の必要性を選別したりすることです。

　苦痛スクリーニングの実施は、患者さんの苦痛を適切にキャッチし、患者さんとのコミュニケーションの促進や苦痛をやわらげるケアにつながります。

　苦痛スクリーニングの実施は、国の政策（第2期がん対策推進基本計画）に掲げられ、2014年には、がん診療連携拠点病院等の要件に定められました。それ以降、日本中のがん診療連携拠点病院のがん患者に実施されるようになりました。

苦痛スクリーニングツールの活用

　苦痛症状は、オープンクエスチョンだけでは見落とす可能性があり、自己記入式を取り入れた系統的なスクリーニングが不可欠です。スクリーニングツールには「生活のしやすさに関する質問票」や「ESAS」などがあります。

　これらのツールを使うことは、患者さんの苦痛やつらさに耳を傾け、それらを緩和する方法について一緒に話し合うコミュニケーションの機会となります。客観的な指標を用いて、患者さんから表出された苦痛に医療従事者が対応しケアすることが重要です。

> **！ 症状評価ツール ESAS**
>
> 　ESAS（Edmonton Symptom Assessment System）は、1991年にカナダで開発された症状評価ツールです。ESASの特徴は、9つの身体・精神症状（疼痛、倦怠感、悪心、抑うつ、不安、眠気、食欲、健康状態、呼吸困難）に対し、患者さんの負担を軽減し簡便に評価できます。2015年に日本語版（ESAS-r-J）が開発され、信頼性と妥当性が確認されています。
>
> ※詳細は「エドモントン症状評価システム改訂版（日本語版）(Edmonton Symptom Assessment System Revised Japanese version: ESAS-r-J) の使用法に関するガイドライン」を参照
> https://www.ncc.go.jp/jp/ncce/clinic/psychiatry/040/ESAS-r-J.pdf （2025.2.15 アクセス）

苦痛スクリーニングの実際

　2014年に、がん診療連携拠点病院等の要件として、①身体的・精神心理的・社会的苦痛等のスクリーニングを診断時から外来および病棟にて行う、②病院内で一貫したスクリーニング手法を活用する、③緩和ケアチームと連携し、スクリーニングされた苦痛を迅速かつ適切に緩和する体制を整備することが定められました。

❶ スクリーニングは診断時から外来および病棟にて行う

　がんの患者さんは何らかの苦痛をもっていることが多いので、がん患者全員を対象に苦痛のスクリーニングを実施し、患者さんの苦痛の把握を行います。

　スクリーニングの目的は患者さんの全人的な苦痛をすみやかに把握し、緩和するケアにつなげることです。苦痛が強い場合は落ち着いてから行うなど、患者さんの状態に配慮しながら行います。

❷ 病院内で一貫したスクリーニング手法を活用する

　患者さんにスクリーニング票を記載してもらい、その内容を主治医や看護師などの医療従事者が患者さんに聴きながら確認します。この際、苦痛スクリーニング票が記載されていなかったり、特に苦痛やつらさはないといった内容が記載されている場合がありますが、患者さん自らは医療従事者に対して苦痛を表出しにくい点があることに留意しながら聴いていく必要があります。

❸ 緩和ケアチームと連携し、苦痛を迅速かつ適切に緩和する体制を整備する

　患者さんの苦痛やつらさに耳を傾け確認したら、その内容をアセスメントし対応していきます。苦痛は1つとは限りません。全人的な視点でアセスメントしケアを行います。苦痛やつらさの内容によって、専門的なケアが必要な場合は、専門職（緩和ケアチームや、がん看護外来、がん相談支援センターなど）へつなげるよう調整しましょう。

　また、スクリーニングの内容をカルテに記載し、継続的にケアが必要となる場合は、看護計画を立ててケアが継続できるようにします。患者さんのそばにいる医師や看護師が、いつでも苦痛を緩和するケアが行えるようにしましょう。

（吉川　恵）

患者さんの苦痛やつらさに、医療従事者が何も対応しない場合、患者さんの不満につながります。けっして、スクリーニングをすることが目的とならないように注意しましょう。

参考文献
1) 厚生労働省健康局長通知：がん診療連携拠点病院等の整備について．健発 0110 第 7 号，2014（平成 26）年 1 月 10 日
2) 久保田陽介：わが国における緩和ケアと苦痛スクリーニング．がん看護 2019；24（5）：431-433.
3) 厚生労働省健康局がん・疾病対策課：「第 7 回がんとの共生のあり方に関する検討会」，第 4 期がん対策推進基本計画に対する「がんの緩和ケアに係る部会」からの提案について．2022（令和 4）年 10 月 11 日
4) 厚生労働省：がん対策推進基本計画（第 3 期）．平成 30 年 3 月 9 日閣議決定．

> その1　まずは緩和ケア

⑤ 苦痛への基本的緩和ケアと専門的緩和ケア

基本的緩和ケア

　緩和ケアは、がんの診断時から、がん患者にかかわるすべての医療者によって提供されます。これを基本的緩和ケアと呼びます。「がんと診断された時からの緩和ケアの推進」は、第3期がん対策推進基本計画（2018年3月閣議決定）に掲げられています。

　がんと診断されると落ち込んだり、すでに痛みや息苦しさなどの症状がある場合もあります（▼図1）。そのような落ち込みや症状に対して、がんと診断されたときから緩和ケアは始まります。

　がんの治療とともに、つらさを感じるときにはいつでも緩和ケアを行う必要があります。緩和ケアは、基本的には担当の医師や看護師が行い、外来や病棟、在宅など患者さんがどこにいても受けられることを、患者さんに伝えて対応します。

▼図1　がんに伴うからだやこころのつらさ

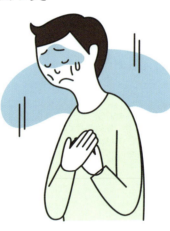

からだのこと
・痛い
・苦しい
・気持ちが悪い

気持ちのこと
・不安
・気持ちが沈む
・やる気がしない

社会的なこと
・働けない
・子どもへの負担

人生に関すること
・将来への不安
・生きる意味
・家族への負担

 苦痛やつらさの内容によっては、必要に応じて専門職に相談して専門的緩和ケアにつなぎます。

　基本的緩和ケアは、手術や抗がん薬、放射線治療などのがん治療を行う医師や看護師などのがん医療に携わるすべての医療者によって提供されるものです。がん診療連携拠点病院では、がん医療にかかわる医師は「緩和ケア研修会」を受けることが必須になっています。それらの医師は医療用麻薬をはじめとした患者さんの症状を緩和するための基本的な薬剤の処方や技術を習得しています。

専門的緩和ケア

　担当の医師・看護師らによる通常の診療における基本的緩和ケアでは、患者さんの苦痛を緩和することが困難な場合があります。そのような場合は、緩和ケアについて特別なトレーニングを受けた専門家が対応します。これを専門的緩和ケアと呼びます。患者さんの療養場所において適切な専門的緩和ケアが提供されるようになっています（▼図2）。

　患者さんに基本的緩和ケアを提供しても、苦痛の緩和への対応が困難な場合や、苦痛のスクリーニングによって、患者さんの苦痛が汲み上げられた場合に、主治医や看護師から専門的緩和ケアが受けられるようにつなぎます。専門的緩和ケアの体制は、施設によって異なり、緩和ケア外来、がん看護外来、緩和ケアチーム、薬剤部門、栄養部門などがあります。

▼図2　療養場所に応じた緩和ケア

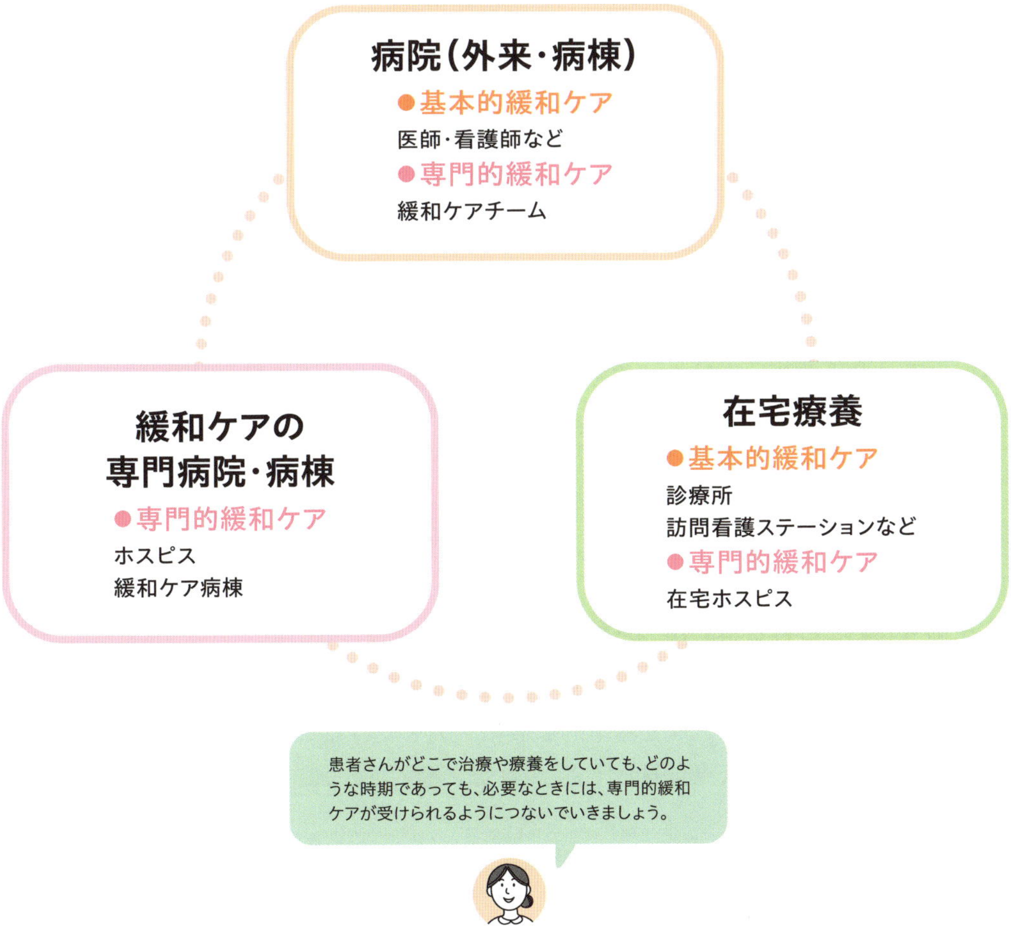

病院（外来・病棟）
- 基本的緩和ケア
  医師・看護師など
- 専門的緩和ケア
  緩和ケアチーム

緩和ケアの専門病院・病棟
- 専門的緩和ケア
  ホスピス
  緩和ケア病棟

在宅療養
- 基本的緩和ケア
  診療所
  訪問看護ステーションなど
- 専門的緩和ケア
  在宅ホスピス

患者さんがどこで治療や療養をしていても、どのような時期であっても、必要なときには、専門的緩和ケアが受けられるようにつないでいきましょう。

その1　まずは緩和ケア　⑤苦痛への基本的緩和ケアと専門的緩和ケア

病院における専門的緩和ケア（緩和ケアチーム）

がん診療連携拠点病院には、緩和ケアチームの設置が義務付けられています。

❶ 緩和ケアチームの役割

緩和ケアチームは、病棟を横断的に活動する、医師や看護師に対するコンサルテーションを中心にしたチームです。一般病棟の医師や看護師から依頼を受けて病棟に行き、医師・看護師からの情報収集の後に患者さんを診察し、医療者に治療やケアのアドバイスをします。一般的な医療用麻薬の使用方法などの相談では、直接の診療を必要としないこともあります。緩和ケアチームのメンバーは医師、看護師、薬剤師などが中心ですが、施設によってメンバー構成や人数は異なります。

患者さんにとって緩和ケアチームがかかわるメリットは、専門的なトレーニングを受けた医師・看護師の診療を、主治医や診療科、療養場所を変えずに、苦痛な症状を緩和するためのケアが受けられることです。また、がん患者に対しては、早期からの緩和ケアの必要性が強調されており、外来通院中や、一般病棟に入院してがん治療を受けながら緩和ケアチームによって苦痛の緩和がなされることは、患者さんにとって利益が大きいと考えられます。

❷ 外来における緩和ケア（緩和ケア外来）

外来で医師や看護師が基本的な緩和ケアを提供します。一般のスタッフでは対応が困難な苦痛がある場合は、緩和ケアの専門家が対応する「緩和ケア外来」につなぎます。がん診療連携拠点病院では、緩和ケアを専門とする外来の設置が必須要件となっています。すべての患者さんは緩和ケア外来（あるいは緩和ケアチームによる外来診療）を受診できるようになっています。しかし、緩和ケア外来の活動は施設による違いがあり、毎日開かれていない病院もあり、外来における専門的な緩和ケアの提供は十分とはいえない状況があります。自施設では、外来での専門的緩和ケアの提供がどのようにされているか確認しておきましょう。

❸ 一般病棟における専門的緩和ケア（緩和ケアチーム）

病棟に入院した患者さんは、主治医や看護師、病棟薬剤師などから、痛みに対する鎮痛薬の投与や不安に対するケアなど基本的な緩和ケアを受けることになります。一般病棟のスタッフで対応が困難な苦痛に対しては、専門的緩和ケアとして緩和ケアチームが対応します。

患者さんから、専門的緩和ケアを希望される場合も緩和ケアチームへつなぎます。緩和ケアチームの医療者が、患者さんを直接診察しながら、一般病棟の医師や看護師に専門的な見地からアドバイスをすることが多いです。

緩和ケア専門病院における緩和ケア（ホスピス・緩和ケア病棟）

ホスピスや緩和ケア病棟は、緩和ケアを専門的に提供する病棟です。一般病棟や在宅ケアでは対応困難な心身の苦痛がある患者さんへの対応や、人生の最期の時期を穏やかに迎えることを目的とした入院施設です。緩和ケアの専門的な知識・技術をもった医師や看護師が診療やケアを行います。病院によっては専属の薬剤師、医療ソーシャルワーカー（MSW）、宗教家（チャプレン）、ボランティアなどがおり、院内の栄養士、理学療法士、作業療法士、公認心理師、歯科衛生士など多職種によるチームケアがなされます。個室でプライバシーが守られ、家族や友人と穏やかな時間を過ごせる環境となっている施設が多いです。

かつて緩和ケア病棟は、看取りの場としての役割が大きかったのですが、近年では、痛みなどの症状が強い場合に緩和ケア病棟に入院し、症状が緩和されたら自宅に退院することが増えてきました。緩和ケア病棟は、一度入院したら退院できない場ではなく、症状が強い時期に緩和治療を行い、自宅への退院をスムーズに行うなど、地域や在宅の医療機関と連携することが求められています。

自宅療養における緩和ケア（在宅緩和ケア）

在宅医療では、診療所や訪問看護ステーションが緩和ケアの担い手になります。診療所は外来、もしくは訪問診療によって基本的・専門的緩和ケアを提供します。がん患者の在宅療養においては看護や介護が重要な役割をもつため、訪問看護ステーションや訪問介護事業所、居宅介護支援事業所などと協力し、チームとして緩和ケアを提供することが多いです。一部の診療所では、緩和ケアに関する専門的な知識や技術をもつ医師や看護師が24時間の訪問診療に対応しており、そのような施設によって提供されるケアは、在宅ホスピスと呼ばれることがあります。

在宅緩和ケアを提供することで、患者さんが住み慣れた場所で生活でき、面会などの制限もないため家族や友人と充実した時間を過ごせます。在宅緩和ケアの専門家の診察を受ければ痛みなどの身体症状などがあっても、病院に入院しているのと同様に緩和することができます。しかし、家族の介護の負担が生じます。一時的な入院（レスパイト入院）や介護保険など、介護負担を軽減するための公的なサービスが利用できますので、専門家と相談しながら負担を最小限にできるよう考える必要があります。

（吉川　惠）

参考文献
1）国立がん研究センターがん情報サービス：診断と治療 緩和ケア
　https://ganjoho.jp/public/dia_tre/treatment/relaxation（2023.2.20 アクセス）
2）宮下光令編：ナーシング・グラフィカ「緩和ケア」. メディカ出版，大阪，2013.
3）日本緩和医療学会 専門的・横断的緩和ケア推進委員会：緩和ケアチーム活動の手引き Practical Guidance for Palliative Care Team 第2版. 2013.

その1　まずは緩和ケア

⑥ がん患者への心理的サポート

　がん患者が経験する心の状態の代表的なものが、「不安」と「落ち込み」です。多くのがん患者が、「再発・転移の不安」「将来に対する漠然とした不安」「治療効果・治療期間に対する不安」「治るのか・完治するのか」「副作用・後遺症が出るかもしれない」など、心の苦しみを抱えているといわれています（▼図1）。

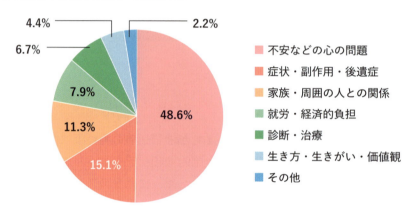

図1　がん患者が体験した悩みの実態2003

厚生労働省：「がんの社会学」に関する研究グループ；2003 がんと向き合った7,885人の声（がん体験者の悩みや負担等に関する実態調査報告書概要版），2003. より引用

　これは、通常の反応で、それがあったからといって、ただちに治療が必要というわけではありません。しかし、日常生活に支障があり、QOLを低下させるようなら何か対策を考える必要があります。

　心と体は一体のものです。こうしたつらい状態が長く続くと、心にも体にも大きな負担になります。患者さんの声から、早期のがんから進行がん、再発、転移したときなど、状況にかかわらず、心のケアの必要性が強調されるようになりました。心のケアは、日常生活の改善や痛みの軽減にもつながります。

つらさの程度を確認する

　心をケアするには、まずは、患者さんがどのような心の状態にあるのかを知ることが、適切な対処へつながります。各施設で利用している苦痛スクリーニング票や、つらさと支障の寒暖計（Distress and Impact Thermometer：DIT、▼図2）などを用いて、心のケアの専門家に相談するべき気持ちのつらさがあるかどうかを判断してみましょう。

図2　つらさと支障の寒暖計

①この1週間の気持ちのつらさを平均して、数字に○をつけてください。

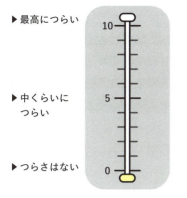

▶最高につらい
▶中くらいにつらい
▶つらさはない

②その気持ちのつらさのためにどの程度、日常生活に支障がありましたか?

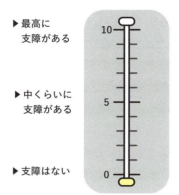

▶最高に支障がある
▶中くらいに支障がある
▶支障はない

「つらさ」の寒暖計が4点以上、かつ右側の「支障」の寒暖計が3点以上の場合は、適応障害やうつ病に相当するような中程度以上のストレスを抱えた状態であると考えられます。

国立がん研究センター 先端医療開発センター：症状評価尺度など「つらさと支障の寒暖計」より転載
https://www.ncc.go.jp/jp/epoc/division/psycho_oncology/kashiwa/020/030/DIT_manual.pdf （2025.2.14 アクセス）

> ■ 精神的につらくて仕方がないときや、気持ちの落ち込みが強い場合
>
> できるだけ早く担当医や看護師、もしくは家族や信頼できる友人に話すなど、1人で抱え込まないように伝えます。つらさの内容について、担当医や看護師、ソーシャルワーカーへ相談するように勧めます。
>
> ■ 気分の落ち込みや抑うつ感、食欲低下、不眠、集中力の低下などが、2週間以上続いている場合
>
> 適応障害やうつ病の可能性があり、専門家による心のケアが必要と考えられます。精神科、精神神経科、心療内科、精神腫瘍科の医師、心理師による心のケアが役に立ちます。

ストレスへの対処方法

❶ 患者に合った方法を一緒に考える

　なぜがんになったのかについて考え込んでしまうときや、ストレスが高い場合、怒りがある場合に、自分や周囲の人を責めてしまうことがあります。患者さんの気持ちを否定することなく、つらさに耳を傾け寄り添いましょう。

　気持ちのコントロールがなかなかできないときは、過去に、自分にとって役に立った対処方法を思い出してもらい実践を促します。「ほかのことに打ち込む」「気分転換をする」「誰かに相談する」など、それぞれに合った対処方法を考えます。

　がんを抱えた生活についての自分の気持ちを、家族や友人など親しい人に打ち明け、理解してもらうことの大切さを伝えます。日常生活を送っている家庭や職場に悩みを相談できる人がいることは、とても大きな支えになります。また、人に話をすることで気持ちが楽になったり、気持ちを整理することができたりすることを伝えてみましょう。

❷ 情報の過不足を確認する

　情報が不足していることで不安が強くなっている場合や、逆に、さまざまな情報があることで、何が正しいのか混乱して不安になっている場合があります。正しい情報を集めることが、ストレス軽減に役立ちます。正しい情報を得るためには、医師から病状について十分説明を受け、納得できることが大切です。「自分の病気についてどの程度理解しているのか」、「どこまで知りたいのか」「どのように伝えてほしいのか」、といったことを確認します。患者さんが聞きたいことを質問でき、互いに信頼できるような関係を築きましょう。また、看護師が診察に同席し、不足している情報や診察では理解しきれなかったことを補足して説明します。

　がん診療連携拠点病院に設置されているがん相談支援センターで、ソーシャルワーカーや冊子などから正しい情報が得られることを情報提供します。

❸ 問題解決の優先順位をつける

　さまざまな問題が存在すると、混乱してストレスがたまります。まずは、複数ある問題に優先順位をつけて、最も大切なことから徐々に解決していけるようにサポートします。

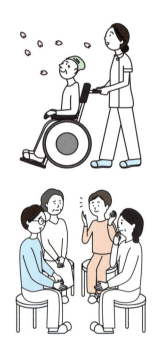

❹ リラックスできる工夫をする

　日常生活のなかでリラックスするための工夫として、深呼吸、瞑想（めいそう）、音楽、アロマセラピー、適度な運動（ストレッチや散歩など）、入浴、マッサージなどがあります。患者さんが心地よいと感じる工夫をします。

❺ 患者会や患者サロンを活用する

　患者会、患者サロンやサポートグループは、同じような問題や悩みを抱えた参加者との話し合いのなかで、体験や気持ちの分かち合い、励まし合い、情報の交換などを通じて、ストレスに対処する方法を見いだすものです。興味のある人に勧めてみましょう。

専門家と取り組む心のケア

　心のケアの専門家に相談する場合は、主に精神科、精神神経科、心療内科、精神腫瘍科などを受診することになります。受診について抵抗のある人もいるかもしれませんが、最近では、ストレス全般についての相談を受けているので、必要なときにはつないでいきましょう。

心のケアをする専門家は、施設によって「精神科」「心療内科」「精神腫瘍科」など診療科が異なります（▼図3）。あるいは「緩和ケアチーム」「支持療法チーム」というサポートチームに所属していることもあります。

医師（精神科医／精神腫瘍医／心療内科医）や専門看護師、公認心理師が患者さんや家族から話を聴き、困りごとに応じて対応を考えていきます。

▼図3　心のケアにかかわる専門家と役割

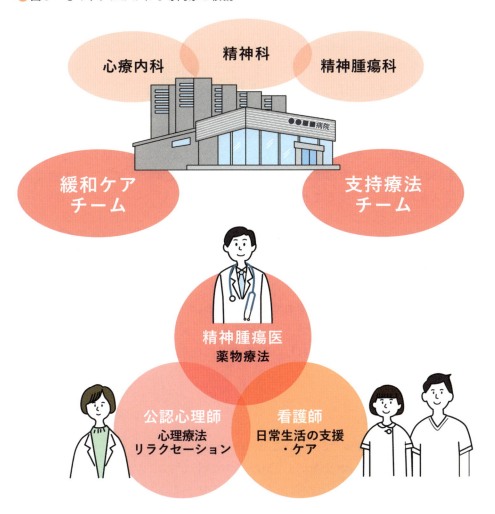

カウンセリングが基本になりますが、主には医師が薬を使った治療を行い、公認心理師が薬を使わない治療（心理療法／リラクセーション）を担当します。認定看護師・専門看護師は患者さんが生活しやすいようにケアや生活の工夫の相談を受けています。

（吉川　恵）

参考文献
1）厚生労働省：「がんの社会学」に関する研究グループ；2003 がんと向き合った7,885人の声（がん体験者の悩みや負担等に関する実態調査報告書概要版），2003.
2）Akasaki N, Yamawaki S, Akechi T, et al. Development of an Impact Thermometer for use in combination with the Distress Thermometer as a brief screening tool for adjustment disorders and/or major depression in cancer patients. *J Pain Symptom Manage* 2005; 29: 91-99.
3）Holland JC. Cancer's psychological challenge-Guidelines for coping with cancer. Scientific American Sep: 122-125, 1996

その1　まずは緩和ケア　⑥ がん患者への心理的サポート

その1 まずは緩和ケア

⑦ がん患者サポートに必要なコミュニケーションスキル

　がんに罹患したことで、患者さんは大きな衝撃を受けます。また、不安や恐怖、孤独など、さまざまな気持ちを抱えています。しかし、そうした気持ちを誰にも話せなかったり、医療者に対しても遠慮を感じたり、いろいろなことをがまんしながら、がん治療を受けていることもあります。そうした苦痛を理解し、サポートするためには、まずは患者さんの話をゆっくりと聴き、患者さんの思いや考えを知ることが大切です。

　患者さんの話を聴くためには、患者さんにとって「この人になら話してもいいかな。話を聴いてもらおうかな」と思ってもらえる人になることです。まずは、基本的なコミュニケーションスキルを身につけることから始めましょう。

コミュニケーションにおけるマナー

❶ 身だしなみ

　見た目で相手に与える印象は大切です。第一印象は、いつまでも残ると言われていますので、まずは名札をよく見えるようにし、医療者としてふさわしい服装や髪形を心がけましょう。

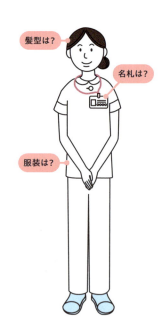

❷ 個人情報の取り扱い

　自分が知り得た個人情報の取り扱いには、十分な注意が必要です。特に、患者さんや家族がまだ知らない情報がある場合は、話してよい事柄かどうか考える必要があります。

❸ 言葉づかい

　相手との関係性や場面、話題の重要性に合わせて、適切な言葉づかいを心がけましょう。

コミュニケーションにおける環境づくり

❶ 場所

　話題や患者さんの体調に応じて、適切な場所を選択することも大切です。場合によっては、プライバシーに配慮した個室などの空間が必要なこともあります。難しい場合は、カー

テンやドアを閉めるなどの工夫をして、まず安心して話せる環境をつくりましょう（▼図1）。

❷ 座る位置や姿勢

患者さんや家族との距離は、近すぎず遠すぎず、適度な距離感が大切です。話す声が自然に聞き取れる距離で、患者さんと家族が同席する場合は、患者さんと家族は近くなるようにしましょう。座る位置は、正面もしくは斜め前がよいといわれています。相手が緊張している場合には、目線が合いやすい正面ではないほうがいいかもしれません。

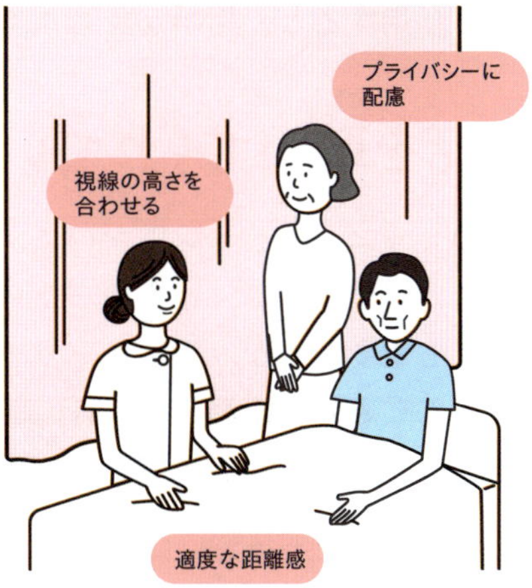

❸ 視線の高さ

視線は相手と同じ高さにすることが大切です。もしベッドサイドで話すのであれば、かがんだり椅子に座ったりして、まずは視線の高さを相手に合わせましょう。

▼図1　患者と話すときの環境

プライバシーに配慮

視線の高さを合わせる

適度な距離感

あいさつが大事

話す前のあいさつは大切です。特に初対面の場合は、必ずあいさつをし、自己紹介をしてから対話を始めるようにしましょう。人にとっての第一印象は重要で、その機会は一度しかありません。そのときの印象が、後々の関係性に影響することがあります。まずは、しっかりと相手の顔を見てあいさつをし、自分の顔と名前がわかるように、例えば名札を示したりして自己紹介をしていきましょう。医療者はマスクをしていることも多く、顔がわからないこともあるので、名札が写真入りの場合は、はじめに示して覚えてもらうために利用できます。

もし、相手が視線を合わせるのを避けたりしても、無理に合わせることはせず、自然に相手のほうを向いて話しましょう。

コミュニケーションの進め方

まずは患者さんが気がかりに感じていることを聞いていきます。「今の気がかりについて、よかったらお話いただけますか？」「今、一番ご心配なことは何でしょうか？」というように、患者さんが自由に話せるような質問をします。もし患者さんが話しにくそうにしている場合は、無理に聴かず、「話したいことができたら、また教えてください」など、いったん話題を変えましょう。

患者さんや家族が緊張しているときには、「はい」「いいえ」で答えられる質問のほうが、答えやすいこともあります。場合によっては、「病気がわかってから眠れないと聞いていますが、昨晩も眠れませんでしたか？」など、相手が答えやすい質問を投げかけてみるの

も1つの方法です。回答しやすいため、会話が進むきっかけになることがありますが、あまり多用すると、相手が話しにくくなることもあるため注意が必要です。

「話を聴いてくれている」と感じてもらうために

コミュニケーションにおいて、傾聴と共感は重要だといわれますが、実際できているかどうか自信がない、どうやったらいいかわからないという声もよく聞きます。聴く姿勢はとても重要ですが、相手がそう感じていなければ意味がありません。まずはていねいに話を聴くことから始めましょう。聴いているときは、適度にアイコンタクトをとったり、うなずいたりするなど、聴いていることを相手に示します（▼表1）。

▼表1　聴くためのスキル

相づち	話の合間に相づちを入れる。「うん、うん」「なるほど」「そうなんですね」といった相づちを入れることで、患者さんが話すことを促進する				
反復	相手の言葉を繰り返す		「昨日は痛みが強かったです」	▶	「昨日は痛みが強かったのですね」
言い換え	患者さんが話した言葉を別の言葉に言い換えて返す		「抗がん薬治療のあと、翌日は何となく気分が悪くて動けませんでした」	▶	「抗がん薬治療の翌日は、吐き気があったのですね」
要約	患者さんが長く話をした後に、話した内容について、「今のお話は、○○ということですね」のようにまとめる				
沈黙	患者さんが話をしているときは、遮らない。患者さんが言葉を探しているときは待つ。適度な沈黙はコミュニケーションを促進する				

患者さんから、「私の気持ちなんて誰もわかってくれない」と言われることもあるかもしれません。本当の意味で、人が考えていること、感じていることをすべて理解することはできません。ただ、患者さんにとって「この人は私のことを理解しようとしてくれている人」と感じてもらえることはできるはずです。患者さんがあなたに「そうそう、そうなんです！」と言ってくれたとき、あなたは理解しようとしてくれている人になれたときかもしれません。

病状の受け入れができない場合のかかわり方

❶ 受け入れられないのか、受け入れたくないのか

ある病棟看護師が、主治医に対して「あの患者さん、病状の受け入れができないので、もう一度病状説明をしてください」と話している、そんな場面を臨床で見かけることがあります。

がんであること、再発したこと、これ以上の抗がん薬治療ができないことなど、患者さんにとってのバッドニュースは、そう簡単に受け入れられることではありません。頭ではわかっていても、気持ちがついていかない状況は、私たちでもあることです。まずは、本当に病状を理解できていないのかを判断する必要があります。病状は理解していても受け

入れたくないといった場合には、そうした気持ちに理解を示す必要があります。

❷ 受け入れるには時間も必要

がんと診断されてから、人は衝撃や否認、絶望や怒りといった心の反応を起こしながら、徐々に通常の生活へと適応していきます。「待つ時間」も重要で必要なケアであるということを、私たちは忘れないようにしなければいけません。否認や絶望、怒りを表出している場合には、そうした気持ちに理解を示す必要があります（p.4 図 1 参照）。

❸ 受け入れられない理由を知る

抗がん薬治療ができなくなったとき、「私はこれからどうしたらいいですか？」と聞かれることがよくあります。がん患者は、悪い病状を受け入れること＝死を受け入れることと考えている人がほとんどです。しかし、人は簡単に死を受け入れることはできません。誰もが生きたいと願っています。私たち医療者は、患者さんがこうした病状を受け入れられないのは当然のこととしてとらえるべきです。

患者さんにとって生きる意味は人それぞれです。例えば、幼い子どもがいる母親にとっては、子どもを残して死ぬことは受け入れられないかもしれません。年老いた母親の介護をしている息子は、自分が先に死ぬことは、母親を見捨てることであると考えているかもしれません。その意味を知ることも援助の手がかりとなります。

患者さんにとっての気がかりをたずねることが、患者さんの心配や不安を軽くする一歩につながります。まずは、患者さんがなぜ死ねないと思うのか、そう思う理由について知ることが大切です。病状を受け入れられない患者さんに対して、話を聴くことから始めてみましょう。

（藤田　恵）

参考文献
1）小川朝生，内富庸介編：これだけは知っておきたいがん医療における心のケア 精神腫瘍学ポケットガイド．創造出版，東京，2010：9.

> その1　まずは緩和ケア

⑧ 家族支援に必要な コミュニケーションスキル

　家族は「第二の患者」といわれることもあり、看護師にとっては、患者さんだけでなく家族もケアを必要としている人です。しかし、一方では患者さんをともに支える協力者でもあります。そのため、家族との信頼関係を築くことは看護師にとって重要なことといえます。

家族もショックを受けている

　患者さんががんと診断され衝撃を受けることは、その家族にも同様に衝撃を与えます。患者さんの年齢や担う役割など、場合によっては患者自身よりも動揺することもあります。また家族は、疾患に罹患した患者さんを気づかって、素直に悲しみを表出したり、不安を漏らすことができない場合もあります。

家族と話す機会を別に設ける

　患者さんの前では、家族は悲しみを表出することができないこともあるため、患者さんとは別に、家族だけと話す機会を設けることも必要です。家族に率直に気持ちを話してもらい、気持ちの整理をすすめます。家族が患者さんを支えるためには、家族がまず病気について理解し、心構えをすることは大切なことですが、そのためには時間が必要なこともあります。あせらずに、まずはゆっくりと話を聴きましょう。

家族が少し落ち着いてきたら

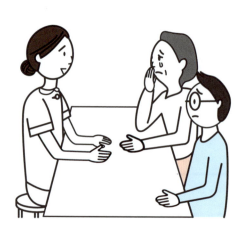

　患者さんが抱える不安とは異なり、家族は自分がこれからどのように患者さんを支えていけばよいかわからず、悩むこともあります。また、患者さんが家計を担っている場合、今後の経済的な側面での不安があったり、家族が患者さんの代わりに果たすべき役割についても考える必要があります。
　こうした悩みや不安は、患者さんや家族によって、多種多様です。ていねいに話を聴き、1つ1つ対応していきましょう。必要に応じて、医

療ソーシャルワーカー（MSW）などの専門職へとつないだり、問題に対応できるサポートチームや専門家などへの相談も行うとよいでしょう。

先が見えない不安に対して

　患者さんのがんという疾患によって、家族は先が見えない不安を抱く場合もあります。患者さんがいなくなるかもしれない、という不安はあって当然のことです。そうした不安については理解を示しつつ、まずは見えない先を見るのではなく、見える現実へと目を向けるようにサポートしていきましょう。具体的な目標を立てることも有効な方法の1つです。例えば「初回の抗がん薬治療を無事に終えることを、まず目標にしましょう」「次は、CT検査を受ける3コース終了まで、抗がん薬治療を続けられるようにしましょう」といったように、1つずつ目標をクリアしていくことが不安の軽減につながっていきます。

患者への接し方に悩んでいたら

　患者さんが抗がん薬治療の副作用で苦しんでいたり、痛みや倦怠感などがんによる症状で苦しんでいる姿を間近で見ている家族は、患者さんが感じている苦しみを思い、つらい気持ちを抱えます。自分は何もできないという無力感をもつこともあります。また、家族がそのつらさから目をそむけるために、無関心を装う場合もあります。

　看護師は、「患者にどう接していいかわからない」という相談を家族から受けることもあります。まずは、家族が患者さんについてどのような思いを抱えているのか、悩みや不安を聴いていきましょう。そして、家族は患者さんに気を使いすぎるあまりに、何も言えない、聞けていないという場合もあります。家族が患者さんと率直なコミュニケーションが行えているか確認しましょう。

　患者さんは、できるだけ今までどおりの生活を送りたいと考えています。家族に特別なことを望んでいるわけではないことを理解してもらう必要があります。家族が患者さんにどうしてほしいのか、本人の希望について話し合えるようにサポートしていきましょう（▼表1）。

▼表1　日本人が終末期に大切にしたいと考えていること

多くの人に共通していること	人によって重要さが異なること
・身体的、心理的な苦痛がない ・望んだ場所で過ごす ・医師スタッフとの良好な関係 ・希望を持って生きること ・他者の負担にならないこと ・家族との良好な関係 ・自立していること ・落ち着いた環境で過ごすこと ・人として大切にされること ・人生を全うしたと感じられること	・自然なかたちで亡くなること ・他人に感謝し心の準備ができること ・役割を果たせること ・死を意識しないで過ごすこと ・納得するまでがんと闘うこと ・自尊心を保つこと ・残された時間を知り、準備すること ・信仰をもつこと

日本人が「望ましい死」を迎えるために必要だと考えていること"と題して一般市民2548人および遺族513人を対象とした調査結果（2004年）
宮下光令：日本人にとっての望ましい死．Pharma Medica 2008；26（7）：30-31．より引用

その1　まずは緩和ケア　⑧家族支援に必要なコミュニケーションスキル

家族が「がん」に罹患するということ

　家族の1人が「がん」に罹患するということは、家族にとっては大事件です。患者さんだけでなく、家族自身にもさまざまな変化が起きます（▼図1）。そして、今までの家族の役割や関係性も変わらざるを得ないため、家族にとってもストレスフルな状態となります。そうした気持ちに理解を示し、配慮しながらかかわることが信頼関係を築くことにつながります。

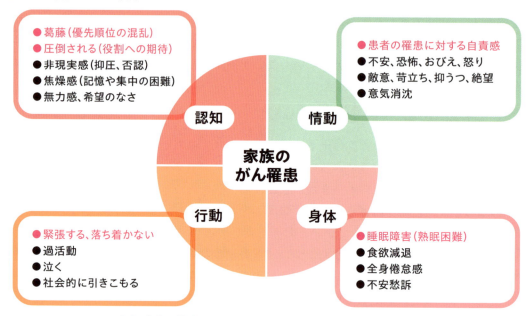

▼図1　家族に生じる反応

赤字：家族に特徴的な反応　　黒字：家族と遺族に共通する反応

浅井真理子：家族のメンタルヘルス．内富庸介，小川朝生編，精神腫瘍学，医学書院，東京，2011：327．より引用

予期悲嘆へのケア

　患者さんの病状の変化に伴い、家族は死を予感して迫りくる患者さんとの別れを感じます。すると、家族はこれまでの自分の態度や患者さんへの対応について振り返り、病気を発見できなかったことや自分自身の介護について、後悔や罪責感をもつこともわかっています（▼表2）。その程度が強いと死別後も自分を責め、死別後の悲嘆過程にも影響を及ぼすことがあるといわれているので、家族の気持ちに寄り添い、つらい感情の表出ができるようにサポートしていきましょう。

▼表2　終末期がん患者の家族の死への気づきに対する反応

死の過程に対する衝動	・衝動を受ける ・否認する ・逃避したい ・否定的感情が生じる
死の過程の感知	・患者の病状の変化に脅かされる ・病状の進行が予想外である ・残された時間の少なさを感じる ・近づきつつある死期を感じとれない
予期悲嘆	・大切な人を失う悲哀を感じる ・方策が見つからない ・希望がもてない
家族の限界の実感	・自分の無力さを感じる ・方策が見つからない ・希望がもてない
不確かな状況への投入	・患者の病状経過が見通せない ・これからの生活が想定できない ・看取ることを心配する
看取りからの見直し	・患者との日常に感動する ・患者の存在の価値を感じる ・周りの人々とのつながりを感じる
生への希求	・回復への期待をもちたい ・希望をもっていたい ・患者の生存を願う
死にゆく人の安寧の切望	・患者の苦しみを共感する ・患者の苦しみを見たくない ・できる限り患者が楽になるようにしたい ・安らかな人生の終焉を迎えてほしい

大川宣容, 藤田佐和, 宮田留理, 他：終末期がん患者の家族の死への気づきに対する反応. 高知女子大学紀要看護学部編 2002；51：1-12. より引用

（藤田　恵）

引用文献
1）宮下光令：日本人にとっての望ましい死. Pharma Medica 2008；26（7）：30-31.
2）内富庸介, 小川朝生編：精神腫瘍学. 医学書院, 東京, 2011：327.
3）大川宣容, 藤田佐和, 宮田留理, 他：終末期がん患者の家族の死への気づきに対する反応. 高知女子大学紀要看護学部編 2002；51：1-12.

その1　まずは緩和ケア

⑨ がん患者の家族や親しい人への伝え方

　がん医療の進歩により、がんと共生しながら生きている人が増加していることから、患者自身がまわりの人々とかかわりをもつうえで、病気や治療、体調などについてコミュニケーションを行う機会が生じます。

　しかし、医療者には自分の気持ちを伝えられるのに、一番身近な家族や親しい人にはそれができない、という患者さんは多いです。親しい人だからこそ、「こう思われたくないな」「迷惑をかけるかもしれない」などと、自分の気持ちを伝えるより相手の気持ちを先読みしてしまうことがあります。これ以上家族に負担をかけたくないと感じるのも、多くの患者さんがもつ感情の1つです（▼図1）。

　しかし、がんと共生していくには、精神的にも身体的にも身近な人の支えは重要です。医療者は、患者さんが家族や親しい人、または社会から孤立しないようサポートしましょう。

▼図1　自らの病状や問題について"伝える"ときに感じることの例

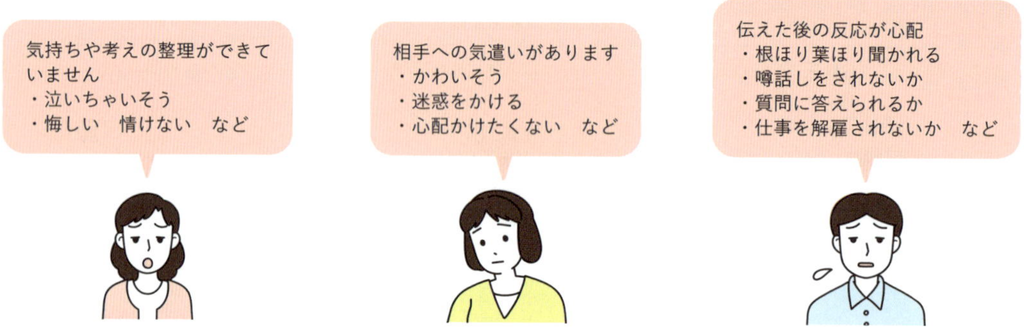

気持ちや考えの整理ができていません
・泣いちゃいそう
・悔しい　情けない　など

相手への気遣いがあります
・かわいそう
・迷惑をかける
・心配かけたくない　など

伝えた後の反応が心配
・根ほり葉ほり聞かれる
・噂話しをされないか
・質問に答えられるか
・仕事を解雇されないか　など

自分のがんを相手に伝えるとき

　がんであると知ったら、家族もショックを受けます。家族にショックを受けさせたくないという思いから、自分自身のがんのことを隠し通そうとする人もいます。しかし、何かの拍子にがんのことを家族が知ってしまった場合、がんであること以上に大きな悲しみを感じるかもしれません。また、家族に自分のことを話せないという事実が、患者さんの心の負担となっていく可能性があります。そのため、話さないという選択をしても、つらくなることがあります。まずは、患者さんがなぜ、家族に話したくないのかを聴きましょう。その気持ちを尊重しながら、これから先、がんと共生して生き抜くために、患者さんにとってどうしていくことが最善かを一緒に考えます。

　話すときには、「自分のがんには〇〇という治療法があるみたいだ」など、相手に前向

きなとらえ方をしてもらえる伝え方を考えます。患者さん自身がショックを受けているときは、前向きに話すことは大変かもしれません。状況によっては、患者さんの同意を得て、医療者から伝えてもかまわないでしょう。「誰が」「どのように」「誰に」話すのか、その後の対応についても段取りを整えておけば安心です。

子どもへの伝え方

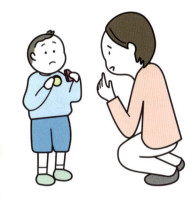

子どもがまだ幼く成人していない場合は、残される子どものことを考えると不安で仕方ないと思います。子どものショックを考えるとがんのことを話せないと考え、子どもに本当のことを話すのを避ける人は多いです。しかし、子どもは小さくても、お父さんやお母さんに何かよくないことが起こっていることを察しています。

子どもは、発達期にあり成長する過程において、年齢やその子どもの特性によって個人差が大きいです。そのため、子どもにがんであることを伝えるか、伝えないか、その伝え方やタイミングは、その子どもに合わせた方法を考える必要があります。伝える場合は、患者さんと子供の毎日のコミュニケーションのなかで、ゆっくり子どもがわかるような言葉で病気のことを話し、家族の一員としてケアにも参加してもらえるように話します。

残される子どもが幼いと、その子の成長を見届けることができない、親としてするべきことをしてあげることができないという不安が募るでしょう。その気持ちを他の家族や友人、あるいは病院の相談窓口、患者会など、どこでもよいので打ち明けることも大切だと説明しておきましょう。

患者が家族に抱く心配ごと

患者さんが身近な人に抱く、負担をかけたくないなどのマイナスの気持ちを、感謝の気持ちに変えられるように支援します。家族にしてほしいことやお願いしたいことを決めておき、そのことだけはお願いする、お願いを受けてくれた場合はそのことを素直に受け入れ、感謝を伝えるなどを提案してみましょう。

治療や入院によって、家族の役割ができなくなることがあります。そのような場合、家族の生活を気にするのと同時に、家族のなかでの自分の存在感がなくなってしまったような寂しさを感じることがあります。そのような感情から、家族に助けてほしいことが伝えられない場合もあります。これらは、助けてもらうことに積極的になってよいというように気持ちの持ち方を変える必要があります。家族が患者さんの代わりをこなすことは、患者さんに対する応援の気持ちや、治療に専念してほしいという気持ちの表れであることなどを伝えながら、患者さんと家族のコミュニケーションの促進を支援しましょう。

患者サロン、患者会やピアサポーターの活用

　患者サロンは、医療機関や地域の集会場などで開かれる患者さんや家族などが、がんのことを気楽に語り合う場です。患者会とは、同じ病気や障害、症状などを持つ人たちが自主的に集まり、情報交換や交流を図る会です（p.362 参照）。他の患者さんや家族の意見が聞ける交流の場への参加を促し、患者さんのエンパワーメントを支援します。

"伝える"患者のサポート方法

❶ 混乱しているとき

　患者さんがさまざまな不安を抱き、混乱しているときは、日常生活や仕事など、それぞれの視点で、患者さんに問いかけていきます。また、それについて患者さん自身に書き出してもらうことで、考えや気持ちが整理でき、冷静さを取り戻せることも多くあります（▼表1、2）。

▼表1　日常生活の困りごとについて書き出し、整理した例

日常生活のこと	できないこと	協力してもらえばできること	配慮してほしいこと
基本動作 寝返り、起き上がり、座る、立つ、移る、歩く移動など	ない	なし	なし
身の回りの日常生活動作（self care ADL） 入浴、更衣・脱衣、食事の摂取、トイレの使用、薬の内服など	ペットボトルの蓋をあける	蓋をあける	頼んだときにかわいそうと思っているような顔をしないでほしい
身の回り以外の日常生活動作（instrumental ADL） 食事の準備、掃除、洗濯、日用品の買い物、電話の使用、金銭管理など	食事の準備	硬いものを切る	時間がかかることをわかってほしい

▼表2　仕事の困りごとについて書き出した例

仕事の困りごとがありますか？	できないこと	協力してもらえばできること	配慮してほしいこと
妨げとなる理由 仕事の内容：配達業、勤務時間8時間、週5日	重いものを運ぶ	軽い荷物は1人で運べる	重いものを運ぶのを助けてもらいたい

❷ "伝える"ことをためらっているとき

　患者さんがためらう理由を、▼表3のような視点で考えてもらうと、気持ちを整理しやすくなります。

❸ "伝える"方法を具体的に考える場合

　"伝える"内容を、事前に具体的にしておくことで、気持ちや考えの整理ができます。また、相手の反応も予測して対処方法を考えておけば、その場であわてることが少なく

なります。相手にイベントごとがあるときや、気持ちに余裕がないときは、少しタイミングを待つとよいでしょう。

相手が職場の人の場合は、職場に提出する診断書に必要な内容（▼表4）を具体的に記載してもらうとよいでしょう。診断書をもとに話し合いをすすめることができます。

▼表3 "伝える"ことをためらっているときに気持ちを整理した例

伝える相手は？	伝えようと考える理由は？	相手はどんな反応をしそうですか？	相手の反応で困りそうなことがありますか？
夫	しびれで家事が今までのようにできないことをわかってもらいたい	治す方法を医者に聞いてみたらと安易に言いそう。すぐに治ると安易に言いそう	安易な反応をみると、何もわかってないなと気持ちが高ぶってしまいそうで、自分が嫌になる

整理できたら、伝えることのメリットとデメリットを書き出してもらいます。

伝える相手	伝えることのメリット	伝えることのデメリット	伝えることで工夫すれば何とかなりそうですか？
夫	状況を理解してくれる	なかなか理解してくれそうにないので労力を使いそう	主治医や看護師さんに伝えてもらうと理解するかもしれない

▼表4 診断書に記載してもらうとよい内容

・通勤や業務遂行に影響を及ぼし得る現在の症状や薬の副作用の有無
・今後の治療予定として入院治療・通院治療の必要性
・今後の治療スケジュール、全体としての期間や通院頻度
・退院後の就業可能性、治療継続中の就業可能性
・業務内容について職場で配慮した方がよい具体的なこと　重いものを持たない、暑い場所　など

厚生労働省：事業場における治療と職業生活の両立支援のためのガイドライン．2024：15．を参考に作成
https://chiryoutoshigoto.mhlw.go.jp/dl/download/guideline.pdf（2024.10.8アクセス）

❹ 症状や機能障害による生活への影響を少なくする工夫

周囲にサポートを依頼することも大切ですが、工夫することで、自分でできる場合もあります。

日常生活上の工夫の例
● 家事を行う前に鎮痛薬を使用する
● 包丁は握りやすいものや切りやすいもの、なべは軽めのものに変更する
● ウィッグなど外見の変化をカバーする工夫をする

（吉川　恵、井上さよ子）

参考文献
1) Denlinger CS, Sanft T, et al. Survivorship, Version 2.2020, NCCN Clinical Practice Guidelines in Oncology, 2020．
2) 近藤まゆみ，峰岸秀子編著：がんサバイバーシップ（がんとともに生きる人びとへの看護ケア．医歯薬出版，東京，2006．
3) 「がんの社会学」に関する研究グループ：がんと向き合った4,054人の声（がん体験者の悩みや負担等に関する実態調査 報告書）．2013．
4) 勝俣範之監修，金容壱，大山万容訳：がんサバイバー　医学・心理・社会的アプローチでがん治療を結いなおす．医学書院，東京，2012．
5) 小迫冨美恵，清水奈緒美編：がん体験者との対話から始まる就労支援　看護師とがん相談支援センターの事例から第1版．日本看護協会，2017．
6) 保坂隆監修：がんになった時，親に伝える？伝えない？どう伝える？　がんを語りあう広場プロジェクト．ノバルティスファーマ．

⑩ 意思決定支援

がん患者の意思決定支援の基本

　患者さんはがんと疑われて受診した後、あらゆる場面で選択や決断をしなくてはならず、そのたびに迷い悩みなかには苦しむ人もいます。がんの病態は複雑で一度説明を受けただけでは理解が困難です。

　がんの治療は開発が進む一方で合併症や多くの副作用があり、十分な対策をとらなくてはなりません。患者さんの現在の日常生活状況やセルフケア能力、そしてこれから治療を受けながらどのように生活していくのかをふまえて、患者さん自身が治療を決めることが重要になります。

> **「意思」とは**
> ● 何かをしようとするときのその人の元となる心持ち
> ● 不確かで定まっていない状況での考えや思い

> **注意！**
> **「意思」と「意志」を間違えない**
> 「意志」とは、やり遂げようとする心です。カルテやレポートの記載で間違えないように気をつけましょう。

　がん患者の意思決定の時期は、診断期〜終末期まで何回も繰り返されます（▼図1）。ある時期には突然に判断を迫られ、早急に決めなくてはならない場合があります。看護師はこれらの時期を見きわめ、患者さんの背景、病状や治療、心理状態、家族などのサポート体制、そして意思決定の能力をアセスメントして（▼表1）、意思決定の支援を行っていきます。

▼図1　がん患者の意思決定の時期

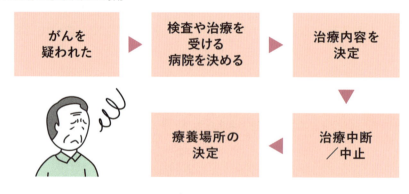

▼表1　意思決定能力とは[1]

①自分の意思を伝えることができること
②関連する情報を理解していること
③選択によってどのような影響があるのか認識していること
④選択した理由が挙げられ、自分の価値観にあっていること

がんの病状や治療に伴う症状によって、患者さんの心に負担がかかる場合があります。心身の苦痛が強い状況では、自分の考えや思いに照らし合わせて判断ができず意思決定に影響を及ぼすと考えられます。

　看護師は患者さんの体調や心の状態を日々観察しながら、意思決定能力をアセスメントし、重要な選択や決定に備えます。痛みや症状の苦痛緩和を最大限行い、精神的に不安定であればそのための治療やケアを導入して回復を待ち、患者さんの意思決定をサポートします。

インフォームド・コンセントから シェアード・ディシジョン・メーキングへ

　informed consent（以下 IC）では、医師から治療やこれからの過ごし方について説明を受けた患者さんが、その場ですぐに同意書にサインをしているところを見かけます。患者さんは医師の治療方針に従い、受け入れてサインをしていることでしょう。なかには、医師に逆らってはいけない、自分の思いを言ってはいけないと認識している患者さんがいるかもしれません。

　看護師は患者さんの人生の計画や価値観を知って、患者の決定権を守りつつ権利のバランス（Word）を保たれるように援助します（図2）。

▼図2　インフォーム・ド・コンセント（説明−同意モデル）

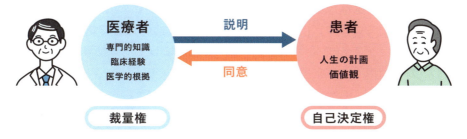

Word　権利のバランス
裁量権：その人、ここでは医師の考えで判断し方針を示して実行する
自己決定権：自分で判断して決める権利

　これからの意思決定支援は、患者さんの人生観・価値観・死生観を物語として聴き、理解したうえで、患者さんにとっての最善は何か？を医療チームが探求する姿勢で援助するように発展しています。これが shared decision making です（図3）。患者さんと家族との間で価値観が違う場合には、患者さんにとっての最善を基に医療チームで検討を重ねます。

　ICとの違いは、医師だけでなく多職種で患者さんの意思決定にかかわることです。また、患者さんの思いや考え、大事にしていることや生きがいなどの価値観を私たち医療チームが大切に取り扱うことです。家族や友人など身近な人々が代わりに意思決定をするときには、患者さんの語りをもとに患者さんを主人公として決定ができるように医療チームが援助していきます。

▼図3　shared decision making（情報共有−合意モデル）

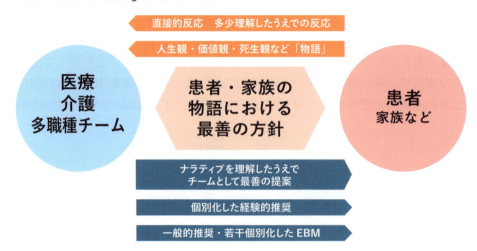

がん患者の意思決定支援のために知っておきたいこと

❶ 患者の人生観・その人らしさ

　看護師は患者さんへの日常生活援助を行う際に何気ない対話の中から、大切にしていることや何に価値をおいているのかを察知できます。その人に心を寄せてかかわることが意思決定支援において重要な役割を果たすことになります。

　例えば、清拭をしているときに患者さんががんになる前の生活について話しはじめたとき、雑談として聞き流すのでなく、語りの中から大切にしている物事を探していきます。そのかかわりが後に意思決定支援につながっていきます。

❷ 看護師である自身の価値観

　私ならどのように考えるか、患者さんにとって一番よい選択は何か自問自答することが、自分の価値観を知る機会になります。患者さんが迷って決めかねている場合に、医師の指示や先輩が言うからと安易に患者さんに意思決定をさせていませんか？

　医療者の個人の価値観が患者さんの意思決定に影響を及ぼすことを念頭におかなくてはなりません。意思決定支援は、患者さんが自身の価値観と照らし合わせて決められるように援助することです。例えば、患者さんが治療の効果が得られず、これ以上治療を続けられない、緩和ケア中心で生活しましょうと告げられたとします。医師から看護師へ「在宅療養がいいと思うから進めていって」と指示されたとき、どのように援助しますか？　先輩からは「急いで退院調整しないといけない」と言われ、急なこととわかっていても患者さんに在宅療養を説得していませんか？　患者さんの思いや考えを近くで見て理解しているのだと自信をもつことが大事です。患者さんにとって在宅療養がベストか、自分の考えを整理します。そして「患者さんは家族に迷惑かけずに暮らしたいと言っています」とあなた自身が声を上げることが、その人の価値観を大切に扱っていることになるのです。

❸ 共にかかわる医療者、チームの価値観

　同僚や多職種の価値観を知って理解し、あらゆる方向から意見を抽出して患者さんにとっての最善を検討します。看護師は、医師や他の職種の意見に依存せず、さまざまな考えや見解を理解したうえで、自ら発言して患者さんの権利を擁護する役割をもっています。医療チームにおいては看護師が受け身で意見を言えず指示に従う態度でカンファレンスに参加する場面がみられますが、患者さんのそばで思いや考えを聴いているのは私なのだと自信をもって意見を言いましょう。

AYA世代の意思決定支援

❶ 問題点

　AYAとは、Adolescent & Young Adult の略です。小児がんと成人のがんの境界（15歳以上～39歳ぐらいまで）の患者さんが対象となっています（p.322参照）。

　AYA世代のがんは希少がん（症例が少なく、まれながん）といわれています。就学・就業、妊孕性（p.317参照）などの問題、社会保障制度の対象外の年代（小児慢性特定疾患の補助は20歳まで。介護保険は40歳以上）で、解決が難しい複雑な問題が多いために支援が十分とはいえません。

❷ 支援の実際

　患者さんの発達状況、どのくらい自立しているか、今までの選択・決定の経験、意思決定能力をアセスメントします（p.324参照）。

　成人前であっても、親が治療の選択をするとは限りません。年齢で意思決定が可能かを判断せず、患者さん個々に合わせた理解しやすい説明によって、患者さん自身が納得して決定できるようにサポートします。家族に向って説明していてはいけません。治療を受けるのは患者さんです。

　また、将来を見据えた選択ができるようにサポートすることも重要です。治療前にたくさんの情報提供をすると患者さんの負担になるのでは？　と躊躇してしまうと、重要な決定のタイミングを逃す可能性があります。治療後では解決できない問題があることを念頭におきましょう。

> （例）
> ● 通学や進学についてどのように考えていますか？
> ● 仕事についてどのように計画していますか？　入院費や治療費の心配はないですか？
> ● 治療によって、将来、赤ちゃんができにくくなるかもしれないですが、
> 　このことについてどのように思いますか？

　患者さんが自分で決めていく過程で、情報を整理して選択しやすくすることや、治療のメリット・デメリットを考えたり一番よい選択は何だろうかと患者さんとともに探していきましょう。

その **1**

まずは緩和ケア ⑩ 意思決定支援

働く世代のがん患者への意思決定支援

❶ 問題点

　がんと告げられた患者さんから「治療に専念します」「がんになったと職場には言いづらい」「仕事を続ける意欲をなくした」などの言葉を聞くことがあります。

　がんの治療は、高額な費用がかかるケースや体調が回復するまで長期的に仕事を休まなくてはならない場合もあります。かつては、がんと診断されたショックから、社会とのつながりを絶ってしまう患者さんが多く、医療者もそれを引き止めませんでした。

❷ 支援の実際

　現在では、「両立支援」といって患者さんが治療をしながら仕事を続けるためのサポート体制が整っています。企業によっては産業医と病院医師と連携して就業や復職を支えています。小さな会社や自営業では制度が十分に整備されていないケースがあり、社会の課題になっています。

　看護師が、働く世代の患者さんにできることは、以下のことです。

> ● 離職を急がないように提案する
> ● 治療のスケジュールをできる限り具体的に説明して、仕事を続けられるようにサポートする
> ● 相談窓口（就労相談や両立支援相談など）の紹介・・・相談後の結果を確認する

　これらの援助が、患者さんの治療を続けようという決定への支えになります。意思決定支援は、患者さんが迷って決められないときの援助だけでなく、その人が自分の決めたことを「これでよかった」と感じられるようなサポートも重要です。

高齢のがん患者への意思決定支援

❶ 問題点

　認知力の低下によって、患者さん自身が選んで決定するのが困難な場合があります。また、がん以外に抱えている慢性疾患や既往歴が多いのも高齢の患者さんの特徴です。患者さんから情報を得るためにあらゆる工夫が重要となってきます。

❷ 支援の実際

　患者さんが治療や療養生活について、考えて決定することができる状態にあるかを判断します。治療を比べてどちらがいいか？　自分の生活にどのように影響するか？　など考えられるか確認します。

　患者さんの生活の仕方や家族の存在、培ってきた経験をもとに意思決定を支援します（p.330 参照）。高齢であっても現役で仕事をもっている人、趣味を楽しんで豊かに生活している人もいます。

　治療や療養に関する説明を工夫し、患者さんが十分に理解・判断ができることを確認し

たうえで意思決定を促します。がんと診断された後、家族に説明して決めてしまうのではなく、高齢の患者さんにわかりやすい説明や自身で決められる支援をします。

> 高齢のがん患者への意思決定支援のポイント
> - せん妄症状を疑う場合は、その診断と治療を優先する。
> - 視覚や聴力に影響があれば、患者さんに合わせた伝え方を工夫する。
> - 大きな文字で簡潔に示す。繰り返し説明する。

患者に意思決定能力がない場合

❶「患者にとってどうか？」が判断の基準

　意思決定能力がない状況とは、自律性が低下した状態です（図1）。医療者はその人が自分で決める権利を保護しなくてはなりません。自律性が低くなっている患者さんの権利の保護とは、患者さんにとってよかれと思って行うことに対して医療者が慎重でなければならないことを意味します。

　患者さんにとってよいこととは、患者自身がよいと感じることであり、医療者がよかれと思って行うこととギャップがあるかもしれません。また、患者さんにとっては害になる可能性も考えなくてはなりません。医療者には常に「患者さんにとってどうか」と深く考えたうえでの判断が求められます。

▼図1　意思決定能力がない場合＝自律性が低い状態

```
・意識レベルが低下している
・認知障害があり、物事の判断ができない
・赤ちゃんや小さな子ども
```
↑ 患者の権利を保護する

```
自律の原則
・患者を自律している存在として尊重する
・患者が自分で決められるように支援する
・自律性が低くなっている患者を保護しなくてはならない
```

❷ だれのため・何のためにそれを行うのか？

　看護師もパターナリズムに気をつけなくてはなりません。パターナリズムとは、医療者が、患者さんのためになるとして患者さんの意思を確認せず行う行為やその考え方です（図2）。例えば、医師が「私の言うとおりにすればいい」「任せておけばいい」と独断で治療をしていた古い時代の言葉です。

> 普段の私たちの看護行為も、これに近い行いをしていることはないですか？

▼ 図2　パターナリズムとは

父親的温情（干渉）主義
医療者が、患者のためになるとして患者の意思を確認せず行う行為やその考え方
例）私の言うとおりにすればいい
　　任せておけばいい

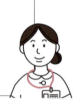

看護師にもパターナリズムがある？
・「転ぶかもしれないから、離床センサー付けますね」
　⇒だれのための転倒防止か？
・「先生の指示だからだめです」⇒だれのための指示か？
・「病棟で決められた日に体を拭くことになっています」
　⇒だれのために、何を目的に清拭するのか？

　自律性が低下した状態の患者さんへの看護の場面では「これは患者さんにとってよいことか？　害にはならないか？」と常に自問自答し、同僚や先輩に伝えたり話し合ったりしましょう。声に出して伝えることによって、看護師のパターナリズムに互いに気づいて回避できると考えられます。

❸ 患者の権利を保護する

　患者さんの立場にたって考えることが大前提であり、患者さんが自分で考えて判断して行動できない状況におかれていれば、看護師は患者さんの権利を保護しなくてはなりません。
　看護師は、患者さんの権利『人々の生きる権利、尊厳を保持される権利、敬意のこもった看護を受ける権利、平等な看護を受ける権利などの人権』[2]を保護して心をこめて看護をしなくてはなりません。意思決定能力が低下している場合であっても、その人の権利を大切にして患者さんがおかれた状況や立場にたって考えて行動しましょう。

本人の意思と医学的判断が異なる場合

　BSC ^{Word} の告知の後、医師が「〇〇さんは治療がもうできないので在宅療養かホスピスの話を進めておくように」と看護師に指示を出すことがあります。看護師は、指示どおりに「早く患者さんの療養先を決めなくては」と焦るかもしれません。

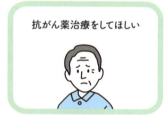
抗がん薬治療をしてほしい

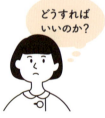
どうすればいいのか？

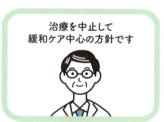
治療を中止して緩和ケア中心の方針です

> **Word** BSC（best supportive care）
> がんの積極的な治療を行わず症状緩和の治療を行うこと。

終末期のがん患者は身体的苦痛が増強している状態で、さらに病状の悪化を告げられ、心理的にも追い詰められて行き場のない気持ちで過ごしていると考えられます。看護師が患者さんの「抗がん薬治療をしてほしい」という訴え（意見）に対して、現実（医学的な状況）を患者さんに理解させようとするのはなぜでしょうか。

- 患者さんに病状をわかってもらったほうが終末期の看護がしやすいから？
- 現実を理解してもらうことで残された時間を有意義に過ごしてもらえるから？（在宅療養やホスピスへの転院など）
- 真実を伝えるのが医療者の義務だから？

がんの進行や治療ができないと告げられたとき、患者さんにしかわからない怒りや悔しさ、ときには絶望的な感情を抱くかもしれません。看護師が現実を受けとめさせようとしたり、理解を促す説明を焦ってしまうことが患者さんを苦しめてしまうかもしれません。看護師の「患者さんに病状をわかってもらわないと」と病状を理解させるはたらきかけは、患者さんの心に衝撃となってストレス増強の原因になることを心得ておくことが重要です。たとえ医学的判断が確実で医療者の方針が正しいとしても、看護師は患者さんの近くで心の動きをアセスメントしながら、思いや考えを聴いて、思いやりのある態度で接してください。患者さんがしだいに心の落ち着きを取り戻したときにあらためて病状や今後のことをふまえて話を進めていきましょう。

患者の意見と医学的判断との狭間で、看護師が行うべきこと

❶ 患者の権利を守る

擁護者として、患者さんの意見や考えを確認しながらその権利を守り、患者さんが他者に伝えられない状況であれば代わりに伝えます。

❷ 受けとめ方や理解の確認

告知を受けた後の感情は、怒り、悲しみ、やるせなさ、絶望などさまざまです。患者さんをそばで見守り、温かな思いやりのある態度で接して、患者自身が自分の気持ちに気づくのを待ちましょう。その後、病状をどのように理解しているのか、誤解はないかなどの確認をします。

❸ 情報が提供されているか確認する

告知を受けた後、この先どのように過ごせばいいか、何をすればいいかなど選択できる正確な情報が提供されているか確認します。また、患者さんの心理状況のアセスメントや、家族などの社会的サポートの有無を確認します。

その1　まずは緩和ケア　⑩意思決定支援

❹ 患者の思いや考え、大切にしていること（価値観）に重きを置く

　患者さんの日々の生活のなかで「これはゆずれない」「生きがいはこれだ」という思いのなかから、その人の価値観や信念が明らかになります。がんになる前の患者さんが歩んできた人生、治療を頑張ってきた現在までをふり返って、患者さんの大切にしていることを探求し、尊重します。

　がんの治療や病態が複雑でさまざまであり、情報もたくさんあります。患者さんが選択に迷ったり悩んだり、いったん決定しても数日後に考えがまるで変ってしまい、医療者が振りまわされてしまう場合があります。それは当然のことで一度決めたことに迷いを感じて不安になった患者さんの気持ちを看護師がくみ取って、迷いや選ばなくてはならないつらさを理解する姿勢で援助しましょう。

　また、いったん決断したことに本当にこれでいいのかと後悔をして苦しむ患者さんには、その気持ちを傾聴して決定について間違いではなく、自分の決定を信じて前向きになれるように援助します。

（西尾里美）

引用文献
1）日本緩和医療学会緩和医療ガイドライン作成委員会編：苦痛緩和のための鎮静に関するガイドライン 2010 版. 金原出版，東京，2010：32.
2）日本看護協会編：看護職の倫理綱領. 日本看護協会，東京，2021：1.

参考文献
1）川崎優子：看護者が行う意思決定支援の技法 30—患者の真のニーズ・価値観を引き出すかかわり. 医学書院，東京，2017.

その
2

周術期

がん手術の目的は、根治や症状緩和など、その病期によってさまざまです。また、がん薬物療法や放射線治療などを併用する集学的治療が行われることで、合併症のリスクも高まります。手術の目的や合併症のリスクを理解して看護をすることが大切です。

| その2 | 周術期 |

① がん手術の特徴と目的

がん手術の特徴

がん治療における手術は、腫瘍と周囲の組織やリンパ節を十分な安全領域とともに切除することが一般的です。

近年では、鏡視下手術のほか、3D画像やナビゲーションシステムを用いたロボット支援手術など、身体への負担を軽減した低侵襲手術も行われています。さらには術前・術後のがん薬物療法や放射線治療を組み合わせた集学治療で、より治療効果を向上させる手術戦略へと進化しています。

がん手術の目的

がん手術の本来の目的は、がんの完全治癒（根治）にあります（▼表1）。手術によって切除した臓器や器官の再建手術は、患者さんのQOLを保つうえで重要です。また、がんの根治を目的としないがん病巣のみの切除や、がん病巣はそのままにして主要症状の緩和を目的とした手術があります。術前に診断が確定できない場合には、がんの確定診断を目的とした手術が行われます。

▼表1　がん手術の主な目的

根治	・がんの完全治癒（標準手術・拡大手術）
再建	・切除した臓器・器官を新たにつくる（胃や腸で食道の再建、膀胱全摘後の回腸導管、舌の皮弁再建、乳房再建など）
緩和	・通過障害の改善（胃空腸吻合術・人工肛門造設術など） ・QOLの改善・高齢者手術の適応・症状緩和（止血術、腫瘍の減量、原発巣のみ摘出、骨接合、脊椎固定など）
検査	・確定診断（切開生検術など）

手術の実際

❶ 標準手術

標準手術は、最も基本的な手術であり、科学的根拠に基づいて確立され、がんの種類や進行度に応じた切除方法が適用されます。

例）
● **肺がんの場合**：肺葉切除術とリンパ節郭清術
● **乳がんの場合**：乳房温存手術または乳房全切除術
● **胃がんの場合**：胃の2/3以上切除とD2リンパ節郭清術

❷ 拡大手術

拡大手術は、標準手術よりも切除範囲を広げる手術方法であり、主に周囲臓器への浸潤がある場合に、根治性を高めるために行われます。

例）
- **肺がんの場合**：胸壁合併切除や横隔膜や心房・大血管合併切除など
- **乳がんの場合**：大胸筋切除など
- **直腸がんの場合**：骨盤内臓全摘術など

❸ 再建手術

再建手術とは、切除した臓器や器官を自家組織（患者さん自身の皮膚・筋肉・脂肪組織など）や人工物（インプラントや人工骨・人工関節など）で新たに作り直すことです。失われた組織や機能の回復、患者さんの QOL 向上のために行われます。

手術のタイミングによって、一次再建と二次再建があります。

例）
- **食道がんの場合**：胃管作成・空腸再建など
- **頭頸部がんの場合**：舌・咽頭・上顎・下顎・頭蓋底などの欠損部に皮弁を用いて再建します。腹直筋皮弁・前外側大腿皮弁・腓骨皮弁・遊離空腸弁などを用います。
- **乳がんの場合**：シリコンインプラントを用いる人工物再建と皮弁を用いる自家組織再建があります。自家組織は腹直筋皮弁や広背筋皮弁があります。

❹ 縮小手術

縮小手術とは、腫瘍を完全に取り除くことが難しい場合や、臓器の機能を可能な限り温存したい場合に、がんの切除範囲を最小限に抑えて行う手術です。適応は、体力や全身状態が低下している患者や高齢者、早期がんで機能温存を優先し根治も期待される場合に適応されます。手術時間は短縮され患者さんの回復が比較的早く QOL 向上につながります。

例）
- **肺がんの場合**：肺区域切除術・肺部分切除術
- **乳がんの場合**：センチネルリンパ節（sentinel node）は、がんの原発巣から最初にリンパを受けるリンパ節です（p.54 参照）。ここに転移がなければ、それ以降のリンパ節には転移がないと考えられ、郭清の省略が行われます。センチネルリンパ節生検は放射性同位元素や色素を原発巣周囲に注入し、近傍のリンパ節の中からこれが集積するセンチネルリンパ節を確認する方法です。
- **甲状腺がんの場合**：NIM（nerve integrity monitor）という術中神経モニタリングシステムを用いて縮小手術を行います。反回神経や上喉頭神経外枝のモニタリングにより、神経機能の温存によって、術後の合併症（例；嗄声）を予防します。

❺ 低侵襲手術

低侵襲手術とは、従来の開胸や開腹の手術と比較して、体への負担を最小限に抑えることを目的としています。手術は小さな切開で行い、患者さんの回復を早め合併症のリスク

の減少が期待されます。主に胸腔鏡・腹腔鏡下手術、ロボット支援手術などがあります（▼図1）。

● **胸腔鏡・腹腔鏡下手術**
手術操作は、5 mm～1 cm程度の穴を4～5か所あけ、カメラおよび光源のついた胸腔鏡・腹腔鏡、電気メス、手術器具を挿入し、テレビモニターを見ながら手術を行います。
利点は、手術創が小さく、出血量が少なく、術後の痛みが軽く、早期離床ができる点です。
欠点は、限られた視野の手術のため、他臓器の損傷リスクがあり、開胸・開腹と比べると手術時間が長く、熟練した技術が必要となる点です。また組織の触診ができず、腹腔内には炭酸ガスを注入する気腹による合併症のリスクもあります。

● **ロボット支援手術**
ロボット支援手術は2025年2月現在、前立腺、腎臓、膀胱、胃、大腸、食道、子宮、肺、一部の頭頸部などに対する術式が保険適用となっており、適応範囲が拡大しつつあります。鏡視下手術と同様に低侵襲性に加え、高画質3次元画像による視認性の向上、繊細かつ複雑な鉗子操作が可能であるという利点があります。欠点としては、鏡視下手術と同様に組織の触診ができないこと、術者に熟練した技術が求められることです。

▼図1　手術による侵襲の違い

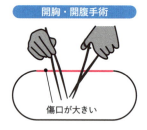
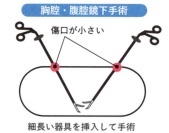
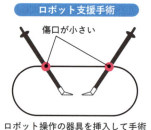

❻ 緩和目的の手術（姑息的手術）

緩和目的の手術は、がんの根治が難しい場合や進行がんに対して、患者さんの症状を緩和し、QOL向上を目的とする手術です。例として、腫瘍による痛みや圧迫の軽減、腫瘍の減量、通過障害や出血の改善、閉塞の解除などを目的とした手術があります。

❼ 予防的手術（リスク低減手術）

予防的手術とは、遺伝的にがんの発症リスクが高いと判断した場合、将来のがん発症を未然に防ぐため、がんが発症していない臓器や組織を予め切除することです。遺伝性乳がん卵巣がん症候群（hereditary breast and ovarian cancer：HBOC）の患者さんに対するリスク低減乳房切除術やリスク低減卵管卵巣摘出術などがあります。

（近藤景子）

参考文献
1）がん研有明病院ホームページ「がんに関する情報 治療法について 手術療法」
https://www.jfcr.or.jp/hospital/cancer/treatment/operation.html（2025.2.15アクセス）
2）藤田佐和：がん看護コアカリキュラム日本版 第1版. 医学書院, 東京, 2017：3-31.
3）大西和子, 飯野京子, 平松玉江編：がん看護学―臨床に活かすがん看護の基礎と実践 第2版. ヌーヴェルヒロカワ, 東京, 2018：189-193.

その2 周術期

② 領域別 主な手術と形態変化
頭頸部／呼吸器／乳腺／泌尿器／整形外科

頭頸部がん

頭頸部は頭蓋底から鎖骨までの範囲であり、脳、や眼球を除いた部位を指します（図1）。これらのQOLに直結した機能が障害を受けると日常生活に大きな影響を及ぼします。また、転移を予防するために頸部のリンパ節郭清を行うと、上肢や肩の動きに影響を及ぼす場合があります。

切除が広範囲になった場合、欠損部に対し遊離組織が移植されます。用いられる遊離組織には、前腕皮弁、前外側大腿皮弁、腹直筋皮弁、空腸弁などが選択されます。

図1 頭頸部がんの発生部位

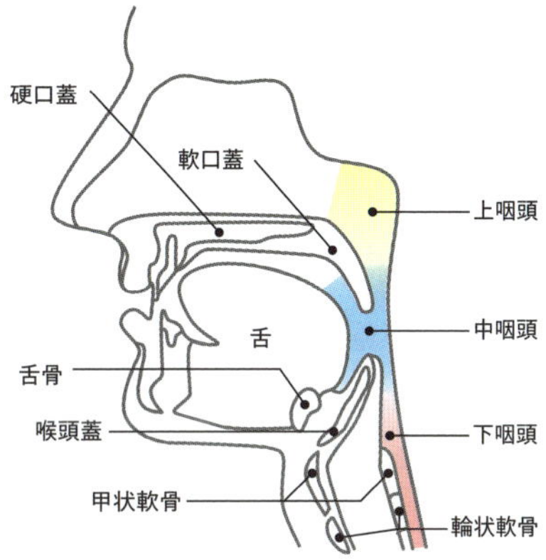

硬口蓋／軟口蓋／上咽頭／中咽頭／舌／舌骨／喉頭蓋／下咽頭／甲状軟骨／輪状軟骨

❶ 上顎洞がん

副鼻腔がんの約60％が上顎洞に由来します。

●上顎洞がんの主な術式
・上顎部分切除術　・拡大上顎全摘術
・上顎全摘術　・頭蓋底手術

術後の注意点

これらの術後は口蓋や上顎の欠損により、発声や嚥下の機能低下をもたらすことがあります。また、上顎骨の切除により顔面の変形など、整容面にも影響を及ぼすこともあります。そのため、欠損部に対して再建術や顎義歯（装具：エピテーゼ）などが行われます。

❷ 咽頭がん

咽頭は上咽頭・中咽頭・下咽頭に分かれ、上咽頭がんは遠隔転移がなければ、放射線治療や化学放射線療法により治癒をめざします。中咽頭・下咽頭がんの治療には、病期により手術・放射線治療・薬物療法があります。ここでは中咽頭・下咽頭がんの手術について取り上げます。

●咽頭がんの主な術式	中咽頭がん	下咽頭がん
	・経口的内視鏡手術	・経口的内視鏡手術
	・経口的ロボット支援手術	・経口的ロボット支援手術
	・中咽頭腫瘍切除術（＋再建術）	・下咽頭部分切除術
	・拡大中咽頭切除術　再建術	・下咽頭・喉頭全摘術

51

術後の注意点

　低侵襲手術である経口的内視鏡手術は硬性内視鏡や上部消化管内視鏡（胃カメラ）を使用し実施され、術後の機能障害や後遺症の出現が少ないことが特徴です。

　最近実施されているロボット支援手術は、3Dカメラにより立体視できる点、操作アームの可動性が高い点、手振れ抑制機能がついており、経口的内視鏡手術に比べてより正確で安全な手術が可能となっています。

　中咽頭は嚥下や構音に深くかかわっており、再建が必要となる中咽頭切除や拡大中咽頭切除では多くの場合に嚥下機能や構音機能の低下をきたします。

　下咽頭は食道と喉頭に隣接しており、外科的切除によって嚥下機能や発声機能に影響を与えやすい部位です。切除範囲が狭い皮弁による再建を必要としない術式では障害は少ないですが、切除範囲が広く皮弁による再建が必要な術式では嚥下障害、喉頭全摘も伴う場合は発声機能の喪失を伴います。

❸ 喉頭がん

　喉頭は下咽頭と気管の間にある器官で、声帯を含み、発声や気道の開閉に関与しています。

　早期喉頭がんに対しては放射線治療または喉頭温存手術で、喉頭温存をめざした治療が推奨されています。一方、進行がんに対しては年齢や全身状態を考慮し、喉頭温存手術か喉頭全摘手術かを決定します。

　患者さんの喉頭温存希望が強いときには年齢や全身状態も考慮したうえで、化学放射線療法も選択肢となります。

●喉頭がんの主な術式	・経口的切除術　　・喉頭部分切除術　　・喉頭亜全摘出術　　・喉頭全摘出術

術後の注意点

　喉頭には発声や誤嚥防止の機能があるため、切除範囲によって発声機能を失ったり、嚥下障害をきたすことがあります。また、喉頭全摘術では気道が独立した経過をとるため、永久気管孔が造設されます。

❹ 甲状腺がん

　甲状腺は、頸部前面の気管前方に位置する蝶のような形の内分泌臓器で、甲状腺ホルモンを分泌し、代謝調節や成長発達、自律神経の維持に関与します。そのホルモン分泌は、下垂体から分泌される甲状腺刺激ホルモンによって調節されます。

　甲状腺治療は一般的に手術が標準とされ、放射線性ヨウ素治療は転移や残存組織に対して行われます。分子標的薬は進行・再発例に適応され、放射線治療は未分化がんなどで検討されます。

●甲状腺がんの主な術式	・甲状腺全摘術　　・甲状腺葉切除術

術後の注意点

前述のごとく甲状腺は甲状腺ホルモンを分泌する臓器です。そのため、甲状腺を全摘した場合は生涯、甲状腺ホルモンの内服が必要になります。また、甲状腺の付近には声帯の運動を司る反回神経が走行しており、手術によって麻痺すると発声・呼吸・嚥下に影響を及ぼします。

❺ 舌がん

> ●舌がんの主な術式
> ・舌部分切除術
> ・舌半側切除術
> ・舌（亜）全摘術

舌がんはすべての進行度において手術が標準的な治療です。

術後の注意点

舌は咀嚼や嚥下、構音に関するはたらきがあります。また、味覚や知覚を感じる受容器もあります。そのため、切除範囲によって咀嚼・嚥下障害、構音障害などを起こすことがあります。

❻ 頸部リンパ節転移

術後の注意点

放射線の感受性が比較的乏しく、主な治療法は手術であり、頸部節郭清術が行われます。頸部には多くの神経や血管、筋肉があり、それらの切除を伴った場合は肩の上がりにくさ、顔面のむくみ、切除した反対側への頸部回旋のしにくさなどの症状が現れる場合があります。

肺がん

肺は左右あり、右肺は3つ、左肺は2つに分かれています（▽図2）。治療法はがんの種類、位置や広がりによって大きく異なります。

> ●肺がんの主な術式
> ・肺全摘術 ┐
> ・肺葉切除術 │ 開胸手術
> ・肺区域切除術 │ 胸腔鏡下手術
> ・肺部分切除術 ┘ ロボット支援手術

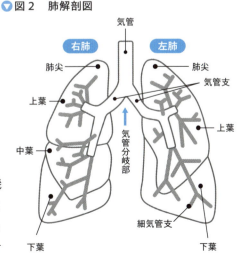

▽図2　肺解剖図

術後の注意点

肺実質が切除されるため、肺容量が減少し呼吸機能が低下します。そのため、呼吸困難が生じることがあります。術式は、腫瘍の進行の程度などによって異なりますが、開胸手術では筋肉や肋骨を切開す

ることもあり、侵襲が大きくなります。一方、胸腔鏡下手術、ロボット支援手術は低侵襲手術であり、患者さんの負担も軽減され、術後の早期離床が可能となります。

乳がん

　乳房は、乳腺組織と、それを支える結合組織、脂肪組織から構成されています。乳腺は、小葉と乳管から構成される「腺葉」が集まって構成されており、15〜20の腺葉からできています（▼図3）。

　乳がんは、乳腺組織に発生し、約95％は乳管に、約5％は小葉に発生します。乳管内に発生する乳がんを乳管がんといい、小葉内に発生する乳がんを小葉がんといいます。

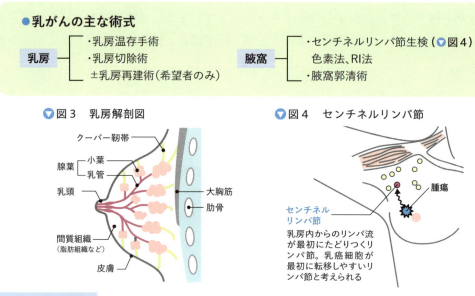

▼図3　乳房解剖図

▼図4　センチネルリンパ節

術後の注意点

　乳がんの手術では、手術後の痛みや拘縮（こわばり）により、肩関節の可動域に制限を生じることがあります。その予防のため、術後は腕のリハビリテーションが行われます。

　乳房切除術はボディイメージの変化をもたらします。希望者には乳房再建術が行われます（▼表1）。乳がんの手術と同時に再建手術を行う場合を「一次再建」、乳がんの手術後に期間をおいて改めて再建する場合を「二次再建」といいます。再建方法も人工物か・自家組織か選択ができます。患者さんの希望をふまえ、患者さん・形成外科医・乳腺科医が相談し、術式を決定します。

▼表1　乳房再建の時期と種類

	一次 乳がん手術と同時再建	二次 乳がん手術の後日再建
一期 1回の手術 で完成	乳がん手術と同時に 1回の手術で完成 一次一期再建	乳がん手術の後日 1回で再建完成 二次一期再建
二期 2回の手術 で完成	乳がん手術と同時に エキスパンダーを入れ 後日入れ替え手術で完成 一次二期再建	乳がん手術の後日 エキスパンダーを入れ 後日入れ替え手術で完成 二次二期再建

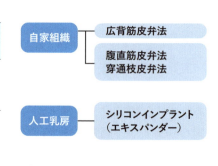

泌尿器系がん

泌尿器系がんには、主に膀胱がん、腎盂がん、尿管がん、腎がん、前立腺がんがあります（図5）。治療方法の選択は病期によりますが、泌尿器系がんの手術は主に早期がん、局所進行がんが対象となります。

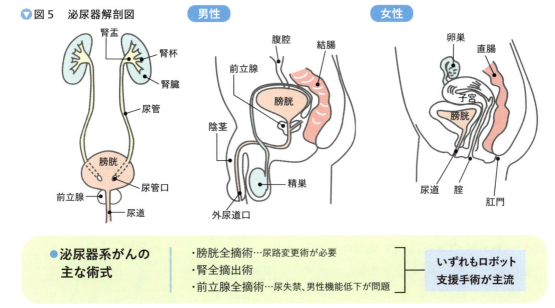

図5　泌尿器解剖図

- 泌尿器系がんの主な術式
  ・膀胱全摘術…尿路変更術が必要
  ・腎全摘出術
  ・前立腺全摘術…尿失禁、男性機能低下が問題

いずれもロボット支援手術が主流

術後の注意点

膀胱全摘術においては尿路の再建が必要となるため、回腸を代替え尿管とする回腸導管造設術や尿管皮膚瘻造設術が行われます。

前立腺全摘術や膀胱全摘術では、尿の貯留機能と排尿を調節する括約筋が失われたり損傷することがあるため、排尿の調節が不可能となったり尿失禁を起こします。また、前立腺全摘では前立腺と精嚢を摘出することで性機能障害を起こします。また、男性機能も失われます。

整形外科領域のがん

疾患には骨や軟部組織（主に筋肉や脂肪組織、神経）に発生する腫瘍や肉腫（サルコーマ）があります。肉腫（サルコーマ）は5大がんと比較して発生頻度が低く多くの施設で診断に難渋するため、地域によっては集学的治療が受けられるサルコーマセンターが開設されています。

肉腫はあらゆる部位に発生するため、切除範囲や部位によって皮弁による再建術が必要になることがあり術式はさまざまです。

（佐野ゆり子）

参考文献
1）日本がん看護学会教育・研究活動委員会コアカリキュラムワーキンググループ編：がん看護コアカリキュラム日本版. 医学書院, 東京, 2018.
2）青山寿昭, 花井信広編：頭頸部がんマスターガイド. MCメディカ出版, 大阪, 2017.

その2　周術期

② 領域別　主な手術と形態変化
脳神経

脳腫瘍

脳腫瘍とは脳または脳周囲の組織に発生する腫瘍の総称です。脳腫瘍は原発性脳腫瘍と転移性脳腫瘍に大きく分けられます。原発性脳腫瘍は脳や髄膜（硬膜）、脳神経など、脳と脳周囲の組織そのものから発生する腫瘍です。神経膠腫・髄膜腫・下垂体腺腫・神経鞘腫がその代表です（図1）。転移性脳腫瘍は他の臓器のがんが血流に乗って脳に到達し、成長したもので、肺がん、乳がん、胃がんによく発生します。

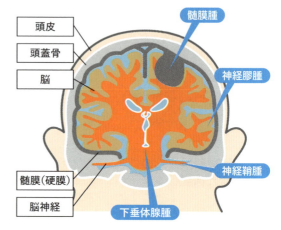

▶図1　部位による脳腫瘍の種類

手術の目的

脳腫瘍は良性・悪性問わず、進行すると脳を圧迫し、麻痺や意識障害、言語障害などを発症させ、最終的には死に至らしめます。手術は救命および神経症状の改善を目的に行われます。また、手術では腫瘍組織が得られるため、脳腫瘍の確定診断を目的とした手術もあります。

> ●脳腫瘍の主な術式
> ・開頭手術……古典的な手術ですが、顕微鏡やニューロナビゲーション、ニューロモニタリングなどが導入され最新化が図られています。
> ・内視鏡手術……下垂体腺腫に対する経鼻的な手術が代表的で、患者さんの負担が少ないです。
> ・定位手術……主に診断目的に行われます。わずかな侵襲で、正確に腫瘍組織を採取することが可能です。

術後の注意点

バイタルサイン、瞳孔の大きさと対光反射、意識レベル（JCS/GCS）、運動・感覚機能などを定期的に評価し、神経機能と全身状態の変化に迅速に対応することが重要です。出血は手術直後の最も深刻な合併症で、麻痺や意識障害、言語障害の出現に注意を払います。また、手術直後にはけいれんが起こりやすいです。けいれんを放置すると脳に不可逆な

損傷を残すことがあるので、けいれんが収まらない場合は速やかな抗けいれん薬の投与が必要です。

脊椎・脊髄腫瘍

脊椎腫瘍は脊椎に発生する腫瘍で、原発性脊椎腫瘍と転移性脊椎腫瘍に大きく分類されます。原発性脊椎腫瘍は脊椎自体から発生し、良性と悪性があります。転移性脊椎腫瘍は他の臓器のがんが血流に乗って転移し発生します。肺、乳、前立腺、胃、甲状腺、腎などのがんでの頻度が高いです。

脊髄腫瘍は発生部位により硬膜外腫瘍、硬膜内髄外腫瘍、髄内腫瘍に分けられます（▼図2）。

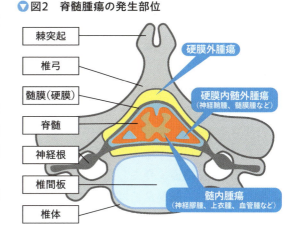

▼図2　脊髄腫瘍の発生部位

手術の目的

脊椎・脊髄腫瘍が大きくなると、脊椎が折れて体を支えられなくなったり、脊髄や神経根を圧迫して麻痺や排尿・排便障害を引き起こしたりして、日常生活が困難になります。手術によりスクリューなどのインプラントを用いて脊椎を固定し安定化させるとともに、腫瘍を摘出することで脊髄や神経根の圧迫を解除し、神経症状の改善が期待されます。

> ●**脊椎・脊髄腫瘍の主な術式**
> ・腫瘍摘出術 … 脊椎腫瘍の場合は椎弓を切除したり、椎体内の腫瘍を搔爬したりすることにより脊髄への圧迫が解除されます。脊髄腫瘍の手術ではニューロモニタリングを用いて脊髄・神経根の神経損傷を避けながらできる限り摘出します。両者とも手術顕微鏡を用いることがあります。。
> ・脊椎固定術 … スクリューやロッドなどのインプラントや自家骨を用いて不安定な脊椎を補強します。

術後の注意点

出血は手術直後の重大な合併症です。血腫が増えると脊髄を圧迫して麻痺が出現します。そのため、手術直後は特に急な神経症状の悪化に注意を払います。そのほかの合併症としては神経損傷、感染症、脳脊髄液漏などがあります。主な脳脊髄液漏の症状は頭痛です。特に離床により誘発されるため、手術直後は気が付きにくく、注意が必要です。

（近藤景子）

② 領域別 主な手術と形態変化
消化器

　消化器とは、消化・吸収する場であり食物が通過する消化管（口腔・咽頭・食道・胃・十二指腸・小腸・大腸・肛門）と消化酵素を分泌して食物の消化・吸収を助ける実質臓器（膵臓・肝臓・胆嚢）からなります。

食道がん

　食道がんは、食道に発生した上皮性悪性腫瘍です。食道は頸部食道、胸部食道、食道胃接合部に分かれ、胸部食道はさらに胸部上部食道、胸部中部食道、胸部下部食道に分かれます。わが国では、扁平上皮がんが80％以上を占め好発部位は胸部中部食道です。

> ●**食道がんの主な術式**
> ・早期がん以外で切除可能な場合：外科的治療（食道切除＋リンパ節郭清＋再建）が行われます。
> ・食道切除後の再建臓器には壁内血行がよく、進展性にすぐれている胃を用いられることが多く、通常、小弯側を切除した大弯側胃管が使用されます。主な再建ルートは、胸壁前・胸骨後・後縦隔の3つが挙げられます（▼図1）。

▼図1　食道再建ルート

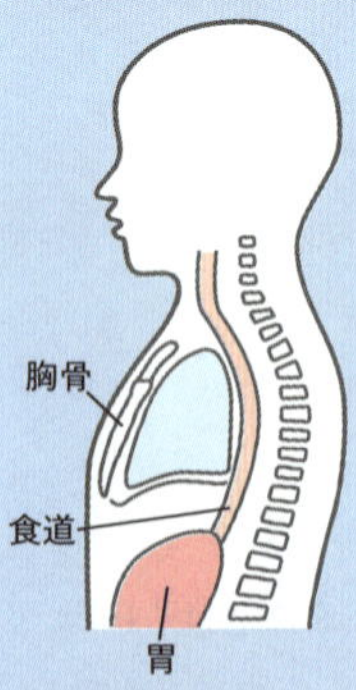

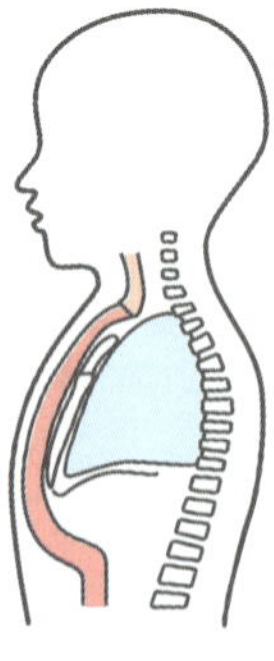

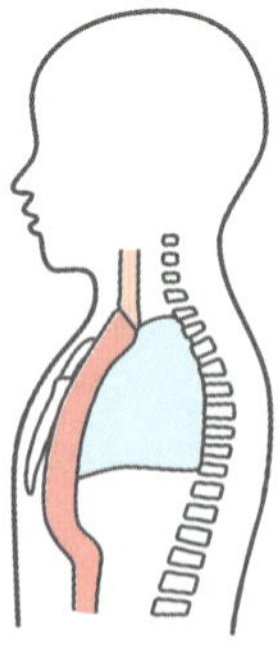

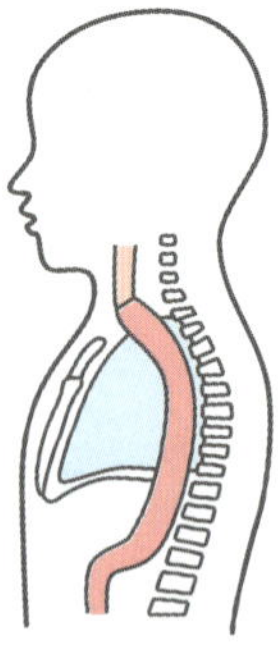

	術前の状態	胸壁前	胸骨後	後縦隔
メリット		・縫合不全が起こった際に重症化しない	・胸腔内吻合より縫合不全の処置が容易 ・屈曲が少ない ・再発治療に有利	・通過が良好 ・生理的ルートに最も近い ・必要距離が短い
デメリット		・必要距離が長い ・美容上の問題がある	・再建臓器による心臓の圧迫（頻脈・動悸などの胸部症状の出現）	・縫合不全が起こると胸膜炎や膿胸を起こしやすく時に致命的になる ・逆流性食道炎を生じやすい

| 術後の注意点 | **❶ 反回神経麻痺** |

嗄声や誤嚥の原因となり誤嚥性肺炎を繰り返すことがあります。

| 術後の注意点 | **❷ 呼吸器合併症** |

　術後合併症の中で最も頻度が高い合併症です。食道がん手術では開胸操作や気管周囲のリンパ節郭清、創痛による咳嗽困難、咳嗽反射の低下が起こり、それに加え反回神経麻痺があれば咳嗽機能や嚥下機能に影響し、痰の貯留による無気肺からの肺炎が起きやすくなります。呼吸器合併症は、術後早期での発症が多いですが誤嚥のリスクがある場合は、退院後も継続して注意が必要となります。

| 術後の注意点 | **❸ 縫合不全・吻合部狭窄** |

　再建で使用する胃や小腸など腹腔内にある臓器を吻合部位である頸部まで持ち上げてくるため、血流不全などの影響を受け、食道がん手術では他の消化器手術と比べ縫合不全が起きやすいです。縫合不全が起こった場合、適切なドレナージや栄養管理が重要となります。また吻合部の虚血によっても吻合部狭窄をきたすことがあります。

| 術後の注意点 | **❹ その他** |

　胃酸や消化液の逆流による逆流性食道炎や、飲食物が小腸に急速に流れ込むことによって起こるダンピング症候群（p.60参照）があります。これらに対して食事やヘッドアップなど生活面の工夫が必要になります。

胃がん

　胃がんは、胃粘膜に発生する悪性腫瘍です。がんの浸潤によって粘膜下層にとどまる早期がんと固有筋層以上に浸潤する進行がんに分けられます。胃の入り口にあたる部位を噴門、十二指腸へつながる出口を幽門といい、噴門側から胃底部、胃体部、幽門部に分けられます。胃の主な機能には、食物の貯蔵と消化があります。

> ● **胃がんの主な術式**
> ・早期胃がんで内視鏡治療の適応外のものなど：胃切術＋リンパ節郭清（D1+）
> ・進行胃がん：胃切術＋リンパ節郭清（D2）の定型手術、必要に応じて他臓器（脾臓や膵臓など）の合併切除、リンパ節郭清（D2以上）を行う拡大郭清手術
> ・胃の切除範囲による代表的な術式：胃全摘・幽門側胃切除・幽門保存胃切除・噴門側胃切除（▼図2）

▼図2　胃がんの主な手術と再建方法

術式	胃全摘術	幽門側胃切除術	幽門保存胃切除術	噴門側胃切除術
再建法	・Roux-en-Y法	・Billroth Ⅰ法 ・Billroth Ⅱ法 ・Roux-en-Y法	・胃胃吻合法	・食道残胃吻合法 ・空腸間置法 ・double tract法
QOLの違い	逆流性食道炎が起こりやすい	生理的な経路で合併症が少ない	幽門側胃切除に比べダンピング症候群や下痢が起こりにくい	逆流性食道炎が起こりやすい

再建法はそれぞれに長短があります。また、これらにパウチを作成する試みもなされていますが、有用性はいまだ研究段階です。

術後の注意点 ❶ 胃切除後症候群

（ダンピング症候群・貧血・骨代謝障害・小胃症状・逆流性食道炎・胃炎・輸入脚症候群など）：胃切除後にみられる胃の機能的喪失や消化管再建などに基づくさまざまな障害をいいます。

術後の注意点 ❷ ダンピング症候群

胃切除後、胃の貯留機能が低下することで摂取した食物が小腸内に急速に流入するために起こる病態です（▼表1）。

▼表1　ダンピング症候群の病態

	早期ダンピング症候群	後期ダンピング症候群
発生時期	食後30分以内	食後2～3時間
発生機序	循環血液量の減少、小腸運動亢進	反応性低血糖
症状	腹痛・発汗・嘔吐・頻脈・顔面紅潮	脱力感・冷汗・手指振戦・めまい・動悸・空腹感
治療	食事療法（少量頻回の食事、糖質制限）が主体	食事療法＋食後30分で糖分を摂取 （アメやブドウ糖を持ち運ぶと便利）

術後の注意点 ❸ 貧血

胃全摘術後は、壁細胞から分泌される内因子が減少しビタミンB12の吸収が阻害されます。術後平均5年で巨赤芽球性貧血（悪性貧血）を引き起こすためビタミンB12の補充が必要となります。また胃術後は、胃酸の分泌が減少し鉄の吸収に必要なイオン化が阻害され鉄欠乏性貧血が生じることがあります。そのため、鉄分の多い食事を摂るなどの食事指導が必要となります。

大腸がん

大腸がんの多くは、大腸（盲腸・結腸および直腸）粘膜から発生する悪性腫瘍です。腺腫（ポリープ）ががん化して発生するものと正常な粘膜から発生するものがあります。大腸は、結腸（盲腸、上行結腸、横行結腸、下行結腸、S状結腸）と直腸に分けられます。さらに直腸は、直腸S状部と腹膜翻転部を境に上部直腸と下部直腸とに分けられます。

> **Memo 大腸がんの治療選択**
>
> **0期～Ⅲ期**では、主にがんを切除できるかどうかを判断し、切除できる場合には内視鏡治療または手術が勧められます。また、Ⅲ期もしくは再発リスクが高いⅡ期の場合は、手術後に薬物療法を行うことが勧められます。
>
> **Ⅳ期**では、他の臓器に転移したがん（遠隔転移巣）が切除できるかどうかを判断します。遠隔転移巣、原発巣ともに切除可能な場合は、手術が勧められます。遠隔転移巣が切除可能であっても原発巣の切除ができない場合は、原則として、薬物療法、放射線治療などの手術以外の治療法が勧められます。遠隔転移巣の切除が不可能であって原発巣の切除が可能な場合で、原発巣による症状があるときなどは、原発巣の手術を勧められることがあります。

● **結腸がんの主な術式**
・原発巣切除およびリンパ節郭清術が基本です。

- 切除する部位によって回盲部切除術、結腸右半切除術、横行結腸切除術、結腸左半切除術、S状結腸切除術に分けられます（図3）。

図3　結腸がんの主な手術

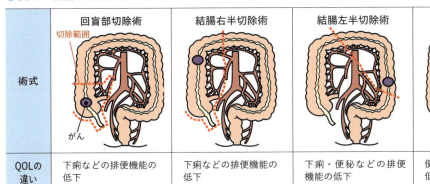

●直腸がんの主な術式

- 結腸がん手術同様に、原発巣切除およびリンパ節郭清術が基本です。
- 肛門括約筋を温存する手術と、温存しない非肛門括約筋温存手術に分かれます（図4）。
- 非肛門括約筋温存手術では肛門括約筋を含めて直腸を切除する術式を直腸切断術といい、新たに結腸でストーマが造設されます。さらなる拡大手術には、骨盤内臓器全摘術があります。直腸・肛門とともに膀胱と、男性では前立腺、女性では子宮や卵巣などの切除や骨盤内リンパ節郭清術が行われます。
- 側方リンパ節郭清術では、排尿障害や性機能にかかわる自律神経の損傷によって排尿機能や性機能が変化します。
- 肛門温存手術で直腸に経腹的に前方からアプローチし、結腸と残存直腸を吻合する位置が腹膜反転部より上の場合を高位前方切除術、腹膜反転部より下の場合を低位前方切除術といいます。吻合部と肛門縁までの距離が、低位前方手術では2～6cm以内、超低位前方手術では2cm以内とされています。
- 腹膜反転部以下の手術では縫合不全を起こしやすいため、それを予防するため一時的に回腸ストーマ（イレオストミー）を造設し、術後3か月ごろにストーマを閉鎖する手術が行われます。
- 肛門を温存する特殊な手術として括約筋間直腸切除術（ISR）があります。

図4　直腸がんの主な手術

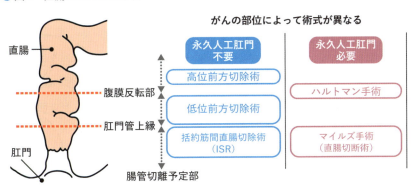

術後の注意点

　結腸がんの手術では便通に関する影響が考えられ、整腸剤や下剤などの薬物療法を併用することで日常生活に大きな問題となることは少ないですが、直腸がん切除の術後には、直腸低位前方切除などでの自律神経損傷、排便障害（便失禁、頻便、排便困難、残便感）、排尿障害（尿失禁、排尿困難、残尿）、性機能障害（勃起障害、射精障害）があります。

　これらの障害は、神経の損傷部位や程度に影響されますが、近年では直腸がんにおける神経温存手術が確立し減少してきています。

肝臓がん

　肝臓がんは、原発性と転移性に分けられます。原発性肝がんの90％以上は、肝臓の細胞から発生した肝細胞がんです。その他、肝内胆管から発生した肝内胆管がんなどがあります。

　転移性肝がんは、肝臓以外の臓器に生じた悪性腫瘍が肝臓に転移したものです。肝臓は、肺と並び悪性腫瘍が転移しやすい臓器であり、特に大腸がん、膵がんの転移が多いです。

> ●**肝臓がんの主な術式**
> ・肝切除は、肝臓に流入する肝動脈や門脈が支配する肝実質を、過不足なく切除する系統的切除と非系統的切除に分けられます。
> ・肝切除術に併せて胆道再建術が必要になる場合があります。胆管切除後に胆汁を消化管に誘導するために胆管と消化管とを吻合する手術法で、空腸の一部をR-Y（Roux-en-Y）法で持ち上げ吻合することが多いです。

術後の注意点

　肝臓は再生能力をもち正常な肝臓に対する肝切除術では、機能的には2週間で回復し、容量は1〜3か月には術前の約90％に回復します。しかし肝切除術後に残存肝に慢性肝疾患（ウィルス性肝炎、アルコール性肝炎、肝硬変）を合併している場合は、肝臓の再生遅延が起こります。そのため術前肝予備能力の十分な理解が重要です。

胆道がん

　胆道がんは、胆道系（▼図5）に発生したがんです。肝外胆管より発生したがんを肝外胆管がん、肝内胆管より発生したがんを肝内胆管がん、胆囊より発生したがんを胆囊がん、十二指腸乳頭部より発生したがんを十二指腸乳頭部がんのように分類されます。

　胆囊がんは、膵・胆管合流異常や陶磁器様胆囊が発症危険因子です。また、胆囊結石の合併が40〜75％に認められ、高齢女性に好発する傾向にあります。

▼図5　胆道と周囲の臓器

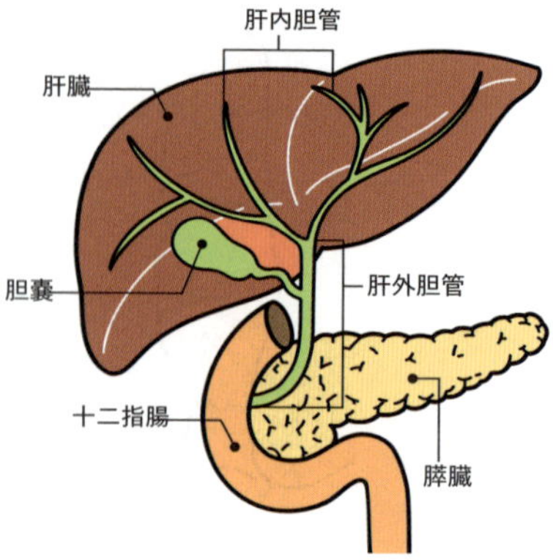

胆管がんは、膵・胆管合流異常（特に胆道拡張型（先天性胆道拡張症）や原発性硬化性胆管炎）が発症の危険因子とされ、高齢男性に好発する傾向にあります。

> ●**胆囊がんの主な術式**
> ・がんの進展度に応じて胆囊摘出＋リンパ節郭清と肝切除、胆管切除、膵頭十二指腸切除を組み合わせます。

> ●**胆管がんの主な術式（▼図6）**
> ・肝門部や上部胆管がん：胆管切除＋肝切除＋胆囊摘出＋リンパ節郭清
> ・中部や下部胆管がん：膵頭十二指腸切除（PD）＋リンパ節郭清

▼図6　胆管がんの手術

	肝門部〜上部胆管がん	中部・下部胆管がん
肝葉切除	右葉または左葉＋尾状葉	なし
肝葉切除	あり	あり
胆管切除	中部胆管まで	中部・下部胆管
膵頭十二指腸切除	なし	あり
切除範囲	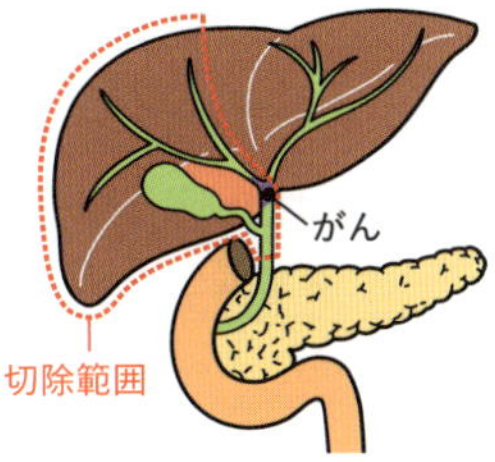	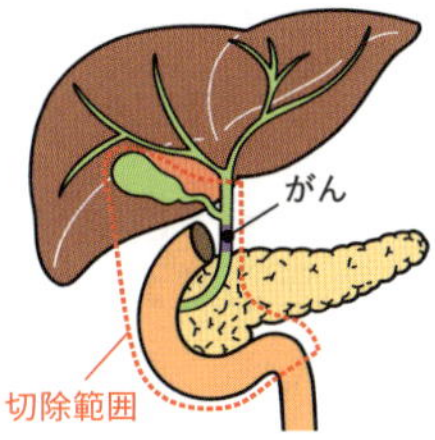

術後の注意点

　術後早期の合併症では、胆道再建に伴う胆汁漏があります。胆道切除を行う際、残存する肝臓側胆管と消化管（十二指腸や小腸）と吻合部の一部に縫合不全が生じ胆汁が漏出します。胆汁漏の有無は、ドレーンの排液で確認しドレーンから黄色の排液を認めた場合、胆汁漏れを疑います。また、晩期合併症では、再建部胆管の狭窄や逆行性胆管炎があります。

膵臓がん

　一般的に膵臓がんとは、原発性膵腫瘍のうち外分泌系における上皮性悪性腫瘍のことをいいます。膵臓がんの大部分は、膵管上皮から生じる浸潤性膵管がんです。慢性膵炎や糖尿病、喫煙などは発症の危険因子です。高齢者に好発しやや男性に多く、部位的には、膵頭部がんが60％、膵体尾部がんが15％、2区域ないし全体がんが25％を占めます（▼図7）。

▼図7　膵臓がんの発生部位

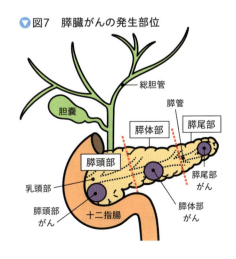

> ● 膵臓がんの主な術式
> ・膵頭部がん：膵頭十二指腸切除（○図8）
> ・膵体尾部がん：膵体尾部切除
> ・遠隔転移や主要血管（腹腔動脈、上腸間膜動脈など）への浸潤がない場合は、一般的に切除可能です。

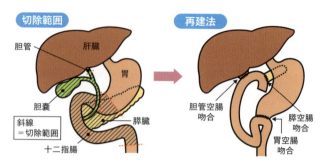

▶図8　膵頭十二指腸切除

術後の注意点 ❶ 膵外分泌機能の低下

　膵臓が切除されることにより、消化酵素などを含む膵液を分泌する外分泌機能が低下します。その結果、消化機能も低下し術後の消化不良や下痢など栄養障害や体重減少の原因になります。

術後の注意点 ❷ 膵内分泌機能の低下

　膵臓を切除する手術を受けた場合、膵外分泌機能と同様に膵内分泌機能をつかさどるランゲルハンス島の数が減少し内分泌機能は低下します。特に血糖値を下げる作用があるインスリンは、ランゲルハンス島からのみ分泌されるため耐糖能が低下します。膵切除後に糖尿病になるかどうかは、手術前の耐糖能や切除された膵臓の量にも依存するため術前から耐糖能を評価しておくことが重要です。

術後の注意点 ❸ 膵液漏

　膵頭十二指腸切除術において膵臓と腸管の吻合部や膵体尾部切除術の断端より膵液が腹腔内に漏れることを膵液漏といいます。膵液に含まれるアミラーゼやリパーゼなどの消化酵素が腹腔内に漏れることで腹腔内感染を併発することがあり、血管を溶かせば出血に至ることもあります。そのため、腹腔外にドレナージし重篤な腹腔内感染が起こらないようコントロールすることが重要です。

（伊藤　環）

参考文献
1) 加藤抱一編：がん看護実践シリーズ4 食道がん. メヂカルフレンド社, 東京, 2008.
2) 笹子三津留編：がん看護実践シリーズ5 胃がん. メヂカルフレンド社, 東京, 2007.
3) 森谷宜晧編：がん看護実践シリーズ6　大腸がん. メヂカルフレンド社, 東京, 2007.
4) 小菅智男編：がん看護実践シリーズ7 肝・胆・膵がん. メヂカルフレンド社, 東京, 2007.
5) 上坂克彦編：多職種チームのための周術期マニュアル2　肝・胆・膵癌. メヂカルフレンド社, 東京, 2004.
6) 坪佐恭宏編：多職種チームのためのマニュアル3 胸部食道癌. メヂカルフレンド社, 東京, 2004.
7) 山口茂樹編：多職種チームのためのマニュアル5 大腸癌. メヂカルフレンド社, 東京, 2006.
8) 雄西智恵美, 秋元典子編：手術をめぐるがん看護. がん看護 2013;18(2):118-125.
9) 岡庭豊：病気がみえるvol.1 消化器 第4版. 医療情報科学研究所, 東京, 2015.
10) 深田順子, 鎌倉やよい：周術期の臨床判断を磨くII. 医学書院, 東京, 2021.

② 領域別 主な手術と形態変化
婦人科

子宮頸がん

子宮頸がんは子宮頸部（▼図1）に発生するがんで、主な組織型は扁平上皮がんと腺がんです。その多くはヒトパピローマウイルス（HPV）の持続感染によって発症します。HPVの感染を防ぐためHPVワクチンの接種が推奨されています。

子宮頸がんの治療は、臨床進行期に応じて選択されます。

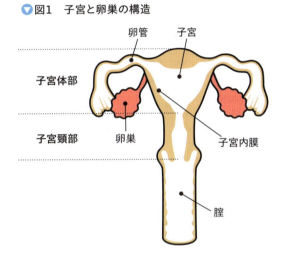

▼図1　子宮と卵巣の構造

子宮体がん

子宮体がんは子宮体部（▼図1）に発生するがんで、子宮体がんのほとんどが子宮内膜から発生します。子宮体がんは、閉経前後の40歳代後半から増加し50歳から60歳代にピークを迎え、その後減少していきます。子宮体がんでは、手術前のいずれの推定進行期でも初回治療は、原則として手術が第一選択となっています。しかし、子宮の奥に発生する子宮体がんは、手術の前には正確な進行期を判断することが難しいため、手術で摘出した標本を検査して、がんがどこまで広がっているのか確認します。

> **Memo　妊孕性**
> 子宮体がんの標準治療は、子宮と卵巣・卵管の摘出です。しかし、一定の条件を満たした場合には、子宮や卵巣・卵管を残し、将来の妊娠の可能性を残すことができる場合があります（p.317参照）。

卵巣がん

卵巣（▼図1）には多種多様な種類の腫瘍が発生し、表層上皮をはじめ間質性腫瘍などに分けられます。さらにその性質により良性、境界悪性、悪性に分けられ、卵巣に生じる悪性腫瘍を卵巣がんといいます。「卵巣がん・卵管がん・腹膜がん」を一連の病気として同じ治療が行われます。

> ●婦人科手術の主な術式
> ・子宮頸がん：子宮頸部円錐切除術（●図2）、広汎子宮全摘術＋骨盤内リンパ節郭清術
> ・子宮体がん：子宮全摘術（単純子宮全摘術〜準広汎子宮全摘術＋骨盤内リンパ節郭清術〜傍大動脈リンパ節郭清術（●図3）
> ・卵巣がん：両側附属器摘出術＋子宮全摘術＋大網切除術＋骨盤内リンパ節郭清＋傍大動脈リンパ節郭清

▼図2 子宮頸部円錐切除

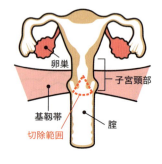

▼図3 子宮全摘出術

摘出する範囲（赤部分）により、主に単純・準広汎・広汎の3種類に分けられる

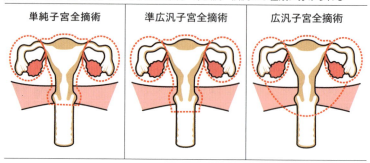

術後の注意点

　婦人科手術は切除する範囲が広くなると侵襲度は高くなり、それに伴って合併症の頻度も高くなります（▼表1）。

▼表1　婦人科手術の主な合併症

膀胱機能麻痺	尿意鈍麻、排尿困難を生じる
尿路感染症	導尿カテーテルや膀胱機能麻痺や残尿などにより生じる
尿管瘻	栄養血管の切断による障害や炎症、尿管壁の損傷により生じる
膀胱瘻	膀胱剥離を行った際に生じる
尿管狭窄	尿管の剥離によって生じる
直腸機能障害	便秘を認めることが多い
骨盤死腔炎	骨盤内の死腔に浸出液が貯留し感染が起こり発症する
リンパ路障害	リンパ節郭清に伴うリンパ液浸出によるリンパ嚢腫、リンパ路のうっ滞によるリンパ浮腫が生じる
性交障害	腟の容積減少、神経の切断、精神的心理的要因による性欲減退等が相互に作用し生じる

（伊藤　環）

参考文献
1）笠松高弘編：がん看護実践シリーズ9 子宮がん・卵巣がん. メヂカルフレンド社, 東京, 2007.
2）雄西智恵美, 秋元典子編：手術をめぐるがん看護. がん看護 2013;18(2)：118-125, 141-144.
3）岡庭豊：病気がみえるvol.9 婦人科・乳腺 第4版. 医療情報科学研究所, 東京, 2023.

その2	周術期

③ 術前からのかかわり

「術前」は手術の決定から手術室入室までの、手術を準備する期間です。

患者さんの意思決定支援をし、リスク評価やアセスメントを行い、患者さんの個別性に応じた看護計画を立案します。

術前外来

術前外来ではクリニカルパスに沿って手術のオリエンテーションを行い、退院後をイメージして手術準備ができるよう支援します。

医師から手術についての説明を受けた患者さんや家族が説明内容を理解できているか、不安なことはないかを確認し、必要に応じて補足説明を行い、意思決定ができるよう支援します。

外来では、術前に休薬が必要な薬剤の休薬指導がされているか、禁煙・禁酒ができているか、術前検査に不足がないかなど、安全に手術を受けるための準備ができているか確認します。

術後の体力低下に備えた運動指導、術後呼吸器合併症予防のための呼吸訓練や排痰方法の指導を行い、自宅で練習してきてもらいます。患者さんの既往歴や予定術式などから術後合併症のリスクをアセスメントし、多職種で情報共有し介入します。

また、術前は低栄養状態の場合もあります。術前の栄養状態を評価し、手術に向けて栄養補助食品の活用などを管理栄養士とともに検討します。術後はバクテリアルトランスロケーション **Word** を予防するため免疫力を高める整腸作用のある栄養剤（例：シンプロテック®）を服用することもあります。

> **Word** バクテリアルトランスロケーション
> 長期の絶食により腸管粘膜の防御力破綻や免疫力低下、腸管運動障害による腸内細菌の異常増殖が起こり、腸内細菌が腸管内から血流やリンパ流により他の臓器に移行し感染を引き起こすことです。

術前訪問

❶ 手術室

多くの患者さんにとって手術は未知の体験であり、「わからないこと」は不安を生みます。術前の不安は術後せん妄の誘発因子となり、術後疼痛閾値も低下させるといわれています。術前訪問ではパンフレットなどを用いて術前から術中、術後の流れを説明します。

また患者さんの思いを傾聴し不安に寄り添い、疑問点などにお答えすることで患者さん

が周術期についてイメージをもてるようかかわり、不安の軽減を図っています。手術歴のある患者さんでは、以前の手術でトラブルがなかったか、術後苦痛だったことはないかなど聞き取りを行い、同じ苦痛を起こさないよう対策を図り合併症予防を行います。

> **！ 合併症予防のポイント**
>
> - マスク換気や挿管困難のリスク(p.70参照)、誤嚥リスク、PONV(postoperative nausea and vomiting：術後悪心・嘔吐)リスク(p.71参照)などについてアセスメントを行います。
> - アレルギー有無について聞き取りし、アナフィラキシーショックを起こさないようアレルゲンの除去をします。
>   アレルギーの確認：薬剤、造影剤、ラテックス(フルーツ類、ゴム製品)、卵、大豆、アルコール、テープ、その他
> - 手術体位が保持できるかどうか、関節可動域制限や関節拘縮の有無などを確認しアセスメントします。手術体位保持困難と判断した場合は、手術チーム(外科医、麻酔科医、手術室看護師、臨床工学技士など)で協働し、術前に体位について検討します。
> - せん妄リスク評価を行い、術後せん妄ハイリスクの場合は患者さんの安全を第一に手術チームで対応を検討します。

　周術期においてリスクが高いと判断された場合は周術期チーム（手術部長、外科医、麻酔科医、手術室看護師、ICU看護師、病棟看護師、臨床工学技士、循環器科医、作業療法士、理学療法士、放射線診療専門医など）で術前症例検討カンファレンスを行い情報共有し、患者さんが安全に手術を受けることができるよう支援します。

　周術期として継続した看護提供ができるよう、手術室で行った看護について病棟やICU看護師へ申し送りを行います。

❷ ICU

　術前訪問は入院後に行います。ICU入室後の状態や環境について説明することで術後のイメージを具体化し、不安の軽減を図ります。

> **！ 術前訪問で話す内容の例**
>
> 「前回の術後でつらかったことはありますか?」
> ▶手術歴がある患者には、前回の術後の情報収集をして介入できることはないか検討します。
>
> 「痛い・眠れない・気持ち悪いなどがあればお薬を使用できます。」
> ▶症状に応じて薬剤が使用できることを伝えます。
>
> 「暑い・寒い場合は教えてください。」
> ▶環境調整ができることを伝えます。
>
> 「手足は動かして大丈夫です。」
> ▶術後は安静制限があるが、禁止事項だけでなくできることも伝えます。
>
> 「Aライン固定器装着してみましょう。」
> ▶術後に使用する医療機器の装着体験をすることで不安の軽減を図ります。

❗ 周手術期管理チームとは？

がんの手術の特徴はほとんどが予定手術であることです。そのため、術前からの介入のあり方は重要視されています。

今までは入院後に担当医や担当看護師がリスク評価を行い、必要に応じて各専門部門に相談して対応していました。近年は高齢化や生活習慣病を患っている患者さんの割合が多く各専門部門への相談が必要なケースが増加しています。また、入院期間の短縮化に伴い手術直前に入院することがほとんどです。対応が遅れて予定どおりに手術が受けられないことは、がん患者にとってがんが進行し治療方針が変更となるリスクにもなります。

そこで、外科医、麻酔科医、看護師、管理栄養士、歯科医師、薬剤師、理学療法士、作業療法士、臨床工学技士、糖尿病専門医などが連携し、術前からリスク評価を行い早期介入することで安全に手術が受けられる準備をしています。

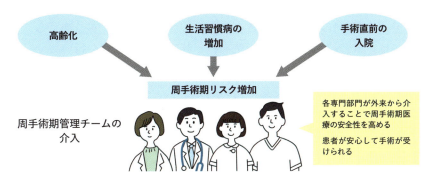

（戸松真里子、長坂香奈）

④ 周術期におけるリスクとスクリーニング評価

換気・喉頭展開・挿管困難リスク

周術期におけるリスクとして、マスク換気困難・喉頭展開困難・挿管困難が挙げられます。全身麻酔薬の鎮静作用で、患者さんの自発呼吸は消失します。挿管し、人工呼吸器と接続するまでは、麻酔科医がマスク換気を行い呼吸のサポートを行います。しかし、麻酔科医によるマスク換気ができなければ、患者さんは呼吸ができず、心停止など重大なトラブルにつながる危険があります。そのため、ガイドラインを参照しながら、手術前に十分にアセスメントを行うことが重要です（図1・2、表1）。

図1 Mallampati分類　患者を座位にし、舌を突出させて、発声はさせない状態で咽頭を観察した所見で分類。この分類で、ClassⅢ以上であると、喉頭展開が困難な症例の頻度が高くなる。

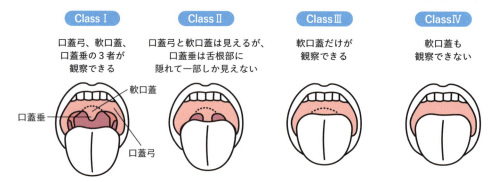

Samsoon GL, Young JR. Difficult tracheal intubation: a retrospective study. Anaesthesia 1987 ; 42: 487-490.

図2 Cormack・Lehane分類　喉頭展開したときの喉頭の見え方により気管挿管困難を予測する方法。GradeⅢ以上で挿管困難と判断される。

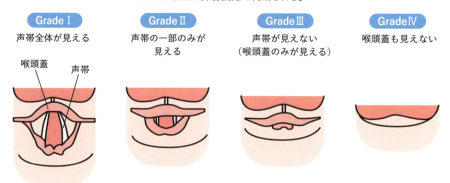

Cormack RS, Lehane J. Difficult tracheal intubation in obstetrics. *Anaesthesia* 1984 ; 39: 1105-1111.

表1 術前に評価すべき12の危険因子

- マランパチ III or IV
- 頸部放射線治療後、頸部腫瘍
- 男性
- 短い甲状オトガイ間距離
- 歯牙の存在
- Body Mass Index 30kg/m^2 以上
- 46歳以上
- アゴひげの存在
- 太い首
- 睡眠時無呼吸の診断
- 頸椎の不安定性や可動制限
- 下顎の前方移動制限

日本麻酔科学会編:日本麻酔科学会気道管理ガイドライン2014(日本語訳). 2015年4月28日改訂. より引用
https://anesth.or.jp/files/pdf/20150427-2guidelin.pdf(2024.12.1アクセス)

上記に加えて、術前訪問にての問診が重要です。過去に挿管困難歴がないか、頸椎疾患の有無、いびきや睡眠時無呼吸症候群の有無などを尋ねます。また、短頸・小顎・歯牙の状態など、自分の目で見てアセスメントする力が求められます。

該当するリスクがある場合、麻酔科医と相談し挿管困難リスクを想定した準備を行います。あらかじめ DAMカート(difficult airway management)を準備し、挿管困難時に対応できるようにしておくとよいでしょう。DAMカートの中には、さまざまなサイズの気道確保器具が入っており、その場に適した対応が、迅速に行えるよう準備がされています。頭頸部腫瘍の患者さんでは、腫瘍による開口制限を抱える患者さんもいます。そのため、意識下での挿管や気管切開が予定される患者さんもいます。意識下での挿管に恐怖を抱える患者さんも多いため、術前から不安を軽減できるようなかかわりが必要とされます。

PONVリスク

PONV(postoperative nausea and vomiting)とは術後の悪心・嘔吐のことです。手術に関連する薬剤が嘔吐中枢に刺激を与えることで起きるとされています。生命予後には大きな影響がないことから、あまり重要視されてきませんでしたが、PONVにより患者さんは苦痛を感じ、食事やリハビリテーションの遅延や誤嚥性肺炎のリスクも高まります。PONV歴があることで、術後へのトラウマを抱える患者さんも多くいます。手術経験がある患者さんの場合、術前訪問時にPONVへの不安を訴える人がいるのも事実です。

そのため、術前よりPONVリスクが高いとされる患者さんには、積極的に予防治療を行う必要があるといえます(表2)。2021年に術後のPONV治療に使用可能となったオンダンセトロンやドロレプタンなどの制吐薬を使用するなど、患者さんの苦痛軽減を図ります。

表2 PONVのリスク因子

患者因子	女性、若年、非喫煙者、PONV・乗り物酔いの既往、偏頭痛持ち
麻酔因子	揮発性麻酔薬の使用、長時間麻酔 術後のオピオイド使用
手術因子	胆嚢摘出術、腹腔鏡下手術、婦人科手術

リスク因子の数
0：10%
1：20%
2：40%
3：60%
4：80%

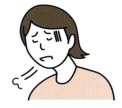
(今泉友芳)

参考文献
1) 齋藤直美:先輩ナースが書いた手術看護ノート. 照林社, 東京, 2020.
2) 日本麻酔科学会編:日本麻酔科学会気道管理ガイドライン2014(日本語訳). 2015年4月28日改訂.
https://anesth.or.jp/files/pdf/20150427-2guidelin.pdf(2024.12.1アクセス)

⑤ 術中看護

1 ▶ 体温管理

　手術を受ける患者さんは全身麻酔や手術により全身からの熱量の喪失、熱産生の低下、体温調節機構の抑制が起こり36℃以下の低体温に陥りやすくなります。がん手術の特徴として、①手術時間が長時間になりやすい、②術野が広く、露出部が多くなる、③腫瘍や薬物・放射線治療などの影響から栄養状態が悪い人が多いなどがあり、これらの理由からがんの手術を受ける患者さんは低体温をきたしやすくなります。正常なヒトの身体の中枢温は通常36.8℃±0.2℃のきわめて狭い範囲で調整されており、36℃以下になると身体にさまざまな影響を与え、合併症を引き起こします。

　また麻酔により、悪性高熱症と呼ばれる急激な体温上昇を伴う致死的合併症を引き起こすことがあります。したがって安全に手術が行われるようにするには、術前〜術中の保温・加温、継続的な体温（中枢温）のモニタリングがとても重要となります（▼表1）。

▼表1　体温測定方法

部位	特徴
鼻腔咽頭温	・内頸動脈温を持続的に測定することができる ・測定値は不正確なことが多い ・ある程度の測定技術が必要となる
直腸温	・骨盤内臓器の温度を反映 ・温度変化に対する反応が遅い ・プローブによる直腸穿孔リスクがある ・下腹部手術では使用できない
膀胱温	・尿量があれば、中枢温として信頼性が高い ・尿量が少ない場合は、値が不正確 ・膀胱温付きカテーテルはコストがかかる
食道温	・中枢温としての信頼性が高い ・急激な温度変化に迅速に対応 ・胸部手術では不向き ・粘膜損傷や穿孔のリスクがある
肺動脈温	・侵襲がかかるため、ごく限られた手術以外は通常は困難

測定部位は手術部位や手術による影響がない場所を選択します。

佐藤大介：手術室での患者さんの体温変化と体温管理の必要性. 手術室看護の基本を知ろう!, ナース専科：公開日2018年11月21日, より一部改変して転載　https://knowledge.nurse-senka.jp/227028
（2024.12.1アクセス）

手術で体温が変化する要因

　以下の要因から、手術中（麻酔中）は一般的に体温が低下します（▼図1）。
- 麻酔により体温調節機構が抑制され、体温が外気温の影響を受けやすくなります（変温動物状態）。

- 麻酔薬により末梢血管が拡張することで、血液が中枢から末梢へ流れ、このとき熱も一緒に末梢へ移動します。この温度の再分布により身体の熱が奪われ、中枢温が低下します（再分布性体温）。
- 蒸散、放射、対流、伝導の4つの因子により、身体の熱が喪失します。

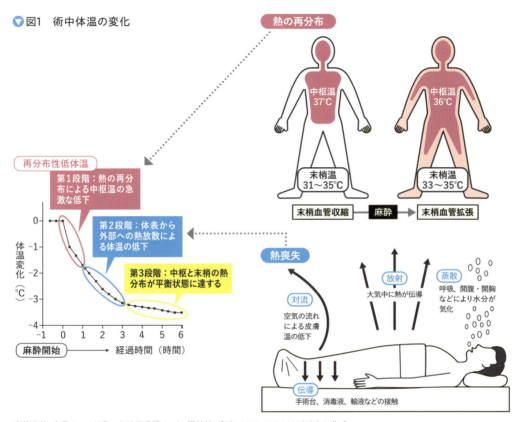

図1　術中体温の変化

齋藤直美：先輩ナースが書いた手術看護ノート. 照林社, 東京, 2019：100-101. をもとに作成

周術期の低体温予防

周術期の低体温は、身体にさまざまな影響を与え合併症を引き起こすことがあります（表2）[1]。また、小児や高齢者などの特定の患者さん、または特定の術式によっては低体温となる可能性が高く、注意が必要です。

表2　低体温による影響[1]

麻酔薬などの代謝時間の延長	→	覚醒不良
血小板、凝固因子の機能低下	→	出血傾向の増大
免疫機能の低下 末梢血管収縮による血流低下	→	感染、創傷治癒遅延
心筋虚血の発生頻度増加	→	心疾患のリスク↑
シバリング	→	酸素消費量の増加、創部痛増強、不快感、悪寒

入室前から低体温予防策は始まっています。手術時は体温低下を防ぐことは難しいですが、いかに低下の程度を小さくするかがポイントとなります（▼表3）。

▼表3　低体温の予防策

1．環境を整える	・入室患者が寒いと感じないように、室温を 26～30℃に設定しておく ・手術ベッド、リネンを温めておく（プレウォーミング） ・手術中は患者の体温と術者の状態をふまえて室温調整する（22～24℃程度に下げることが多い） ・手術終了前から入室時と同様に室温を上げておく
2．体表面を覆う	・手術中の熱の 90％が体表や術野から失われるといわれている。そのため、可能な限り身体の表面を覆うことで熱の喪失を防ぐ ・保温ブランケット（▼図2）などを使用して、露出面を覆う ・頭部は血流が豊富なため、頭部を覆うことは熱の喪失防止に効果的 ・入室時もできるだけ、あたたかい服装にしてもらう（長袖長ズボン、靴下の着用）
3．物品の加温	・室温の輸液投与や洗浄液・消毒液の使用は体温の低下を招くため、人肌程度に加温したものを使用する（保温庫に生食や輸液を準備しておく）
4．体温のモニタリング	・継続的に体温モニタリングを行う ・モニター温だけではなく、触診視診によって末梢冷感や発汗の有無、シバリング、チアノーゼの有無を観察する ・必要に応じて加温装置（▼図3）の調整や冷却など加減を行う
5．加温装置を使用する	・入室直後より加温装置を用いて積極的に加温を行い、末梢温と中枢温の差が小さくなるようにする（プレウォーミング） ・術中～退室時まで継続的加温を行い、体温低下を予防する

▼図2　保温ブランケットの例

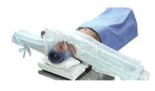

3M™ かけるだけであったかい保温ブランケット

軽く、薄いのにあたたかいブランケット。保温効果が高く、温風加温装置およびその専用ブランケットと併用することで、患者加温の効果を上げる。（写真提供：ソルベンタム合同会社）

▼図3　加温装置の例

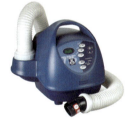

3M™ ベアーハガー™ ペーシェントウォーミング Model 775

専用ブランケットで加温したい部分を包み、温風を送風することで体温を上げる装置。ブランケットには上肢用、全身用、アンダー用とあり、手術体位や用途によって使い分ける。

（写真提供：ソルベンタム合同会社）

がん患者には、疾患や術前薬物療法等の治療から低栄養状態となっている人、るい痩の人も多くいます。体脂肪が少ないと低体温になりやすいといわれており、がん患者に対する体温管理は特にしっかり行う必要があります。

体温管理における合併症

❶ 悪性高熱

全身麻酔中や術後に、吸入麻酔薬・サクシルニコリン（筋弛緩薬）などがトリガーとなって発症する急激な体温上昇です（▼表4）。

悪性高熱症は一度発症すると症状は急激に悪化し、治療開始が遅いと死に至ります。救命されたとしても、筋肉障害（歩行障害など）や意識障害などの後遺症が残ることがあります。

▼表4　悪性高熱の症状と対応

臨床症状	対応
・体温が40℃以上または38℃以上 ・体温上昇が0.5℃/15分以上または2℃/1時間以上	・原因となる麻酔薬の中止 ・純酸素による過換気 ・ダントロレン（筋弛緩薬）の投与 ・全身冷却 ・不整脈の治療 ・応援の要請
・原因不明の頻脈、不整脈、血圧変動 ・アシドーシス ・筋硬直、ミオグロビン尿、血液の暗赤色化 ・異常な発汗、出血傾向	

❷ 熱傷

　温風加温装置による高温や低温熱傷が挙げられます。装置の設定温度やアラームの音に注意しましょう。特に送風口の近くは要注意です。

　また「加温しなければ！」という意識に集中してしまい、過度に加温することで体温が上がりすぎてしまうことがあります。汗をかくほど体温を上げてしまうと皮膚の浸軟を招き、褥瘡リスクにもつながります。適温を維持するよう、そのつど加温や保温方法を調節する必要があります。　　　　　　　　　　　　　　　　　　　　　　　　　　（木下杏美）

参考文献
1) 近藤葉子, 倉橋順子：はじめての手術看護. メディカ出版, 大阪, 2009：66-74.
2) 針原康編：見てできる臨床ケア図鑑 周術期ビジュアルナーシング. 学研メディカル秀潤社, 東京, 2019：127-131.

2 ▶ 手術体位管理

　手術時は手術操作が安全で効率的に行われるように、十分な手術視野を得ることを目的として術式に応じた体位をとります。

　どの体位も手術が円滑に安全に行われるための条件があります（▼表1）。不適切な手術体位は、末梢神経障害、褥瘡などの皮膚トラブル、呼吸・循環障害などさまざまな合併症の原因となるため、外科医、麻酔科医と協力しながら体位をつくっていく必要があります。

▼表1　手術体位固定の条件

①局所の圧迫・伸展がない　　④十分な視野が確保され、手術進行に影響がない ②関節可動域を超えない　　　⑤麻酔管理と観察がしやすい ③呼吸・循環への影響が少ない　⑥手術時間（長時間）に耐えられる体位である

体位固定時の基本・注意点

　手術のしやすさや術野の確保のことだけを考えてしまうと、良肢位とかけ離れた体位をとってしまうことがあり、術後にしびれや運動障害を起こす可能性があります。全身麻酔では患者さんは痛みを訴えられないだけでなく、筋弛緩により生理的可動域を超えてしまう恐れがあり、神経損傷リスクとなります。そのため、事前に患者さんの関節可動域や神経症状の有無、体格などを確認し、各関節可動域内で良肢位をめざす必要があります（▼図1）。

▼図1　一般的な良肢位と手術上の良肢位

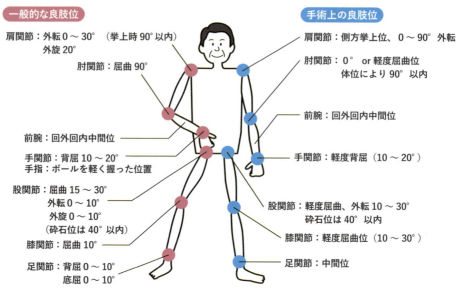

近藤葉子, 倉橋順子：はじめての手術看護. メディカ出版, 大阪, 2009：81. より引用

　また手術中は自由に身体を動かすことができず、長時間の同一部位に圧がかかり続けること、体位変換や術中のベッドローテーション等により皮膚の摩擦・ズレを起こしやすいなどから、褥瘡形成リスクが高くなります。体位により褥瘡好発部位が異なるため、それぞれの体位の褥瘡好発部位を把握し対策を行う必要があります（▼表2）。

▼表2　手術体位別の褥瘡・神経損傷リスク

基本の体位	適応となる手術	褥瘡好発部位	神経損傷を起こしやすい部位
仰臥位	腹部手術全般 整形 乳腺 頭頸部　など	後頭部　肩甲骨部　肘関節部　仙骨部　踵骨部	腕神経叢 橈骨神経 尺骨神経 正中神経
側臥位 (腎摘位も含む)	呼吸器 整形（人工骨頭置換術など） 泌尿器（腎摘） 形成（広背筋皮弁による再建術）　など	頰部　肘窩部　腓骨頭部 耳介　肩峰突起部　側胸部　腸骨部　大転子部　外果部	腕神経叢 橈骨神経 尺骨神経 正中神経 大腿神経 腓骨神経
腹臥位	脊椎 食道（胸部操作時） 整形　など	前額部 頰部　胸骨部　腸骨部　膝関節部	腕神経叢 橈骨神経 尺骨神経 正中神経 大腿神経 腓骨神経
砕石位	婦人科 直腸手術 泌尿器　など	膝窩部 後頭部　肩甲骨部　肘関節部　仙骨部　踵骨部	大腿神経 坐骨神経 閉鎖神経 総腓骨神経 腓骨神経

一般的な良肢位が保てない場合は、手術上の良肢位を保持します。

手術室での褥瘡予防のポイント

- 手術体位、時間、患者状態（体型や栄養状態など）から、術前に褥瘡リスクアセスメントを行い、必要な物品を準備します。
- 術中に予測される体位やローテーション、手術時間について術者と確認しておきます。
- 予防的スキンケアには、多重構造シリコンフォーム皮膚保護パッドを使用します（以下シリコンフォームパッド）。

❶ 術前ケア

電子カルテから必要な情報を収集し、褥瘡リスク評価をします。

- 栄養状態の評価：BMI、TP、Alb、Hb などの検査データ
- 手術体位、予定手術時間
- 麻痺や神経症状、可動域制限の有無、程度
- 骨突出や側弯などの骨変形の有無、程度
- 浮腫の有無、皮膚状態（スキンテアの有無など）
- 日常生活自立度の評価
- 褥瘡の既往の有無

❷ 術中ケア

1. 体圧分散用具の使用による体位固定

手術ベッドには体圧分散マットレスを使用します。患者さんの術前アセスメントや手術体位から必要な体圧分散用具を選択し、体位固定を行います。

2. ドレッシング材の使用

フィルムドレッシング材（例：エアウォールふ・わ・りなど）を使用することで、皮膚の摩擦やズレを軽減することができます。また骨突出部や褥瘡好発部位、長時間除圧ができない部位にシリコンフォームパッド（▼図1、表3）を使用することで、さらに局所の除圧効果が期待できます。

▼図1　シリコンフォームパッドの例

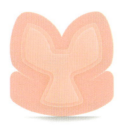

アレビン® ライフ（踵用）
（写真提供：スミス・アンド・ネフュー株式会社）

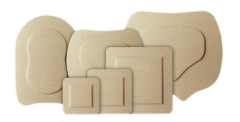

ふぉーむPro
（写真提供：コンバテック・ジャパン株式会社）

シリコンフォームパッドの使用基準を作成し、統一したケアが提供できるとよいでしょう。

▼表3　シリコンフォームパッド使用基準の例

手術要因	①麻酔時間6時間以上 ②特殊体位（腹臥位、側臥位、座位、砕石位）
患者要因	① BMI：18.5未満 ②血清Alb：3.5g/dL以下 ③ Hb値：11g/dL未満 ④関節の変形や円背、るい痩による骨突出 ⑤糖尿病の既往あり

要因が1つ以上 ➡ 使用を検討する

要因が2つ以上 ➡ 積極的に使用する

3. MDRPU予防

　MDRPU（医療関連機器褥瘡）とは、自重以外の圧迫が要因となり皮膚および皮膚粘膜移行部に生じた損傷です。手術室では挿管チューブや点滴ルート（特にコネクター部分）、手術器具（開創器等）、体位固定具などによる圧迫が該当します。皮膚に直接器具が当たって圧迫されないようガーゼやクッションなどで保護します。

4. スキン-テア予防

　手術室ではたくさんのテープ固定を行うため、剥離刺激による表皮剥離が多いです。そのため皮膚被膜剤を使用して、刺激から皮膚を保護します。

5. 除圧

　基本的に1時間ごとに褥瘡好発部位を中心に除圧を行います。体格の大きい人ややせ体型、骨突出が強い人などは回数を増やします。褥瘡好発部位が術野に近く定期的に除圧できないときは、タイミングを見て医師へ声かけし、除圧の機会を得るようにします。ベッドローテーションをかけたときや、体位が変わったタイミングにも体位のポジショニングを確認し、除圧します。

❸ 術後のケア

　術後は発赤や表皮剥離、水疱形成など皮膚トラブルがないか全身の確認を行います。術直後は異常がなくても数日後に皮膚変化が起こることがあるため、病棟看護師へ体位や褥瘡好発部位について申し送ります。

（木下杏美）

参考文献
1）近藤葉子, 倉橋順子：はじめての手術看護. メディカ出版, 大阪, 2009：76-90.
2）針原康編：見てできる臨床ケア図鑑 周術期ビジュアルナーシング. 学研メディカル秀潤社, 東京, 2019：132-134.
3）中田精三編著：手術室看護の知識と実際. メディカ出版, 大阪, 2009：222-224.

| その 2 | 周術期 |

⑥ 手術侵襲による影響

がん患者特有の影響に注意

　がん患者に対する手術は、一般的な周術期看護の領域としてではなく、「がん手術療法看護」としてとらえ、術前治療の影響を念頭に置いた看護が必要です。近年は、集学的治療としてがん薬物療法や放射線治療法を組み合わせて手術が行われるようになり、術前のがん薬物療法や放射線治療による生体への影響を考慮して、周術期管理を行わなければなりません。

急性期におけるがん手術療法看護のポイント

- 術前治療は、切除範囲の縮小や予後の改善が期待される一方、術前の栄養状態や免疫機能に影響を及ぼし、術後合併症のリスクを高めます。
- がんと診断された時点ですでに栄養状態が低下している場合も多く、さらに術前治療の消化器毒性によって低栄養や低タンパク血症が進むと、創傷治癒遅延や縫合不全のリスクが高まります。
- 免疫力の低下は感染のリスクを高めるため、手術侵襲からの回復が遅延し、敗血症のリスクが高くなります。
- がん患者の手術は、病巣の切除やリンパ節郭清によって、臓器の喪失や機能低下をもたらし、後遺症や機能障害を残すこともあるため、早期から治療・療養生活に対して継続した支援が必要であることもがん手術療法看護の特徴です。
- 手術侵襲に伴う循環器・呼吸器系の障害は、生命に直結する場合があり、病態変化を事前に予測して重篤化を回避することが大切です。
- 手術侵襲を受けるがん患者の生体への影響を理解し、重要臓器への血流と酸素運搬が維持できる循環・呼吸管理を行います。

手術侵襲による生体への影響と看護のポイント

　侵襲とは生体の内部環境を乱す内部、外部からの刺激のことをいいます。

がん患者における内部刺激

悪性腫瘍、炎症、不安、痛みや苦痛、恐怖など

がん患者における外部刺激

手術・がん薬物療法・放射線治療など

79

❶ 今、侵襲となっているもの、なりうるものは何かを見きわめ、軽減する

▼図1　侵襲となるものの種類

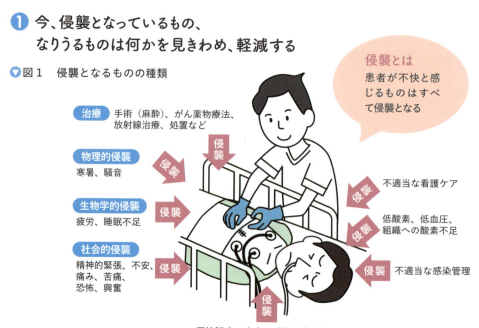

❷ がん患者に対する手術侵襲の影響を理解する

　生体は、侵襲に対して内部環境を一定に保つようにバランスをとり、恒常性を維持しています。この生体反応には、自律神経系、内分泌系、免疫系の3つ防御機能によって、内部環境のバランスを保ち、恒常性を維持しています。

- **自律神経系**：交感神経、副交感神経による調整
- **内分泌系**：ホルモン分泌による調整
- **免疫系**：外部からの異物に対処する機能

　そこに、過大な侵襲を受けたり、侵襲が持続したり、さらなる侵襲を受けると恒常性は破綻をきたし、組織障害へと発展してしまいます。==がん患者の多くは、術前治療やがん細胞によって免疫機能はすでに低下している場合があり、健康な人に比べてバランスが崩れやすくなります==（▼図2）。

▼図2　がん患者の恒常性維持機能

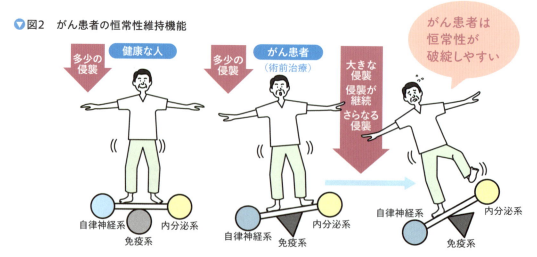

手術は生体にとって侵襲であり、術後のがん患者のほとんどが、SIRS（systemic inflammatory response syndrome：全身性炎症反応症候群）の状態にあります（▼図3、表1）。

SIRSは体内の白血球が全身の重要臓器に集まり、生体にとって不利益なものを攻撃する態勢をとっている状態であり、多少の侵襲を受けても打ち勝つことができる免疫機能です。手術侵襲が大きすぎたり、術後の回復が遅延したり、感染などさらに侵襲が加わると、攻撃態勢をとっていた白血球が自身の臓器を攻撃します。その結果、組織障害（ショック）や敗血症、さらには、MODS（multiple organ dysfunction syndrome：多臓器不全症候群）へと発展してしまいます。したがって、術後のさらなる侵襲を予防し、重篤化を回避していくことが重要なポイントです。

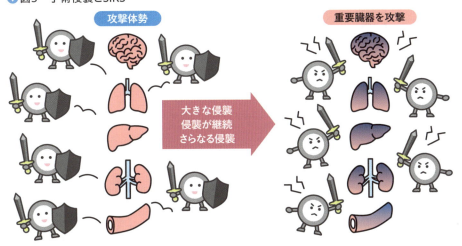

▼図3　手術侵襲とSIRS

▼表1　SIRSの診断基準

❶ 体温＞38℃、もしくは＜36℃
❷ 脈拍＞90回/分
❸ 呼吸数＞20回/分、もしくはPaCO$_2$＜32mmHg
❹ 白血球数＞12000/mm^3、または＜4000/mm^3、あるいは未熟顆粒球＞10％

※2項目以上満たせばSIRSと診断

❸ 看護ケアも侵襲になりうる。さらなる侵襲を予防し、重篤化を回避する

そのケアはいま必要なのか、効果や根拠から必要性を判断します。そのうえで、負担のない方法や、行うタイミングを考える必要があります。

処置やケアによる酸素消費量の増加率を把握し、提供する看護ケアが侵襲とならないよう注意します（▼表2）。

☑ そのケアはいま必要？　　　　　　☑ 負担のない方法や技術？
☑ どれだけ酸素消費量を増加させる？　☑ 実施するタイミングは？
☑ 効果や根拠に基づいた看護実践？　　☑ 安全に行えた？（ケア後の評価）

▼表2　酸素消費増加の原因と処置やケアによる増加率

状態	増加率	処置やケア	増加率
発熱（1℃増加につき）	10〜15%	包帯交換	10%
動揺・興奮	18%	心電図	16%
重症感染症	60%	診察	20%
シバリング	50〜100%	面会	20%
敗血症	50〜100%	清拭	23%
		胸部レントゲン撮影	25%
		気管内吸引	27%
		体位変換	31%
		呼吸理学療法	35%
		体重測定	36%

White KM. Using continuous SVO2 to assess oxygen supply/demand balance in the critically ill patient. *AACN Clin Issues Crit Care Nurs* 1993；4：134-147. より引用

実践に役立つ 関連知識

血中CRPの変動で手術侵襲の程度を把握する

血中CRPは術後3日後に最高値に達します（▼図4）。過大な侵襲を受けたり、侵襲が持続したり、さらなる侵襲を受けると血中CRPの上昇期間が延長します。術後の血中CRPの変動に注目し、侵襲の程度や回復状況を把握します。

▼図4　手術侵襲と血中CRP

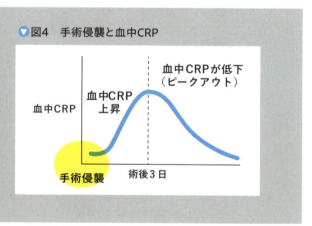

循環器系への影響と看護のポイント

❶ 術後のさらなる侵襲となりうる循環障害を最小限にする

　手術侵襲の程度と体液分布の変化を理解し、術後の状態変化を予測する必要があります。手術侵襲によるサードスペース（非機能的細胞外液）への移行量、周術期の水分出納を把握します（▼表3）。手術侵襲が大きければ大きいほどサードスペースへの移行量は増加します。

　Mooreの理論で手術侵襲からの回復過程と体液分布の変化を理解します（▼表4、図5）。

▼表3　手術部位とサードスペース移行量：周術期の水分出納[3]

手術部位による術中の補液量のめやす
●胸部（心・肺）：4〜5mL/kg/手術時間 ●腹部（消化管）：5〜10mL/kg/手術時間 ●胃・食道：5〜6mL/kg/手術時間 ●大腸・小腸（イレウスなど）：10mL/kg/手術時間

手術中の水分出納		
	IN	OUT
実測値	・補液量	・出血量 ・尿量
予測値		・不感蒸泄 　手術中（2〜3mL×kg×手術時間） ・サードスペース移行分 　体表の小手術 　（1〜2mL×kg×手術時間） 　中等度の開腹手術 　（3〜5mL×kg×手術時間） 　広範囲の開腹・開胸手術 　（5〜15mL×kg×手術時間）

術後の水分出納		
	IN	OUT
実測値	・補液量 ・飲水量 ・食事量： 　約800mL	・出血量 ・尿量 ・糞便：約200mL
予測値	・代謝水 （5mL×kg/日）	・不感蒸泄 　手術後 　（15mL×kg/日） 　体温が平熱より1℃上昇で 　15%上昇

▼表4　Mooreの理論に基づく手術侵襲からの回復過程[4]

	時期	生体反応
第Ⅰ相： 障害・傷害期	術後2〜4日	・血管透過性亢進により血管内の細胞外液が非機能的細胞外液（サードスペース）にシフトし**循環血液量の不足・尿量低下**、活動性の低下などが観察される ・侵襲が軽度ならこの時期は短く**侵襲回復が遅延すればこの状態が持続**する
第Ⅱ相： 転換期 （リフィリング期）	術後3〜7日に 始まり1〜2日	・急性期から離脱し**利尿期・リフィリング期**を示す ・サードスペースの非機能的細胞外液が**大循環に戻り利尿の亢進**が観察される ・神経−内分泌反応が徐々に消退し窒素バランス・患者の活動性が漸次回復方向へ転換してくる ・侵襲の急性期から脱し精神状態も安定してくる
第Ⅲ相： 筋力回復期	術後2〜5週間程度	・窒素バランスは正となり筋肉量・活動性、食欲も回復
第Ⅳ相： 脂肪蓄積期	第Ⅲ相から数か月	・侵襲は過去のものへ　脂肪が蓄積され活動性・体力もほぼ正常まで回復してくる時期

●第Ⅰ相：障害・傷害期は循環血漿量減少による**急性腎不全**や**血管内脱水**（循環血液量減少性ショック）に注意。
●第Ⅱ相：転換期（利尿期）には循環血漿量増加による**心負荷**や**肺水腫**に注意。

図5 手術侵襲からの回復過程と体液の変化[3]

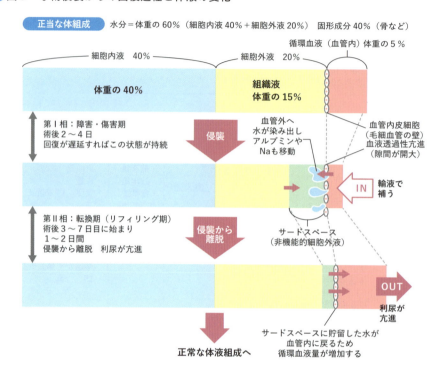

実践に役立つ 関連知識

モニタリング波形を活用し、術後の循環変動を推測する

パルスオキシメーターの波形や観血的動脈圧波形の揺らぎ(呼吸性変動)や形から循環血液量(前負荷)、末梢血管抵抗(後負荷)、1回拍出量、心収縮力を評価することができます。モニタリング波形も活用し、術後の体液分布の変化に伴う循環変動の経時的な変化を評価していきます(図6)。

図6 モニタリング波形を活用した循環動態の評価

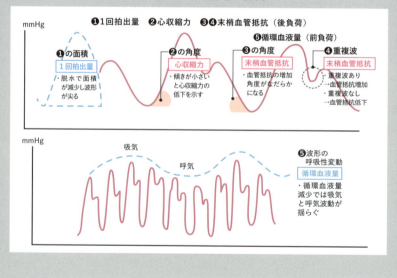

> **実践に役立つ 関連知識**
>
> 体位による体液の移動を理解し、起立性低血圧を予防する
>
> <mark>臥床状態から立位になると、700mLの血液が下肢へ移動します。</mark>
> 術後に起こる循環血液量の減少、自律神経機能の低下、臥床に伴う下肢筋力の低下（筋ポンプ機能の減弱）によって、体液の移動に対する代償機能は低下しているため、起立性低血圧（orthostatic hypotension）に注意が必要です（▼図7）。
> 術後の体液分布の変化を評価し、段階的に離床を進めていく必要があります。
>
> ▼図7　体位による体液の移動と起立性低血圧
>
>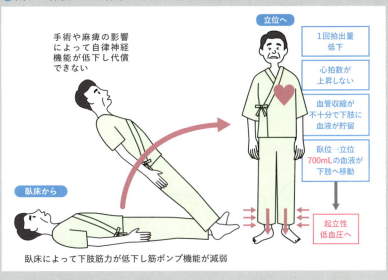

呼吸器系への影響と看護のポイント

❶ 術後さらなる侵襲となりうる、呼吸障害を予防する

　全身麻酔の影響を理解し、呼吸障害を予測する必要があります。年齢、呼吸機能、喫煙歴、肥満などの情報、麻酔時間、手術部位、手術体位などの情報を収集し状態変化を予測します。

　全身麻酔によって気道内分泌物は増加することを理解し、無気肺や肺炎の合併を予測しましょう。

- 吸入麻酔の影響によって気管上皮の**線毛運動は低下している。**
- 麻酔薬の刺激によって炎症反応を起こし、気道粘膜は腫脹し、**分泌物が増加する。**
- 気管内チューブによる機械的な刺激によっても、分泌物が増加し、人工呼吸器による乾燥したガスの吸入によって**気道内分泌物は粘稠化する。**
- 手術体位によって、腹圧や腹腔内臓器の圧迫によって横隔膜の運動が妨げられたり、下側肺の換気量は低下するため、無気肺のリスクを高める。
- 術後の覚醒不全による舌根沈下・呼吸運動の低下、疼痛による喀出力の低下、体液の貯留による機械的な圧迫も無気肺の原因となる。
- 無気肺の状態が続き感染が起こると、肺炎を発症してしまう。

転換期（利尿期）には、サードスペースにシフトした非機能的細胞外液が大循環に戻り利尿が亢進されますが、予備能力（心機能・腎機能）が限界を超えると不整脈や心不全、肺水腫を引き起こします。

❷ 低酸素血症の4つの原因をアセスメントし、適切に対応する

　術後の呼吸障害を早期に発見し、重篤化を回避しましょう。低酸素血症の原因は①肺胞低換気、②拡散障害、③シャント、④換気血流比不均衡の4つです（▼図8、表5）※貧血や心不全といった酸素運搬能の低下を除く）。臨床では、これら4つの状態が複合的に起こり、低酸素血症を引き起こしています。

▼図8　低酸素血症の原因

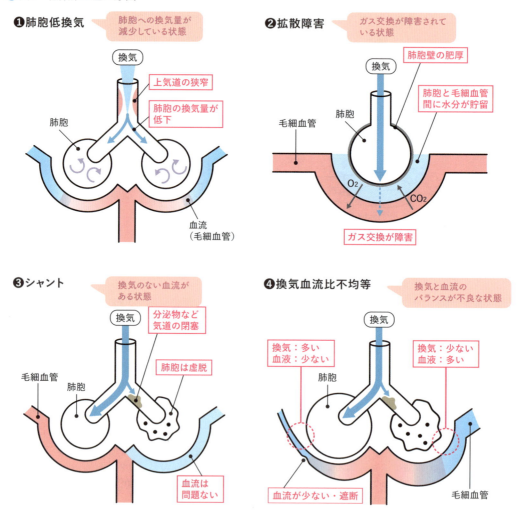

　肺胞低換気やシャントがある状態では酸素投与を行っても酸素化は改善しません。術後の覚醒遅延や気道内の分泌物増加が原因で肺胞低換気の状態があれば、酸素投与量の増量ではなく、呼吸や排痰を促す看護介入が真っ先に必要です。

▼表5　低酸素血症の原因と病態と対応

病態	原因	分類	CO_2 の上昇	O_2 投与
肺胞低換気 （換気量の減少）	気道の異物 気道浮腫 中枢性の換気障害	II 型呼吸不全 （換気不全）	PaO_2 60mmHg 以下 $PaCO_2 > 45mmHg$	O_2 投与で改善 ✕
シャント （換気のない血流）	広範囲の無気肺 肺炎　気道閉塞 肺水腫による肺胞内の血 液貯溜など気道の閉塞			O_2 投与で改善 ✕
拡散障害 （ガス交換障害）	肺水腫 間質性肺炎 肺線維症	I 型呼吸不全 （ガス交換不全）	PaO_2 60mmHg 以下 $PaCO_2 < 45mmHg$	O_2 投与で改善 ◯
換気血流比不均等 （換気・血流バランス 不良）	細気管支炎　肺血栓塞栓 症　局所的な無気肺 ARDS　COPD 体位変換で SpO_2 が変動			O_2 投与で改善 ◯

　広範囲な無気肺や肺炎は、シャントの状態（この部分は換気が行われていない状態）を引き起こしているため、酸素投与では改善されません。この場合、排痰援助、下側肺の換気量を増加させる体位管理、離床を考えなくてはなりません。

　転換期（利尿期）によって循環血影響が増加して起こる肺水腫では、利尿剤が使用され、ときには陽圧換気が必要な場合もあります。

　術後に起こりやすい局所的な無気肺や肺炎、呼吸音が不均一に聴取される場合、==体位による SpO_2 の変動がある場合は換気血流比不均等の状態を疑います。==

実践に役立つ　関連知識

吸入酸素濃度によって PaO_2（動脈血酸素分圧）は変化するため、酸素化能の指標として PaO_2/FiO_2（P/F比）で評価します。（▼表6・7、図9）

▼表6　酸素濃度に対する酸素化能の指標（P/F比）

健常な人	P/F 450 程度
低酸素血症　酸素投与が必要	P/F<300
人工呼吸器管理が必要	P/F 200 以下

計算式　$PaO_2 \div FiO_2$

例）
酸素 5 L マスク（酸素濃度：40%
=FiO_2：0.4）投与中で
PaO_2：100mmHg の場合
PaO_2 100mmHg $\div FiO_2$ 0.4 = 250

▼表7　SpO_2 に対する PaO_2 のめやす

SpO_2（%）	PaO_2（mmHg）
97	91
96	82
95	76
94	71
93	67
92	64
91	61
90	60
89	57
87	53
85	50

※SpO_2 90%以下、PaO_2 60mmHg以下は低酸素血症
※体温、pH、$PaCO_2$ によって変動する

▼図9 酸素流量と酸素濃度

酸素流量 (ℓ/分)	鼻カニューレ	酸素マスク	トラキオマスク	オキシマイザー	リザーバーマスク	オキシマスク
			酸素濃度（%）			
0.5				28		
1	24		25	32		25
1.5				34		
2	28			36		30
2.5				40		
3	32	35	30	42		35
3.5				44		
4	36					
5	40	40	35			40
6	44	45			60	45
7		55	40		70	
8		60			80	60
9			45			
10		65			90	65
11			50			
12					98	

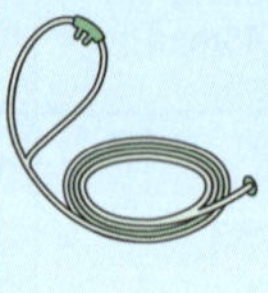

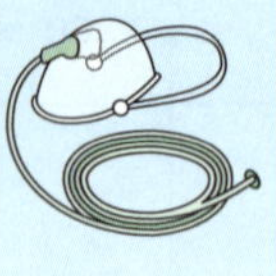

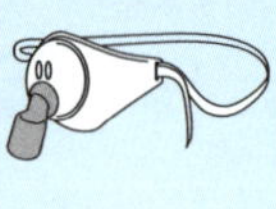

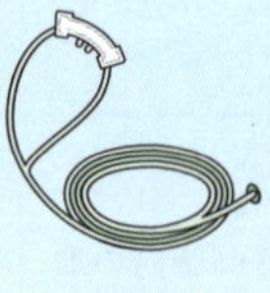

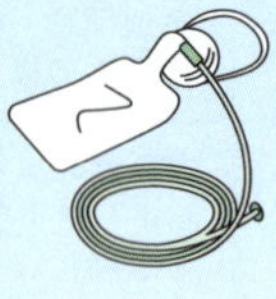

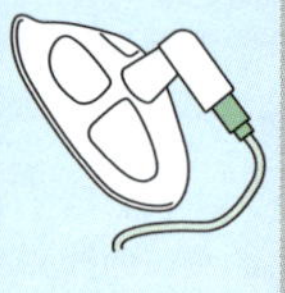

鼻カニューレの注釈
- 圧迫感ある
- 流量が少ないとCO2の再呼吸が起こる
- 8L以上にしても濃度上がらない

オキシマイザーの注釈
- 密閉感がない
- 鼻カニューレからリザーバーまで網羅
- 1〜12Lまで投与可能

リザーバーマスクの注釈
- 高流量可能
- バックが膨らんでいるか確認
- 弁が2か所付いているか確認

オキシマスクの注釈
- 高流量必要だがマスクが困難なとき
- 6L以上で破損の恐れ
- 加湿禁

鼻カニューレの注釈（下部）
- 1〜3Lで使用
- 口呼吸適さない
- 5L以上にしても濃度上がらない

トラキオマスクの注釈
- 気切患者で使用
- マスクによる窒息ないか確認

（深堀慎一郎）

引用・参考文献
1) White KM. Using continuous SVO₂ to assess oxygen supply/demand balance in the critically ill patient. *AACN Clin Issues Crit Care Nurs* 1993; 4: 134-147.
2) 山川賢：サイトカイン．道又元裕監修，尾野敏明編著，イラストでわかる！ICUナースの生体侵襲ノート，日総研出版，愛知，2015：66.
3) 鎌倉やよい，深田順子：周術期の臨床判断を導く手術侵襲と生体反応から導く看護．医学書院，東京，2023：18-19.
4) 道又元裕，長谷川隆一，濱本実也，他編：クリティカルケア実践の根拠．照林社，東京，2012：5.
5) 雄西智恵美，秋元典子編：手術をめぐるがん看護．がん看護 2013；18（2）：91-231.
6) 尾野敏明：SpO₂．藤野智子監修，三浦英恵，村田洋章編，基礎と臨床につながるバイタルサイン，学研メディカル秀潤社，東京，2015：177-179.

その2 周術期

⑦ 術式とドレーンの関係

　がんの手術は、がんの切除だけでなく、がんの周りの正常な部分や浸潤している他の臓器、転移している可能性のあるリンパ節なども一緒に切除します。また、切除範囲に応じて再建術も行われます。そのため、術後合併症の予防や早期発見のために、ドレーンは重要な役割を果たします。

　体内に貯留した液体（血液、滲出液、消化液、膿など）や気体を、感染原因の除去や減圧目的で体外に排出することをドレナージといい、ドレナージのために留置する管をドレーンといいます。ドレナージの目的や方法は以下のように分類されます。

ドレナージの目的

❶ 予防的ドレナージ

　術後に予測される血液、滲出液、消化液などを排出して、液体貯留による感染防止のために留置されます。胸腔内、腹腔内、頸部、皮下など最も有効と思われる位置に留置されます。また、膵管チューブ、胆管チューブ、肛門ドレーンなど吻合部の減圧を図り縫合不全を予防するためのドレナージもあります。

❷ 情報（インフォメーション）ドレナージ

　出血や縫合不全など術後合併症を早期に発見するために留置されます。予防的ドレナージと重複する点が多いです。

❸ 治療的ドレナージ

　体内に貯留した液体や気体を治療目的で排出するために留置されます。胸腔内や腹腔内に貯留した血液、滲出液、感染により貯留した膿瘍などを排出するためのドレナージ、気胸の胸腔ドレナージなどがあります。

ドレナージの方法　▼図1

❶ 開放式ドレーン

　ペンローズドレーンなどを用い、滅菌ガーゼで覆う方法です。ドレナージの効率はいいですが、逆行性感染の危険性が高くなります。

❷ 半閉鎖式ドレーン

ペンローズドレーンなどを用い、パウチで覆う方法です。開放式と閉鎖式の両者のよい点をもちますが、パウチにコストがかかります。

❸ 閉鎖式ドレーン

ドレーンをチューブで排液バッグに接続し、外界から遮断する方法です。逆行性感染を起こしにくいですが、患者さんが動きにくくなる欠点があります。自然の圧差などを利用して排液が誘導される受動的な方法と低圧持続吸引システムに接続して陰圧をかけて排液する能動的な方法の2種類があります。

▼図1　ドレーンの方法

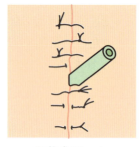
開放式ドレーン

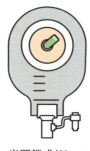
半閉鎖式ドレーン

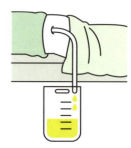
閉鎖式ドレーン

ドレーンの管理

術後はさまざまなドレーンが挿入され、予防的ドレナージと情報ドレナージの目的があります。術後合併症である縫合不全などに対するドレナージは治療的ドレナージの目的もあります。

術直後のドレーン排液の色調は、手術操作に伴う出血からの血液とリンパ液、手術中に使用した洗浄液が混じっており、術後早期は血液成分が多いため、血性となります。徐々に血液と滲出液が混じった淡血性～淡々血性、その後は滲出液の漿液性へと経過していきます（▼表1）。ドレーン排液の異常は、術式やドレーンの挿入部位によって考えられる原因が異なるため、それぞれのドレーンの目的、挿入部位、術式別の術後合併症を理解したうえで、排液の色調、性状、量、臭気の有無が正常か異常かを常に判断しましょう（▼表2・表3）。

ドレーンは異常の早期発見の手がかりとなりますが、ドレーンに異常がなくてもバイタルサインの変動、強い疼痛、発熱や炎症データの上昇など縫合不全や感染の徴候がみられる場合はドレナージが図れていない可能性も考える必要があります。ドレーンだけに頼らず、バイタルサイン、全身状態、血液データなども合わせて患者さんを観察してアセスメントすることが何よりも大切です。

また、がん患者は術前に薬物療法や放射線治療を行う場合があります。術前化学放射線療法により、組織の線維化や組織虚血など創傷治癒を遷延させる因子が多く、縫合不全のリスクが高くなる可能性があることも理解しておきましょう。

▼表1　術後の正常なドレーン排液の色調の経過

術直後	術後数時間～1日目以降	
血性	淡血性～淡々血性	漿液性

※膵管チューブは無色透明、胆管チューブは透明な黄色～茶褐色、脳室ドレーンは無色透明～淡黄色が正常です。

▼表2　ドレーンの異常所見と考えられる原因（例）

ドレーンの所見	考えられる原因
排液が急に減少	・ドレーンの屈曲、閉塞、接続部の外れやゆるみ、抜去、刺入部の脇漏れ、クランプ開放忘れ、ルートの破損 ・胸腔ドレーンの呼吸性変動がない場合：ドレーンの屈曲、閉塞 対策：ドレーン刺入部から排液バッグまでたどって異常がないか観察する 　　　体位変換、ギャッチアップ、離床などのときには、ドレーンが引っ張られていないか、屈曲していないか、固定位置が問題ないかなど特に気をつける 対策：凝血塊、フィブリン塊、粘稠性がある排液の場合は、 　　　閉塞予防のためにミルキングを行い、ルート内の排液が移動するか確認する ※脳室ドレーン、膵管チューブ、胆管チューブはミルキング禁忌
胸腔ドレーンのエアリーク	・胸腔ドレーン接続部の外れやゆるみ、抜去、ルートの破損 　➡気胸を起こす可能性がある。事故（自己）抜去時はすぐに清潔なガーゼなどで刺入部を圧迫する必要がある ・肺瘻、気管支瘻、気胸 　➡肺手術で肺切除量が多い場合は、胸腔内のフリースペース由来のエアを拾うため、リーク≠肺瘻の可能性もある
低圧持続吸引システム（SBバッグなど）のリーク	・ドレーン接続部の外れやゆるみ、抜去、ルートの破損 ・創離開部位、ドレーン刺入部からの空気流入 　➡ナート追加、ドレッシング材追加することがある ・腹腔内手術 　➡縫合不全により腸管内の空気が漏れることがある ・食道手術 　➡縫合不全により頸部ドレーンから空気、唾液、腸液などが漏れることがある

▼表3　異常なドレーン排液の色調・性状と術式との関係（例）

ドレーンの色調・性状	考えられる原因	術式との関係
血性、暗血性	出血	●すべての手術 ・100mL/時以上の血性排液がある場合は出血している可能性がある。出血しているときは凝血塊（コアグラ）が混じったり、ルート越しに触れると温かみを感じたりすることがある ・膵液漏では、血管を溶かして動脈瘤形成し、破裂すると突然出血することがある
ワインレッド色 （独特のテカリがある）	膵液漏	●膵臓手術 膵断端からの漏出、膵空腸吻合部の縫合不全 ・膵全摘手術では膵液漏のリスクはない ●胃がん、腎臓手術 膵臓を損傷、合併切除した場合

（表3つづき）

ドレーンの色調・性状	考えられる原因	術式との関係
黄褐色	胆汁漏	●肝胆膵手術 肝離断面や胆嚢管離断面からの漏出、胆管空腸吻合部の縫合不全
茶色	縫合不全	●小腸、大腸手術 腸管吻合部の縫合不全 ・腸内容物が腹腔内に漏出し、腸液様〜便汁様に変化する。粘稠で便臭がする
黄色、淡黄色	リンパ漏	●リンパ節郭清術 リンパ管損傷
乳白色、混濁	乳び漏	●肺、食道、頭頸部手術 リンパ節郭清時に胸管を損傷、合併切除した場合は乳び漏リスクが高い ●婦人科手術 傍大動脈リンパ節郭清まで行った場合は乳び漏リスク高い ・リンパ漏、乳び漏では排液量が増加する ・乳び漏は経口摂取や栄養開始後に乳白色に変化する
白濁、膿性 緑色（緑膿菌感染）	感染 膿瘍形成	●ドレナージ不良 膵液漏、胆汁漏、縫合不全、リンパ漏などで体内に貯留した液体がドレナージされないと感染を合併し、膿瘍形成する可能性がある ●手術部位感染（SSI） 肝胆膵、食道、腸手術はSSI発症率が高いとされている ・感染すると粘稠で臭気を発することがある ・緑膿菌感染では鮮やかな緑色に変化する
淡黄色（尿）	尿漏	●泌尿器手術 腎切除断端面からの漏出、膀胱尿道吻合部の縫合不全 尿管吻合部の縫合不全、回腸導管造設術では腸管尿管吻合部の縫合不全など
無色透明（髄液）	髄液漏	●脳神経手術、頭頸部の頭蓋底手術 硬膜を切開・切除、損傷した場合 ・感染を合併し髄膜炎を起こすと、白濁〜黄色に変化する

（勝山菜生）

参考文献
1) 窪田敬一：ドレーン・カテーテル・チューブ管理 完全ガイド. 照林社, 東京, 2015：9-12.
2) 夏目誠二：ドレーンは語る−消化器外科手術後アセスメント. メディカ出版, 大阪, 2016：10-13, 22-31.
3) 草地信也, 唐木田一成, 長田拓哉, 他：がん患者の術後ドレーン・チューブ管理. プロフェッショナルがんナーシング 2013；3 (4)：4-69.
4) 問山裕二, 藤川裕之, 楠正人：直腸癌術前化学放射線療法が術後合併症に与える影響. 日本外科感染症学会雑誌 2019；16 (2)：126-132.

⑧ 術直後の援助

覚醒状態の観察

病室に帰ってきたらまずは覚醒の確認をします。覚醒が不十分だと呼吸筋の弛緩により舌根沈下が起こり、気道閉塞することがあるので注意して観察しましょう。

開眼や離握手などの簡単な指示動作が可能な場合は全覚醒、不十分な場合は半覚醒と判断します。

がん看護のあるあるQ&A

Q. 術後は、枕を使用するべき?

A. 全覚醒するまでは枕の使用は控えましょう。覚醒が不十分な状況で枕を使用すると、重力により舌根沈下をさらに招きやすくなります。

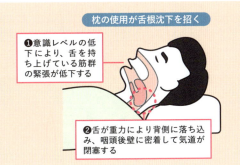

枕の使用が舌根沈下を招く
❶意識レベルの低下により、舌を持ち上げている筋群の緊張が低下する
❷舌が重力により背側に落ち込み、咽頭後壁に密着して気道が閉塞する

> **！舌根沈下への対応**
> 気道確保のために頭部を後屈し下顎を挙上させすみやかに医師に報告します。ただし頸椎に骨転移している場合は、頸椎損傷をするリスクがあるため禁忌です。呼吸が浅く酸素化が保てない場合や呼吸停止した場合はバックバルブマスクでの換気を行います。医師の指示でオピオイド拮抗薬や筋弛緩拮抗薬の投与、再挿管となる場合もあります。

呼吸状態の観察

覚醒の確認ができたら呼吸状態を観察します。

術直後に起こる低酸素血症は、麻酔薬や筋弛緩薬の効果残存による呼吸抑制、上気道閉塞や手術侵襲による無気肺や呼吸機能低下などがあります。

呼吸回数・呼吸の深さ・呼吸抑制の有無・肺音の確認・SpO_2値の確認を行います（▼表1・表2）。フェンタニルなどの麻酔を使用した場合は特に呼吸抑制に注意が必要です。また、上気道閉塞による**シーソー呼吸**や笛音・いびき音がないかを観察することも重要です。痰による上気道閉塞や無気肺の予防のために排痰援助を行いましょう。

> **Word シーソー呼吸**
> 吸気時に胸部がへこみ腹部が膨らみ、呼気時に胸部が膨らみ腹部がへこむ呼吸様式のことです。
> 吸気時に膨らむ　吸気時にへこむ

▼表1　呼吸数や呼吸リズムの異常例

	種類	型	呼吸数と1回換気量	特徴・原因・発生時
正常	正常呼吸		12～20回/分、400～500mL	－
数の異常	頻呼吸		25回/分以上、400～500mL	呼吸数が増加。心不全、肺炎、発熱、興奮
数の異常	徐呼吸		12回/分以下、400～500mL	呼吸数が減少。脳圧亢進、睡眠時投与など
深さの異常	過呼吸		1回の換気量が増加	運動直後、甲状腺機能亢進症、貧血
深さの異常	減呼吸		1回の換気量が減少	呼吸筋の低下、胸郭の可動性の障害
深さと回数の異常	多呼吸		20回/分以上、500mL以上	胸水の貯留、二酸化炭素の蓄積、神経症
深さと回数の異常	少呼吸		12回/分以下、400mL以下、休息期が長い	不可逆的な呼吸停止の直前
深さと回数の異常	クスマウル呼吸		20回/分以上、大きい呼吸では1000mL以上	糖尿病性昏睡、尿毒症性昏睡
周期の異常	チェーン・ストークス呼吸		漸減（休止期あり、不規則）、1000mL	心不全、尿毒症、脳出血、低酸素血症
周期の異常	ビオー呼吸		不規則、1000mL以上	同じ深さの呼吸が続いた後呼吸停止を伴う。髄膜炎

日本救急看護学会監修,日本救急看護学会教育委員会編:ファーストエイド-すべての看護職のための緊急・応急処置.へるす出版,東京,2010:44.をもとに作成

▼表2　副雑音の種類[2]

種類		音の例	主な原因
連続性副雑音	高音性（wheeze）	ヒューヒュー	気管支喘息・気道狭窄・心不全
連続性副雑音	低音性（rhonchi）	グーグー	痰などの貯留・肺炎・気道狭窄
断続性副雑音	捻髪音（fine crackles）	パチパチ	心不全・肺水腫・肺炎・肺線維症・間質性肺炎
断続性副雑音	水泡音（coarse crackles）	ブツブツ	気管支拡張症・肺炎・慢性気管支炎・肺水腫

循環動態の観察

手術操作による出血や不感蒸泄、細胞外液のサードスペースへの移行により手術直後は循環血漿量が減少します。循環血漿量の減少が起こると血管収縮が起こり、腎血流量が減少し尿量も減少します。心臓への静脈還流量も減少するため心拍出量が減少し血圧低下、頻脈になります。そのため術直後は急性腎不全や循環血液量減少性ショックのリスクがあります（図1）。これを回避するためには循環血漿量の維持のための細胞外液補充液の投与が必要です。循環血漿量の減少は尿量に反映されるため1時間ごとに尿量の観察を行います。最低限0.5mL×体重（kg）/時間以上の尿量が得られているか確認が必要です。さらに血圧、脈拍、呼吸、末梢循環も併せて循環動態を評価していきます。

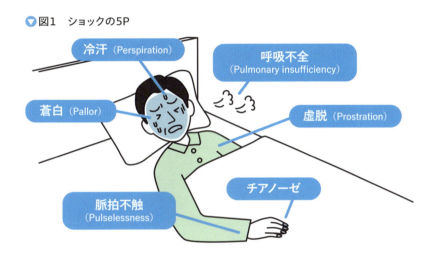

図1　ショックの5P

ドレーン、創部の観察

術直後から術後24時間は術後出血に注意が必要です。

ドレーンが血性で100mL/時以上の排液が持続している場合は術後出血を疑います。コアグラ（血液が固まったもの）となりドレーンが閉塞した場合は創部の腫脹や緊満感、ドレーンの脇から排液の漏れがみられます。そのためドレーンの性状や排液量だけでなく創部の観察も必要です。出血量が多い場合は循環血液量減少性ショックへ移行し生命の危機に陥ることもあります。また、排液バックの高さや陰圧の有無、クランプされていないか、しっかり固定されているかのドレーン管理も重要です（図2、p.89〜92参照）。

▼図2　ドレーンの観察項目

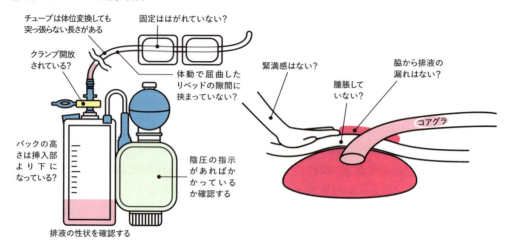

! 出血リスクの情報収集をしておく

抗凝固薬を内服していた場合や、術前の薬物療法で血小板が減少している場合は出血のリスクが高いです。術前の血液検査で凝固系の血小板数（Plt）やプロトロンビン時間（PT）、活性化部分トロンボプラスチン時間（APTT）、フィブリン・フィブリノゲン分解産物（FDP）などに異常がないかを把握しておきましょう。

術後の体温管理

術後は38℃前後の発熱を一時的に認めることがあります。この発熱は 手術侵襲に伴う生体反応、術中・術後の出血や滲出液、壊死組織の吸収が関連して生じる とされています。術後48時間以内の発熱のほとんどは感染症と関連がないとされており日数の経過とともに解熱します。

手術中は低体温になり術後発熱を起こしやすいです。

全身麻酔のほとんどが自律神経経由の体温調整を大きく阻害し、手術中は**閾値間域**Word が拡大します。全身麻酔を導入すると末梢血管が拡張させ、体温調節機能も抑制するため体温が低下しても末梢血管の収縮が起こりません。そのため、熱が中枢から末梢へ移動し熱の再分布が生じ手術中は低体温になります（p.72参照）。

> **Word　閾値間域**
> 通常人間の体温（中枢温）は37±0.2〜0.3℃で設定されています。環境温度にかかわらず、この範囲になるように脳の視床下部が調節しています。この中枢温の設定を閾値間域といいます。

麻酔が切れると自律神経反応が元に戻り体温調節機能の抑制も解除されます。術後はサイトカインの影響で閾値間域が右方向へ移動します（▼図3）。少しでも早く閾値間域まで体温を上昇させようとするため、**シバリング**Word が発生することがよくあります。不随意に骨格筋を震わせることで熱を発生させて体温を保とうとするため、酸素消費量が増加し

心筋虚血や致死性不整脈を招くおそれがあり注意が必要です。酸素投与や掛け物を追加するなど加温できるもので体温上昇の手助けする援助が必要です。

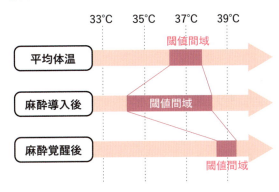

▼図3 周術期の閾値間域

赤田隆:基礎から学ぶ麻酔科学ノート-周術期の体温調節性シバリング. Anet 2009;13(2):16. より引用

Word　シバリング
体温が下がったときに筋肉を動かすことで熱を発生させ、体温を保とうとする現象。

！まれだけど注意が必要！　術後の悪性高熱症
吸入麻酔薬や筋弛緩薬によってカルシウム代謝機構の異常を生じる遺伝疾患です。まれな疾患だが、悪性高熱症は高熱(40℃以上)のほかに代謝性アシドーシスの亢進や不整脈により心停止に至ることがある危険な疾患です。

術後悪心・嘔吐（PONV）の有無

術後悪心・嘔吐（PONV）は術後に発生しやすい合併症です（p.71参照）。
リスク因子：①女性、②乗り物酔いしやすい、③非喫煙者、④術後のオピオイド使用、⑤PONVの既往
嘔吐時は吐物での誤嚥や窒息を防ぐために、患者さんの顔を横に向け、ガーグルベースンで吐物を受けます。嘔吐後は感染予防や不快感軽減のため、含嗽・口腔ケアを行います。

（長坂香奈）

引用文献
1) 日本救急看護学会監修, 日本救急看護学会教育委員会編：ファーストエイド－すべての看護職のための緊急・応急処置. へるす出版, 東京, 2010：44.
2) 山内豊明：フィジカルアセスメントガイドブック－目と手と耳でここまでわかる. 医学書院, 東京, 2011：84-85.
3) 松川隆：周術期体温管理. 麻酔 2000;49増刊：11-19.
4) 赤田隆：基礎から学ぶ麻酔科学ノート－周術期の体温調節性シバリング. Anet 2009;13(2)：16.

参考文献
1) 鎌倉やよい, 深田順子：周術期の臨床判断を磨く手術侵襲と生体反応から導く看護. 医学書院, 東京, 2018：7-52.
2) 露木菜緒：クリティカルケア領域での発熱の原因. 道又元裕監修, すごく役立つ周術期の全身管理, 学研メディカル秀潤社, 東京, 2018：156-160.
3) 中島恵美子, 伊藤有美監修：これならわかる！術前・術後の看護ケア. ナツメ社, 東京, 2022：96-105.
4) 久保健太郎：先輩ナースが書いた消化器外科ノート. 照林社, 東京, 2020：16-19.

⑨ 術後の疼痛管理

がん患者が感じる術後疼痛の特徴

がん患者が術後感じる痛みはさまざまです。

手術操作による組織損傷に伴った痛み、挿入されたドレーンの痛み、縫合した皮膚の引きつれたような痛みといった侵害受容性疼痛を主体とした急性期に感じる痛みと、術後数日経ってから感じる開胸術後の創部に沿った痛みや乳房切除後の前胸部、腋窩に痛みが続くなど神経障害性疼痛を主体とした慢性的な痛みがあります（▼図1）。また、痛みの程度や持続時間は手術侵襲により異なります。

体のあらゆるところに痛みを感じるセンサー（侵害受容器）があり、神経→脳へと伝わって痛みとして認識します。疼痛の種類には、痛みの原因から侵害受容性疼痛、神経障害性疼痛、心因性疼痛が挙げられます。

▼図1　がん患者が感じる術後疼痛

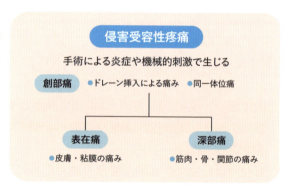

術後疼痛は手術侵襲後12〜36時間までが最も強い疼痛として出現し、術後2〜3日で創傷治癒に伴って軽減していきます。したがって、術後48時間以上経過した後に安静時に疼痛が出現した際は出血や感染などを疑います[1]。

術後数か月経っても創部や創部周囲の疼痛が残る場合は、術後の慢性疼痛を疑って専門のチームに相談しましょう。

術後疼痛が生体機能へ及ぼす影響

術後疼痛のコントロール不良は▼表1に示したとおり生体機能にとって悪影響につなが

り、術後の回復や早期離床の妨げになります。術後から早期に対応しましょう。

▼表1　術後疼痛の生体への影響

	生体への影響	症状・病態
呼吸器	咳嗽反射の低下、深呼吸の抑制により気道分泌物が出しにくい	無気肺　肺炎 酸素化の低下
循環器	交感神経の緊張 カテコラミンの分泌	脈拍・血圧上昇 心筋虚血・心筋梗塞
消化器	交感神経の緊張から腸管の動きの抑制	悪心・嘔吐 麻痺性イレウス、排尿障害
内分泌	交感神経の緊張からカテコラミンや異化ホルモンの遊離、タンパク質異化亢進	代謝亢進 酸素消費量の増加 体力回復遅延
精神面	精神的ストレス	不安、恐怖、不眠 回復意欲の欠如、医療側に対する不信感の引き金
体動抑制	筋肉痛・背部痛・血栓症	早期離床困難

岡啓太：疼痛対策① 疼痛アセスメント：術後ケアとドレーン管理のすべて, 竹末芳生, 藤野智子編, 照林社, 東京, 2016:194. をもとに作成

痛みの評価方法

痛みの閾値や感じ方は個人差があるため、患者さんと医療従事者が共有できる評価指標を使って痛みを評価していく必要があります。痛みの評価指標としては、NRS（numeric rating scale）数値評価スケールや、VAS（visual analog scale）視覚的アナログスケールなどを使用します（▼図1）。

▼図1　疼痛評価スケールの例

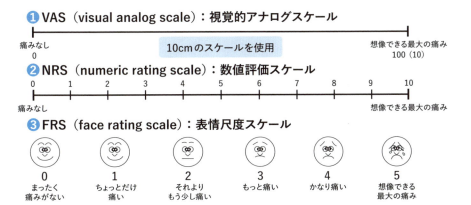

- 評価のタイミングは安静時と体動時で、鎮痛剤の使用前後、使用後は薬の最大効果発現時間をめやすに比較するなどして評価します。
- 数値が小さければ鎮痛薬を使用しないのではなく、患者さんにとって離床や日常生活の妨げになっているか、どんな介入を希望しているかをアセスメントしましょう。

薬剤を使用した疼痛コントロール

術後の鎮痛に使われる薬剤としては、神経ブロック、非ステロイド性消炎鎮痛薬（NSAIDs）、アセトアミノフェン、オピオイドなどがあります（▼表2）。それぞれの特徴と副作用・注意点を理解し、使い分けます。

術後は全身麻酔による術後合併症を防ぐため、基本的には静脈や皮下から鎮痛薬を投与し、徐々に内服に切り替えていきます。

▼表2　鎮痛薬の種類と特徴

鎮痛薬の種類（商品名）	特徴	副作用・注意点
硬膜外麻酔	・局所麻酔薬やオピオイドを硬膜外腔に投与し脊髄神経へ浸潤して麻酔効果を発現する ・全身麻酔と併用して術後鎮痛に使用し、手術領域によって麻酔域が異なる ・PCEA（患者調節鎮痛法）といって患者のタイミングで薬剤を投与できる	・低血圧 ・出血傾向や抗凝固薬使用中の患者は禁忌（硬膜外血腫予防のため） ・硬膜外血腫による脊髄・神経の圧迫から神経障害の出現リスクあり ・硬膜外カテーテルの管理が必要（カテーテルの固定、ルート管理、流量と残量の確認）
NSAIDs ロキソプロフェン® ロピオン® セレコックス®	・解熱・鎮痛効果がある	・喘息の既往や腎機能障害のある患者に対する使用は避ける ・長期使用により消化管出血のリスク
アセトアミノフェン アセリオ® カロナール®	・解熱・鎮痛効果がある	・高用量になると肝障害を起こすため、アセトアミノフェン含有薬剤との併用には注意する
麻薬拮抗性鎮痛薬 ソセゴン® レペタン®	・麻薬性鎮痛薬との拮抗作用があるため、同時併用はできない	・ペンタゾシンは薬剤依存の可能性があるため、使用量投与間隔に注意 ・レペタンは消化管抑制作用が少ない
オピオイド モルヒネ® フェンタニル®		・呼吸抑制 ・消化管運動抑制による便秘 ・血圧低下のリスク

▶ 硬膜外麻酔の穿刺部位と鎮痛範囲

手術	穿刺部位	必要な鎮痛範囲
胃切除	T8〜10	T1〜L2
肝臓切除	T8〜10	T1〜T12
腎臓切除	T8〜10	T4〜L3
大腸切除	T10〜12	T4〜S
前立腺・膀胱全摘術	T10〜12	T6〜S

森本康裕：硬膜外麻酔を深く知る. OPE nursing 2017；32（7）：87. より引用

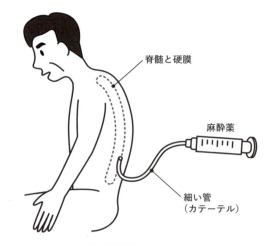

硬膜外カテーテルは、脊髄神経が皮膚に分布するデルマトーム（p.101）に沿って、目的とする鎮痛範囲の中心となる椎間に挿入される。

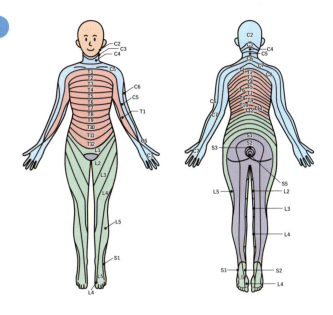

> 神経皮膚分節（デルマトーム）
> C(cervical)：頸椎
> T(thoracic)：胸椎
> L(lumbar)：腰椎
> S(sacral)：仙椎

- 薬剤使用の際は、血圧低下の有無など循環動態を確認して使用していきます。
- 手術侵襲が大きい場合や、痛みの閾値が低い患者さんは定期投与を検討する、術後離床前に予防的に使用するなど、患者さんの状態に合わせて投与するタイミングを検討します。
- 事前の情報収集として、術中に使用した薬剤や患者さんの既往歴、検査データを把握し術直後からすぐに鎮痛剤を選択できるようにします。

患者さんらしさを大切にした看護介入

　術前の患者さんとのかかわりから疼痛の経験、手術経験の有無、術後の疼痛の認識、痛みに対する価値観を知ることは術後疼痛コントロールをするうえで重要な情報になります。離床、痰の喀出時、体位変換時などの際にはおなかを枕や手で保護するなど、体動時の痛みを最小限にできるような方法を伝えられるとよいでしょう。

- がん患者にとって痛みは手術だけでなく、薬物療法に伴う末梢神経障害や放射線治療による皮膚障害、再発、転移による痛みなど疼痛コントロールは闘病生活の中で必要になっていきます。
- 術後の疼痛管理で痛みはがまんするものではなく、痛くなる前に鎮痛剤を使うことができることを伝え患者さんが痛みを乗り越えて回復できれば、今後の疼痛コントロールにも生かすことができ、患者教育につながります。

（岩田杏理）

引用文献
1) 鎌倉やよい, 深田順子：周術期の臨床判断を磨く手術侵襲と生体反応から導く看護. 医学書院, 東京, 2011：96.
2) 森本康裕：硬膜外麻酔を深く知る. OPE nursing 2017；32（7）：87.

参考文献
1) 畑貴美子：痛み（鎮痛・鎮静）. 道又元裕監修, すごく役立つ周手術期の全身管理, 学研メディカル秀潤社, 東京, 2019：17.
2) 竹末芳夫, 藤野智子：術後ケアとドレーン管理のすべて. 照林社, 東京, 2016：194.
3) 日本緩和医療学会：がん疼痛の薬物療法に関するガイドライン2010年版. 金原出版, 東京, 2010.
4) 小島圭子：乳房切除後の慢性疼痛症候群に対する緩和対策. がん患者と対症療法 2013；24（2）：40.

その2 周術期

⑩ 術後合併症

手術部位別 の特に注意すべき合併症

手術部位ごとに起こりやすい合併症、特異的な合併症の一覧です。手術部位によって、より注意すべき観察項目が変わってくるため、術後看護の参考にしてください。

肝胆膵・胃
・出血　　　　・胆汁漏
・膵液漏　　　・手術部位感染

頭頸部
・出血　　　　・せん妄
・手術部位感染　血流障害
・縫合不全　　（再建術の場合）

乳腺
・出血　　　　・感染
・血流障害

食道
・呼吸器合併症　・乳び胸
・不整脈　　　・縫合不全

肺
・肺瘻　　　　・肺炎
・気管支断端瘻　・不整脈
　　　　　　　・乳び胸

脳外（脊椎）
・神経症状の悪化　・けいれん
・出血　　　　・髄液漏

大腸
・手術部位感染　・縫合不全
・腸閉塞　　　・深部静脈
　　　　　　　血栓症

婦人科
・出血
・深部静脈血栓症

泌尿器
・出血　　　　・深部静脈血栓
・手術部位感染　・縫合不全

術後出血

術後出血は<mark>術直後〜48時間以内</mark>に発生しやすく、手術中の血管結紮・電気凝固・縫合などによる止血が不十分であったり、血管の結紮糸が弛緩または脱落して起こります。術後出血は<mark>ショックから死に至ることもある危険な合併症</mark>であり、看護師が早期に発見することが重篤化を防ぐことにつながります。

特に骨盤内臓器（大腸、子宮・卵巣、泌尿器など）の手術は、術野の確保がしづらいことに加え血流豊富な臓器が隣接しており、剝離操作による出血リスクが高く注意が必要です。また、頭頸部術後の頸部出血時は出血による窒息リスクがあり、早期に開創、止血、血腫除去などの対応をする必要があります。

観察項目
● ドレーン排液の血性変化、排液量の急増の有無
● バイタルサイン（呼吸促拍、頻脈、血圧低下）
● 尿量　● 意識レベル
● 四肢冷感、冷汗、顔面蒼白
● 創部　● ドレーン刺入部の腫脹
● 血液データ（Hb、Ht、APTT、PT）

リスク因子
● 術前検査で止血機能が低下している場合
　（抗凝固剤内服、肝硬変など）
● 高血圧（血管に強い圧力がかかり、血管が破綻し
　出血を起こす可能性があるため）
● 放射線治療後（組織の脆弱性や癒着のため）

予防
● 血圧上昇の原因を考え対応する
　（疼痛コントロールや降圧剤使用など）

発生時の対応
● 細胞外液、止血剤、輸血、昇圧剤等の投与
● 開創、電気メスなどによる止血
● 再手術になることもあるため準備を行う

> **がん看護のあるある Q&A**
>
> **Q.** 術後48時間以降は出血の心配はない？
>
> **A.** 術後48時間以降は出血が起きないというわけではありません。特に膵臓や胃の術後で膵液漏合併患者は注意が必要です。膵液が腹腔内に漏出することによる自己消化で血管が破綻し、遅発的に大出血を起こす可能性があるからです。
>
> **膵液漏の徴候**
> - ドレーンアミラーゼ値が 8000 ～ 50000IU/dL 以上
> - 排液の性状がワインレッド～褐色
> - 術後3日目以降もドレーンアミラーゼ値が血性アミラーゼ値の3倍以上が続く
> - 発熱
> - 腹部～腰部にかけた疼痛
> - 腹膜刺激症状（圧痛・反跳痛・筋性防御）

呼吸器合併症

術後の呼吸器合併症は発症頻度が比較的高く、患者さんの予後にも大きく影響します。主に無気肺、肺炎、肺水腫が挙げられます。

❶ 無気肺

気管支が痰などで閉塞することや、長期臥床による横隔膜の動きの制限により、肺胞にしっかり空気が入らなくなってしまった状態です。麻酔や気管内挿管の刺激で気道に炎症が生じることで痰が増えますが、人工呼吸器管理、長期臥床により喀出困難となることで生じます。手術当日～3日目に発症しやすく、細菌が貯留することで、肺炎の原因にもなり得ます。

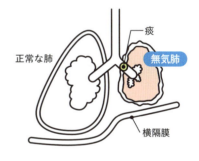

❷ 肺炎

病原微生物の感染による肺の炎症です。非効果的気道浄化による細菌の増加が原因となります。重症化すると敗血症への移行、再挿管の可能性もあり早期に治療していくことが重要です。術後3～5日目に発症しやすいといわれています。

特に食道、頭頸部がんの患者さんは長期の喫煙歴、口腔内の衛生状態不良であることが多いことに加え、食道術後は手術操作による排痰喀出障害、高侵襲の手術によるリフィリング期の痰の増加、反回神経周囲のリンパ節郭清操作による去痰不全リスクが高いため肺炎が起こりやすく

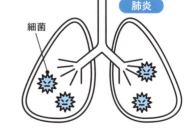

なります。

　また、頭頸部は分泌腺に富んでおり術後痰の量の増加が著明であることに加え、創の部位により痰の喀出が困難の場合もあるため、リスクが高くなっています。

❸ 肺水腫

肺胞内に水分が貯留してしまうことで、肺胞でのガス交換がうまく行うことができず、低酸素状態に陥ってしまう状態です。手術侵襲による血管透過性亢進により肺胞内にも水分が浸潤し肺水腫となります。サードスペースから血管内へ水分が戻ってくる==リフィリングの時期==（利尿期）は特に注意を要します。

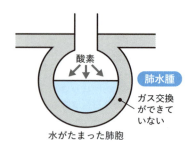

観察項目
- 呼吸音の減弱、肺雑音
- SpO_2、呼吸数の変化、努力呼吸
- 痰の量・性状　● 発熱、呼吸困難感
- 採血データ（CRP、WBC）
- 胸部 X 線

リスク因子
- 高齢者　● 肥満　● 喫煙歴
- 心不全　● 低栄養　● 低肺機能
- 上腹部手術
  （横隔膜運動が障害されやすいため）

予防
- 早期離床　● 排痰援助
- 含嗽や飲水
- 食事摂取時の誤嚥予防（体位の調整、口先うがいの指導など）
- 口腔ケア（術前からの歯科受診、3回/日の歯磨き、含嗽薬の使用など）

発生時の対応
- 体位変換、離床による背部開放
- 排痰援助（離床、排痰方法の指導、超音波ネブライザーの使用、吸引など）
- 痰培養検査　● 抗菌薬の投与
- 酸素投与の管理　● 利尿剤の投与

> **！ 間質性肺炎の急性増悪（AE-IP）**
>
> 間質性肺炎合併患者は、手術が間質性肺炎の急性増悪（acute exacerbation of interstitial pneumonia：AE-IP）の引き金となることがあります。通常の患者さんと比べ、肺が脆弱化していることを念頭に置き、肺への過剰な圧を避けたり、高濃度の酸素投与を避けるといった対応が必要です。
>
> また肺がん術後の間質性肺炎急性増悪は重篤な合併症の1つです。7つの急性増悪危険因子リスクスコアが報告されており、リスクを考慮して術式の決定がなされています。
>
> **7つの急性増悪危険因子リスクスコア**
>
> | | 危険因子 | | 点数 | | 点数 |
> |---|---|---|---|---|---|
> | ① | 術式 | 部分切除 | 0 | 区域切除以上 | 4 |
> | ② | KL-6（U/mL） | < 1000 | 0 | > 1000 | 2 |
> | ③ | 術前ステロイド | なし | 0 | あり | 3 |
> | ④ | 性別 | 女 | 0 | 男 | 3 |
> | ⑤ | CT所見 | Non-UIP | 0 | UIP* | 4 |
> | ⑥ | %VC（%） | > 80 | 0 | < 80 | 1 |
> | ⑦ | 過去の AE 既往 | なし | 0 | あり | 5 |
>
> | 合計点 | |
> |---|---|
> | 0～10 | 低リスク群 |
> | 11～14 | 中リスク群 |
> | 15～ | 高リスク群 |
>
> *UIP（usual interstitial pneumonia）：通常型間質性肺炎
>
> 佐藤大輔, 松原寛知, 内田巌, 他：間質性肺炎合併肺癌切除患者における術後急性増悪に関する因子の検討. 山梨肺癌研究会会誌 2017;30:38-40. より引用

深部静脈血栓症

長時間の同一体位により血流の流れが悪くなることで起こります。できた血栓が血流にのって肺動脈に詰まってしまった状態を肺血栓症といいます。死亡率が高く、発症時は早急な対応が求められるため、初回離床時は特に注意が必要です。

担がん患者はがんおよびがん治療の影響で凝固亢進状態となり、がん関連血栓症（CAT）を発症するリスクが高いため、深部静脈血栓症やそれに伴う肺血栓塞栓症に、より注意が必要です。

また、子宮や卵巣、大腸など骨盤内の手術の場合、深部の静脈を傷つけるため、血栓症のリスクが高くなります。特に、砕石位で行う手術は術中の膝窩部圧迫による血栓形成リスクもあるため注意が必要です。

観察項目
- 下肢腫脹、疼痛、色調変化
- ホーマンズ徴候*
- 呼吸困難、胸痛、SpO_2 低下、頻呼吸
- 意識レベル
- 冷汗、動悸
- 血液データ（D ダイマー）
- IN/OUT バランス

*ホーマンズ徴候：下肢を伸展した状態で足関節を背屈させたとき、腓腹部に痛みが生じる現象

リスク因子
- 肥満　● 下肢静脈瘤
- 悪性疾患　● 高齢
- 長期臥床　● うっ血性心不全
- 呼吸不全　● 中心静脈カテーテル留置
- がん薬物療法
- 重症感染症静脈血栓の既往
- 血栓性素因　● 下肢麻痺

予防
- 弾性ストッキングの着用
- 間欠的空気圧迫法
- 低用量未分画ヘパリン投与
- 早期離床
- 水分出納管理（脱水予防）

発生時の対応
- 抗凝固療法
- 血栓溶解療法
- 安静制限

縫合不全

手術時に縫合した部位が何らかの原因で離開した状態です。縫合不全は回復遅延や全身状態の悪化につながります。対処が遅れると全身に炎症が広がり、播種性血管内凝固症候群（disseminated intravascular coagulation：DIC）や多臓器不全に進展する恐れがあり、早期発見が重要です。術後 3 〜 7 日目は創部上皮形成が盛んに行われ、吻合部の機械的な癒合から、生理的な癒合へ移行する時期であり、縫合部が最も脆弱化するため縫合不全が起こりやすいといわれています。

直腸の吻合では便による圧や括約筋の関係で縫合不全が起こりやすいといわれています。

また、食道がん術後の頸部吻合部は再建臓器を頸部まで挙上するため血行が悪くなりやすいことに加え、嚥下運動や咳嗽により吻合部の安静を保ちにくいこと、食道は消化管吻合部の治癒に重要な漿膜を欠いており縫合糸による固定力が弱いことから縫合不全のリスクが高く、吻合部の過度な進展を避けるなどの注意が必要です。

縫合不全のリスクが特に高い状況

❶ 化学放射線療法後の吻合

生体組織の脆弱性による創傷治癒の遷延や照射部位の血流の悪化により縫合不全のリスクが高くなるといわれています。特に根治的化学放射線療法後のサルベージ手術では、通常手術に比べ化学放射線療法の影響による、組織の線維化や照射野臓器の組織障害などにより縫合不全などの術後合併症がより多いといわれています。

❷ 緊急手術

広範囲の炎症合併など、全身状態が不良の場合も多く、縫合不全が起こりやすいです。また、薬物療法中の患者さんは、血管新生阻害薬など創傷治癒遅延の可能性のある薬剤を直前まで使用している場合もあるため注意が必要です。

観察項目
●限局性の疼痛や圧痛 ●創部腫脹、発赤 ●バイタルサイン ●血液データ（CRP、WBC） ●ドレーン排液の性状、増加、臭気

リスク因子
●高齢 ●肥満 ●喫煙 ●免疫抑制剤や副腎皮質ステロイド薬の服薬 ●栄養障害 ●糖尿病、慢性腎不全の既往 ●縫合部周辺の感染 ●１）化学放射線治療後の吻合 ●２）緊急手術

予防
●血糖値管理 ●栄養状態改善 ●吻合部の過度な進展を避ける

発生時の対応
●絶食 ●抗菌薬投与 ●ドレナージ（場合により洗浄）●再手術

手術部位感染（SSI）

手術部位感染とは、術後30日以内に発生する手術操作が直接及ぶ部位に発生する感染症と定義されています。手術切開創の感染だけでなく、腹腔内感染など臓器・体腔の感染も含まれます。創部感染は術後2〜3日以降に発生し、5〜7日目に起こりやすいといわれています。時に感染により、創が離開してしまうこともあります。

消化管や頭頸部の手術は、手術部位の常在細菌が多いためほかの手術より汚染度が高く、SSIの発生率が高くなっています。

また、縫合不全や肝胆膵術後の胆汁漏や膵液漏の感染によって起こる、腹腔内膿瘍は膿瘍内の細菌が血管内へ移行することで、敗血症ショックに陥るリスクがあり早期の対応が必要です。

観察項目
●発熱、熱型 ●創部痛や腹部痛の有無や程度 ●創部の発赤 ●腫脹 ●膿、熱感 ●ドレーン排液の性状・量、臭気の有無 ●腹部症状（腹痛、腹部膨満、腹部の硬さ） ●血液データ（CRP、WBC）

リスク因子
●低栄養 ●低体温 ●糖尿病 ●肥満 ●喫煙 ●高齢 ●再手術 ●ステロイドの大量投与 ●術創以外の感染

予防
●予防的抗菌薬の投与 ●血糖コントロール ●栄養管理 ●体温管理 ●適切な酸素投与 ●術前の腸管処置

発生時の対応
●創開放、洗浄 ●ドレナージ ●感染部位 ●原因菌の特定 ●抗菌薬の投与

術後イレウス / 腸閉塞

　何らかの原因によって、腸管の内容物が、肛門側へ流れなくなり腸管内に貯留し続けてしまう状態です。

❶ 麻痺性イレウス

　術後72時間以降(生理的イレウス後)も蠕動運動回復がみられない状態です。

　手術侵襲や筋弛緩薬の使用、痛みなどで交感神経が刺激されることで蠕動運動が抑制され起こります。また、大腸切除などの開腹手術では腹膜刺激や不感蒸泄による腸管の乾燥、腸管や腸間膜の牽引刺激などが加わり蠕動運動がより抑制されるので注意が必要です。

❷ 癒着性イレウス

　手術侵襲で損傷を受けた腸管漿膜や腹膜を修復しようとする生体反応によって起こる「癒着」により、腸が狭窄や閉塞することで起こります。

❸ 絞扼性イレウス

　腸管閉塞に加え、腸管の血行障害を伴います。進展すると腸管が壊死してしまう可能性があるため緊急手術の対応となります。

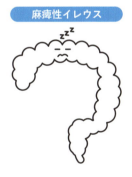
麻痺性イレウス

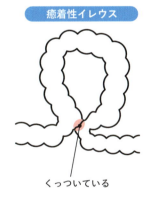
癒着性イレウス
くっついている

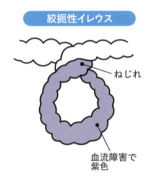
絞扼性イレウス
ねじれ
血流障害で紫色

観察項目
- 腹部症状(腹部膨満感、腹部痛、圧痛、嘔気)
- 腸蠕動音　● 排ガス・排便の有無
- 腹部X線(ガス像、ニボー像)

リスク因子
- 長期の絶食(腫瘍による狭窄などにより術前から食事摂取量が少ない患者など)
- 放射線治療後　● 腹膜炎などの炎症
- 術後疼痛、離床遅延
- オピオイド使用

予防
- 早期離床
- 早期の経口摂取
- 疼痛コントロール

発生時の対応
- 絶食　● 補液投与
- 胃管やイレウス管の留置
- 手術

術後せん妄

　手術をきっかけにして起こる精神障害で、見当識障害や注意力と思考力の低下、認知障害、意識レベルの変化などをきたします。特徴的な随伴症状として睡眠・覚醒リズムの障害（不眠、症状が夜間に悪くなる、昼夜逆転）がみられます。過活動型、混合型、低活動型に分類され、低活動型は見落とされやすいため注意が必要です。

　術後1〜3日程度していったん落ち着いていた患者さんが急に錯乱、幻覚、妄想症状を起こし、1週間前後続いて次第に落ち着いていくという特異な経過をとります。

　頭頸部がんの大規模手術では気管切開による術後の会話・コミュニケーション障害や睡眠などのさまざまな障害の関与もあり、発生頻度は一般の手術と比べると高くなっています。

観察項目
- 意識レベルの変化、見当識障害、記憶障害の有無
- 苦痛症状（疼痛、嘔気、呼吸苦など）
- 表情や動作　・睡眠状況、不安の強さ
- 使用している薬剤（鎮痛剤、鎮静剤、向精神薬など）
- IN/OUT バランス
- 低酸素血症の有無
- 血液データ（電解質異常、炎症反応上昇）

リスク因子
- 高齢
- 認知症、脳器質性疾患の既往
- アルコール多飲、喫煙歴
- 侵襲の大きな手術や ICU 入室
- せん妄の既往
- 感染症（敗血症）
- 電解質異常
- がんの中枢神経への直接浸潤
- 術中の循環動態変化（出血、低血圧、輸血）
- 全身状態の悪化
- 緊急手術

予防
- 手術や処置、体の変化について説明
- 疼痛コントロール
- 入眠援助

発生時の対応
- 患者の安全を守る（転倒転落やルート類の自己抜去予防など）
- 幻覚や妄想が強い場合は薬物療法（抗精神病薬投与など）
- スタッフ皆で情報共有を行い、状態評価やケアの方法などを検討する

- 全身状態悪化により、せん妄を引き起こすこともあります。せん妄症状がみられたら、「身体の異常が起きているのではないか」という視点でみるようにしましょう。
- せん妄の評価は主観的指標では難しいことも多いです。「なんだかおかしい」と思ったら、ICDSC（外科系 ICU 患者においての評価表）や DSM-5 などのアセスメントスケールで客観的評価を行い、チーム全員で状況を共有し対応を考えましょう。

再建手術の血流障害

　がんの切除によって大きな欠損を生じた場合、その外観と機能を損なわないために欠損した部分に体の他の部分から皮膚や筋肉、骨、腸管などの組織（皮弁）を移植して修復（再建）をします。主に頭頸部、乳腺、整形の手術で行います。

　遊離皮弁は血管吻合を行うため、吻合部血栓による皮弁壊死のリスクがあります。皮弁の救済のためには早期発見・対応が不可欠であるため、しっかりと観察することが重要です（▼表1）。

▼表1　皮弁血流障害時の臨床所見

	皮弁色調	皮弁の弾力	ピンプリックテスト	ドップラーエコー	ドレーン排液
うっ血時 （吻合した静脈のトラブル）	赤色〜紫色	↑	穿刺直後に暗紫色の出血	＋	↑
阻血時 （吻合した動脈のトラブル）	蒼白	↓	出血まで遅い〜なし	－	－

観察項目
- ドップラー音 ● 血圧 ● ドレーン排液
- 皮弁の色調、弾力、温度、退色反応
- ピンプリックテスト Word

リスク因子
- 糖尿病 ● 動脈硬化
- 低血圧 ● 低栄養 ● 脱水
- 凝固系の亢進
- 血管茎への外的な圧迫
- 術後の出血、感染、瘻孔

予防
- 再建血管茎の圧迫を防止
- 血圧管理
- 安静度の遵守

発生時の対応
- 薬剤投与
（抗凝固剤、プロスタグランジン製剤）
- 開創、血栓除去
- 再手術

Word　ピンプリックテスト

皮弁の表面に注射針で数箇所穴をあけ、その部位からの出血状態を確認する方法。血行良好な場合、血液が針穴から出てくる。遊離空腸などで移植した組織が体表面に出ていない場合は適応とならない。

（山田　藍）

その2　周術期

⑩　術後合併症

参考文献
1) 中島恵美子, 伊藤有美：術前・術後看護ケア. ナツメ社, 東京, 2019：32-41, 46-49, 118-133.
2) 大口祐矢：看護の現場ですぐに役立つ術・術後ケアの基本. 秀和システム, 東京, 2018：92-118.
3) 横島一彦, 中溝宗永, 粉川隆行, 他：頭頸部癌手術後のせん妄発症率と発症要因. 頭頸部外科 2002；12(3)：107-111.
4) 定永倫明, 森田勝, 吉田倫太郎, 他：根治的化学・放射線療法後の食道癌サルベージ手術の現状の問題点と対策. 外科治療 2009；101(1)：53-58.

⑪ PICS（集中治療後症候群）

　PICS（post intensive care syndrome：集中治療後症候群）とは、ICU入室中もしくは退院後にわたって生じる運動機能、認知機能、精神機能障害のことを指します（▼図1）。
　集中治療領域の進歩により、重症患者の救命率が改善されている一方で、長期的な予後やQOLの低下が近年問題となっています。また患者本人だけでなく、その家族にも影響があるとされ、家族に生じるPICSはPICS-Fと定義されています（▼図2）。

▼図1　PICSとは

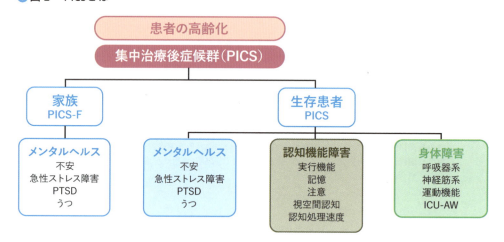

井上茂亮：PICSとは何か，3つのドメインは？西田修，小谷穣治監修，井上茂亮編著，PICSのすべて Q&A40，中外医学社，東京，2020：7．より引用

▼図2　PICSによる影響

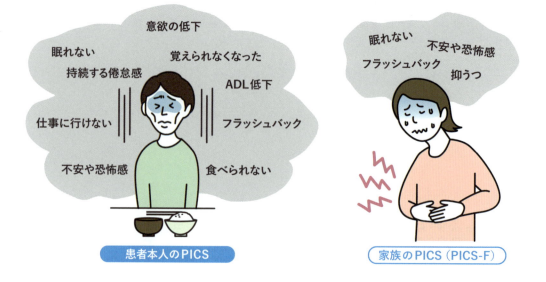

がん患者と PICS

　がん患者はもともと予備力が低いことが多く、重症化すると回復までに時間を要することも少なくありません。そのためその後のがん治療が困難になる可能性もあり、救命のための処置が行われている期間はがん治療自体が行えないため、がん患者の重症化は予後にもかかわります。早期に回復過程に戻ることは、がん患者にとって大変重要です。

PICS の要因

　一般的に PICS の要因として挙げられるものは、ICU に入室するような重症患者にはほぼ該当する内容です（▼図3）。がんは全身性の炎症状態ともいえるため、身体的に重症化が遷延しやすいベースがあるといえます。またがんという病気の特性から、重症化前より気分の落ち込みや不安などを抱えている場合も多く、PICS リスクは高いといえます。

　PICS は PICS-F とも相互に関連し合うとされており、患者さんの状況や家族の関係性、社会的な背景などによってもリスクは変化します。そのため患者さん同様、家族にも介入が必要となります。

▼図3　PICSの因子

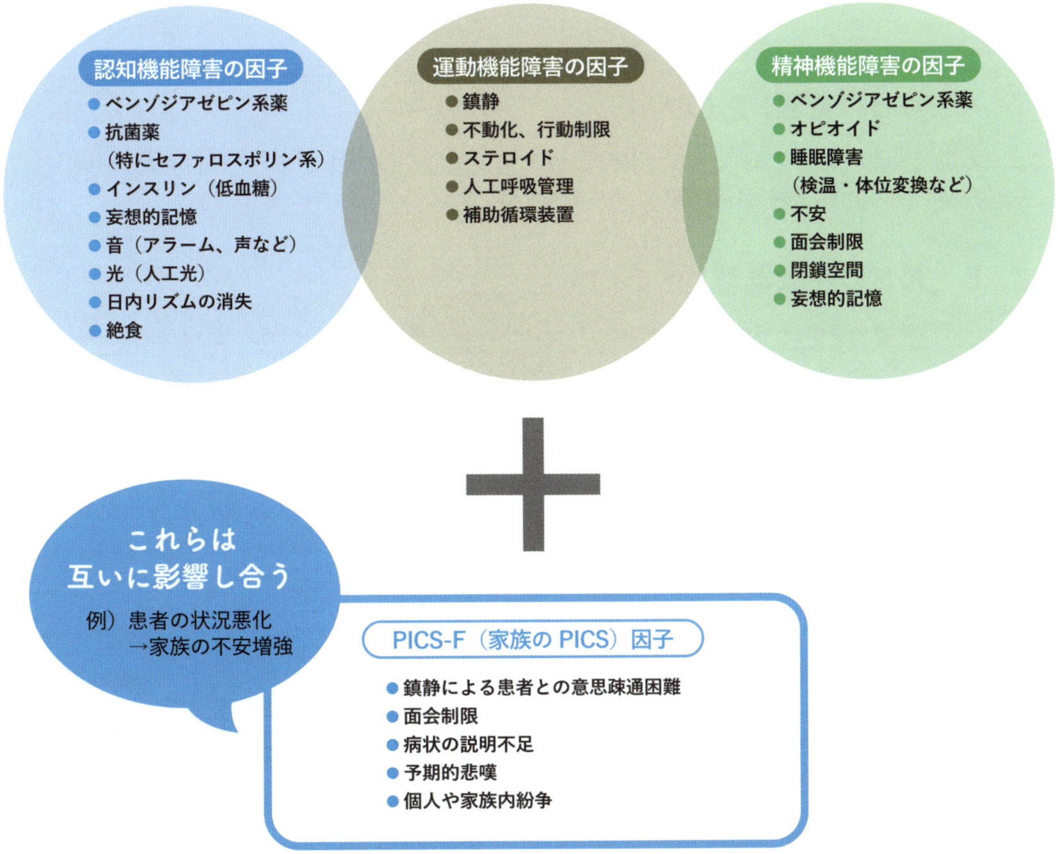

認知機能障害の因子
- ベンゾジアゼピン系薬
- 抗菌薬
  （特にセファロスポリン系）
- インスリン（低血糖）
- 妄想的記憶
- 音（アラーム、声など）
- 光（人工光）
- 日内リズムの消失
- 絶食

運動機能障害の因子
- 鎮静
- 不動化、行動制限
- ステロイド
- 人工呼吸管理
- 補助循環装置

精神機能障害の因子
- ベンゾジアゼピン系薬
- オピオイド
- 睡眠障害
  （検温・体位変換など）
- 不安
- 面会制限
- 閉鎖空間
- 妄想的記憶

＋

これらは互いに影響し合う
例）患者の状況悪化
　　→家族の不安増強

PICS-F（家族の PICS）因子
- 鎮静による患者との意思疎通困難
- 面会制限
- 病状の説明不足
- 予期的悲嘆
- 個人や家族内紛争

PICS 予防のための介入

　PICS は予防が重要であるとされ、そのための介入として「ABCDEFGH バンドル」が広く知られています（▼図4）。2010 年に人工呼吸器患者管理を包括的に改善するために提唱された「ABCDE バンドル」に、ICU 退室後の PICS ケアや PICS-F ケアに焦点を当てた「FGH」が加えられた内容となっています。

▼図4　ABCDEFGHバンドル

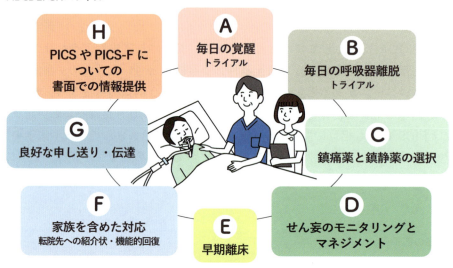

A	毎日の覚醒トライアル

人工呼吸器装着中の患者さんに、鎮静薬使用を最小限にして覚醒を促すSAT（Spontaneous Awakening Trial）を実施し、意識レベルの確認を行います。

B	毎日の呼吸器離脱トライアル

人工呼吸器のサポートを最小限にするSBT（Spontaneous Breathing Trial）を行います。毎日評価することで不要な人工呼吸器管理を避ける目的があります。

C	鎮痛薬と鎮静薬の選択

スケールを用いて痛みの評価を行い、適切な鎮痛薬・鎮静薬を選択・使用します。代表的なスケールには、NRS（Numerical Rating Scale）、BPS（Behavioral Pain Scale）やCPOT（Critical-Care Pain Observation Tool）などがあります。

D	せん妄のモニタリングとマネジメント

せん妄評価のためのCAM-ICU（Confusion Assessment Method for the ICU）やICD-SC（Intensive Care Delirium Screening Checklist）などのスケールを用いて患者さんの状況を経時的に観察し、薬理学的・非薬理学的介入（光・音への対策、音楽療法など）でせん妄を予防していきます。

E 早期離床

施設ごとに早期離床介入の実施・中止基準を設け、安全に離床できる環境を整えたうえで行います。

F 家族を含めた対応、転院先への紹介状、機能的回復

患者さんの精神的サポートとして家族の協力を得ながら、家族自身のPICS-Fを予防していくため、患者さん・家族の希望を看護計画に反映させる、治療・ケアの場面への家族の参加などを考慮します。また転院を要する場合、十分な情報提供によりケアの継続性が保たれることが重要です。機能的な回復には多職種の連携が不可欠であり、入院前の状況と現状を照らし合わせながら目標を設定していきます。

G 良好な申し送り、伝達

ICU退室時に、一般病棟へPICSやPICS-Fに関連する情報を十分共有し、継続看護が行われるようにしていきます。

H PICSやPICS-Fについての書面での情報提供

患者さん・家族に書面を用いて情報を提供することで不安の軽減につながるとされています。具体的にはパンフレットやICU日記などで患者さんの療養状況を知ることなどが挙げられます。ICU日記には患者さんの記憶の補完や歪められた記憶の補正などの効果が期待されています。

（山口真由美）

> まだABCDEFGHバンドルを行うことでのアウトカムは十分ではありませんが、これらの取り組みによって効果的な反応があったとする報告は散見されており、PICS・PICS-F予防につながる取り組みとして期待されています。

引用・参考文献
1) 井上茂亮:PICSとは何か、3つのドメインは？西田修, 小谷穣治監修, 井上茂亮編著, PICSのすべて Q&A40, 中外医学社, 東京, 2020:7.
2) 福家良太:どのような基礎疾患を有する患者がPICSに陥りやすいか. 西田修, 小谷譲二監修, 井上茂亮編著, PICSのすべてQ&A40, 中外医学社, 東京, 2020:15-21.
3) 西田岳史, 山川一馬:ABCDEFGHバンドルとは何か. 西田修, 小谷譲二監修, 井上茂亮編著, PICSのすべてQ&A40, 中外医学社, 東京, 2020: 95-99.
4) 井上茂亮:PICSの背景因子と障害（身体機能障害・認知機能障害・精神障害）. ICUとCCU（集中治療医学）2021;45(1):3-9.
5) 秋山直美, 卯野木健:「特集　PICS大全　「ICU退室後」までを見据えたケア 総論 ICU退室後に目を向けてみる」. ICNR 2022;9(3):6-9.

その2 周術期

⑫ 内視鏡治療

　内視鏡治療とは、内視鏡を使用して早期のがんを切除したり、症状を和らげたりする治療のことで、手術と比較して低侵襲で行えることが特徴です。

　消化器内視鏡治療の中で、より侵襲が大きい内視鏡的粘膜下層剝離術（endoscopic submucosal dissection：ESD）は、消化管の腫瘍に対して、専用の処置具を用いて腫瘍とその周辺の正常粘膜を含め粘膜下層まで一括で切除する方法です（▼図1）。EMR（endoscopic mucosal resection：内視鏡的粘膜切除術）が、2cm程度の病変までしか切除できなかったのに対して、ESDはより大きな病変の一括切除が可能です。

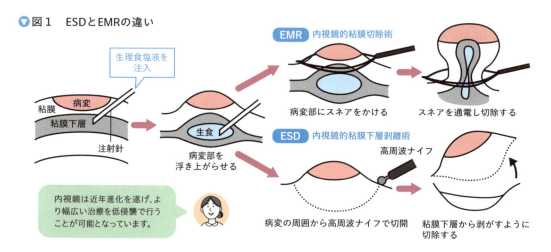

▼図1　ESDとEMRの違い

内視鏡は近年進化を遂げ、より幅広い治療を低侵襲で行うことが可能となっています。

治療の適応

　消化管腫瘍の内視鏡治療の原則は術前診断で「リンパ節転移の可能性がほとんどなく、腫瘍が一括できる大きさと部位にある」ことです。各臓器におけるESD/EMRの適応が、ガイドラインにより定められています。

- **食道**[1]
  - 非全周性の病変では、粘膜固有層（LPM）までに浸潤がとどまるがんが絶対適応です。
  - 全周性の病変では、術後に狭窄の可能性があることから5cm以下が適応です。
  - 粘膜下層にわずかに浸潤するがんは非全周性の場合は、リンパ節転移の可能性があり相対適応とされます。

- **胃**[2]
  - 腫瘍の大きさ、組織型（分化型、未分化型）、壁深達度、潰瘍の合併の有無により規定されます。

  絶対適応
  潰瘍性病変を有さない粘膜層にとどまる分化型がん
  3cm以下の潰瘍性病変を有する粘膜層にとどまる分化型がん
  2cm以下の潰瘍性病変を有さない粘膜層にとどまる未分化型がん

- **大腸**[3]
  - ESDの適応は、最大径が2cm以上の早期がん、または最大径が5mmから1cmまでの神経内分泌腫瘍、内視鏡的一括切除が必要な病変です。

治療の準備

看護師の役割

- 安全・安心・安楽に治療を受けることができる環境調整
- 緊急対応できる環境調整
- 医師と使用するデバイスを確認

【必要物品】

❶ 内視鏡システム
❷ スコープ
❸ 処置器具 ·············· ● 高周波ナイフ、止血鉗子、クリップなど
❹ その他機器類 ·········· ● 生体情報モニター、酸素吸入器、吸引装置
        ● 高周波装置
        ● 間欠的空気圧式マッサージ器
        ● シリンジポンプ
❺ 薬剤 ··················· ● 散布色素（インジゴカルミン、ルゴール液など）
        ● 局注液（生理食塩液、インジゴカルミン、エピネフリン、ヒアルロン
         酸ナトリウム、グリセオールなど）
        ● 鎮痙剤（ブチルスコポラミン臭化物、グルカゴンなど）
        ● 鎮静剤（ミダゾラム、ジアゼパム、デクスメデトミジン塩酸塩など）
        ● 鎮痛剤（ペチジン塩酸塩、ペンタゾシンなど）
        ● 拮抗剤（フルマゼニル、ナロキソン塩酸塩）
        ● 輸液

その2

周術期

⑫ 内視鏡治療

治療の流れ

オリエンテーション

❶ クリニカルパス（患者用）に基づき入院〜退院までの流れを説明する。

❷ 入院時に必要な物品について説明する。

❸ 抗血栓薬・抗凝固薬の服用・サプリメントの有無を確認する。服用されている場合は、休薬日を医師に確認、説明する。

看護のポイント

- 治療内容を理解できるようにわかりやすく情報を伝える
- 不安な思いを受け止め、医師との懸け橋となる
- 出血のリスクがあるため、抗血栓薬・抗凝固薬の休薬が必要。しかし治療内容によって休薬期間が異なるため、医師に指示を確認する

検査当日（病棟）

❶ 抗血栓薬・抗凝固薬・サプリメントを服用されている患者は、休薬を確認する（入院日）。

❷ クリニカルパスに基づき、オリエンテーションを行う（入院日）。

❸ 治療体位が可能か確認する。

❹ 同意書の確認を行う。

❺ 飲食の最終摂取時間を確認する。

❻ 前処置を行う（大腸 ESD の場合、腸管洗浄剤の服用）。
❼ 点滴を行う。
❽ 貴金属類、義歯を除去する。
❾ 下肢静脈瘤の有無を確認する。

看護のポイント
- オリエンテーション内容が理解できているか確認
- 高周波装置を使用するため、やけどにつながる貴金属類の有無を確認
- 誤嚥防止、義歯の破損を防ぐため義歯の除去の確認
- 安全・安楽に治療が完遂できるよう病棟−検査室間の連携を図る

内視鏡室へ
※大腸 ESD 時は、検査用パンツが必要

カルテより患者情報を確認

❶ 同意書
❷ 既往歴、現病歴、手術歴
❸ アレルギー歴
・アルコール、ヨード、リドカインアレルギーの確認は必須
❹ 内服薬、点滴
・降圧剤、血管拡張剤、血糖降下剤、インスリン製剤の当日服用または中止情報
・麻薬投与の有無

・抗血栓薬・抗凝固薬・サプリメントの有無（ほかの抗血栓薬に置換の有無　休薬日の確認）
❺ ADL、認知度
❻ バイタルサイン
❼ 前処置内容、状況（大腸）

患者さんに、氏名、生年月日を名乗ってもらい2つの識別子を用いて患者確認を行います

看護のポイント
- 治療中・治療後の偶発症状を予防するために患者情報を正しく認識することが必要

問診の内容を確認

❶ 鎮痙剤使用の禁忌
・心臓病（狭心症、心筋梗塞、不整脈、心臓のペースメーカや植込み型除細動器など）
・緑内障　眼圧が高い
・前立腺肥大症
・糖尿病、甲状腺機能亢進症
❷ ヨード、リドカインなどアレルギー歴
❸ 抗血栓薬・抗凝固薬の有無と休薬日

❹ 金属類、補聴器、貼り薬の有無
❺ 義歯や動揺歯の有無（食道・胃）
❻ 下肢静脈瘤の有無を確認
❼ 点滴刺入部状況
❽ 体重
❾ 前処置の状況（大腸）

看護のポイント
- 医師の指示が遵守されており、治療ができる状態であるか確認
- 高周波装置を使用するため、やけどにつながる貴金属類の有無を確認
- 歯の脱落予防のため、残存歯の確認
- 偶発症を熟知する

前処置（食道・胃）

❶ 消泡剤・粘膜除去剤を服用する。

116

患者入室　治療直前準備

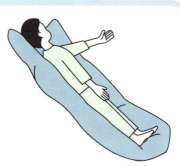

❶ 咽頭麻酔
・リドカインスプレーを咽頭に5回噴霧する。
❷ 内視鏡用体位固定マットに臥床（左側臥位・右図）
・右膝を曲げ前に倒し、少し前かがみになるような体位を取る。左腋窩が圧迫されないようにする。
❸ 酸素投与
❹ 生体情報モニター装着
❺ 対極板装着
❻ 間欠的空気圧式マッサージ器のカフを装着（食道・大腸・胃）
❼ 患者確認
・患者に氏名を名乗ってもらい、内視鏡システム情報と相違がないか確認する。
❽ マウスピース装着

 鎮静前に患者さんに、どこかつらいところ、体に当たっているところがないか確認します

看護のポイント
● 不安緩和に努める環境づくり（例：音楽を流す・患者に自己紹介）

タイムアウト

❶ 治療にかかわるスタッフ（医師、看護師、臨床工学技士）は、手を止めて患者情報を共有する。
・患者氏名、年齢、体重、検査直前バイタルサイン、抗血栓薬の内服・休薬情報、アレルギー、既往歴、目標とする鎮静レベル

鎮静剤・鎮痛剤・鎮痙剤投与

看護のポイント
● 施設の鎮静マニュアルなどに準じてモニタリング、記録を行う

治療中

❶ バイタルサインの観察
・5分間隔で血圧測定、経皮的動脈血酸素飽和度、脈拍、呼吸、心電図波形
❷ 鎮静状況
・苦痛表情や体動など覚醒傾向があれば施行医に報告する。
❸ 誤嚥防止
・口腔内に唾液、血液がたまらないように口腔内の吸引を適宜行う。
❹ 体位固定
・正しく体位保持ができているか、圧迫されている部位はないか観察する。
❺ 看護記録
・使用薬剤・手技（局注、マーキング、切開、剥離など）、バイタルサイン、患者の状態など経時的に記録する。

看護のポイント
● 鎮静後は、血圧低下・呼吸数低下・徐脈が起こりうるため、バイタルサインは5分ごと測定
● 出血や穿孔のリスクがあるため頻脈、血圧低下、皮下気腫、腹部膨満など症状の有無を観察
● 体動があると安全に治療が行えないため、医師に報告し鎮静剤を調整

治療終了後

1. 鎮静薬の拮抗剤投与
2. バイタルサインの観察
3. 皮下気腫、腹痛や腹部膨満感、嘔気など腹部症状を観察
4. 意識レベル、覚醒状況の観察
5. 対極板の装着部位の皮膚の観察
6. 点滴刺入部の観察
7. 安静度、間欠的空気圧式マッサージ器装着指示の確認

サインアウト

1. 検査室退室時：鎮静状態を評価する
2. 退室基準を満たした場合：退室可能と判断する

使用薬剤、術中の経過、術後の指示、起こりうる症状や観察事項を病棟看護師へ申し送り

治療直後～病棟

1. 観察
- バイタルサイン、意識レベル、酸素飽和度、運動機能、循環動態、呼吸状態、起居動作を帰室後、30分後、1時間後、2時間後観察する。
- 皮下気腫、腹痛や腹部膨満感、嘔気など腹部症状を観察する。
- 発熱や痛みがあった場合は、偶発症が疑われる場合あり、医師に報告する。

2. 苦痛の軽減
- 痛み、嘔気・嘔吐など症状に応じた、鎮痛剤、制吐剤を医師の指示で投与する。

3. 患者へ説明
- 覚醒状況を見ながら、安静度、トイレ時の対応など今後の予定について説明する。

4. 安静度
- 2時間ベッド上安静、その後、病棟内歩行になる。
- 安静解除時、歩行状況を確認する。浮遊感が強い場合は、安静時間を延長する。
- その際のトイレ歩行時は、車椅子または、見守りしながら誘導する。

5. 確実な輸液投与
- 点滴刺入部の観察、指示された輸液を投与する。

6. 治療後の最初の排便確認
- 鮮血便や黒色便が排泄されたら、医師に報告する。

7. 食事
- 当日、絶飲食する。

8. 指示された時間まで、間欠的空気圧式マッサージ器を装着する（食道・胃・大腸）。

看護のポイント
- 出血や穿孔のリスクがあるため、吐下血、頻脈、血圧低下、前胸部痛、腹痛など症状の有無を観察
- 鎮静後のため転倒転落リスクあり、安静時・歩行時観察

（石黒　御）

引用・参考文献
1) 日本消化器内視鏡学会食道癌に対するESD/EMRガイドライン委員会：食道癌に対するESD/EMRガイドライン. 日本消化器内視鏡学会誌 2020；62(2)：223.
2) 小野裕之, 八尾建史, 藤城光弘, 他：胃癌に対するESD/EMRガイドライン（第2版）. 日本消化器内視鏡学会誌 2020；62(2)：275.
3) 田中信治, 樫田博史, 斎藤豊, 他：大腸ESD/EMRガイドライン 第2版. 日本消化器内視鏡学会誌 2019；61(6)：1323.

その
3

がん薬物療法

がん薬物療法で使用される薬剤は、日進月歩で進化しています。薬剤により特徴は異なるため、副作用を理解することは必須です。新たな薬剤を使用することもあるので、積極的に情報収集し、有害事象の軽減に向けた看護をすることが大切です。

| その 3 | がん薬物療法 |

① がん薬物療法の全体像

　がん薬物療法とは、殺細胞性抗がん薬、分子標的薬、免疫チェックポイント阻害薬、ホルモン療法薬などによる治療をまとめて指します。がん薬物療法は全身療法であり、局所療法である手術や放射線治療と組み合わせて、集学的治療といいます。

　抗がん薬は、一般薬とは異なり治療域が狭いため、副作用が強く出現します。また、治療効果を高めることを目的として、2剤以上を使用する多剤併用療法が行われることが主流になります。併用により抗がん薬の血中濃度が上がり、薬物有害反応のリスクとなるものがあるため、併用薬にも注意が必要になります。

がん薬物療法の目的

　がん薬物療法は、がん種、病期、遺伝子異常などによって、治療目的が異なります。治癒をめざす場合と、再発予防、進行抑制により延命の効果を期待する場合、がんによる症状を緩和させ、全身状態やQOL（quality of life：生活の質）の改善を目的とする場合があります。

がん薬物療法の種類

❶ 術前補助薬物療法（ネオアジュバント療法）

　局所進行がんに対して、手術前に行う薬物療法です。局所進行がんの縮小（ダウンステージング）によって、手術の根治切除率、生存率の改善や、切除範囲の縮小による正常組織の機能温存を図ります。また、がん薬物療法に対する感受性を評価する目的もあります。

❷ 術後補助薬物療法（アジュバント療法）

　固形がんに対し、手術後や放射線治療後に行われるがん薬物療法です。病巣が根治切除された場合、微小腫瘍による再発や転移を抑制し、予後を改善する目的で行います。

❸ 化学放射線療法（chemoradiotherapy：CRT）

　CRTとは、がん薬物療法と放射線治療を組み合わせた治療法です。全身療法（がん薬物療法）と局所療法（放射線治療）の異なる治療機序を利用することで、効果を増強します。

　がん種や病期に応じて、臓器の温存、局所制御率の向上、転移予防を目的に行います。

がん薬物療法看護のポイント

　患者さんがどのような目的で薬物療法を受けているか、本人の思いはどうなのかを把握し、副作用のセルフケア支援を行います。

　図1に、副作用の出現時期を示します。患者さんがたどるプロセスを予測しながら支援をすることが大切です。

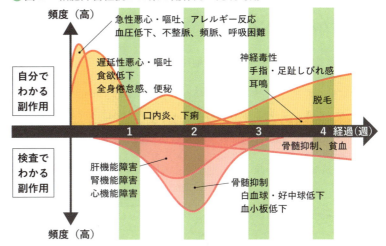

図1　細胞障害性抗がん薬の副作用と発現時期

※あくまで一般的なめやすであり、実際の発現頻度／程度、時期については個人差がある

国立がん研究センターがん情報サービス「薬物療法 もっと詳しく」より転載
https://ganjoho.jp/public/dia_tre/treatment/drug_therapy/dt02.html（2025.2.12アクセス）

> **レジメン**
>
> 　がん薬物療法において、使用する抗がん薬・輸液・併用薬の組み合わせや、投与量、投与スケジュールなど、投与に関する時系列治療計画のことを、レジメンといいます。レジメンは、安全に投与される治療計画であり、各施設で遂行する管理体制があります。これを適切に守ることで治療管理ができ、患者さんに、安全に抗がん薬が投与できます。
>
> 【レジメンの主な内容】
>
> ・レジメン名
> ・使用薬剤 —「一般名」「商品名」「略語」を使用。施設によって統一されている
> ・投与量 — 1回投与量で記載され、大半は体表面積を用いている。一部の抗がん薬（注射薬）は、体格にかかわらず一定（mg/body）の場合もある
> ・投与経路
> ・投与時間
> ・投与回数
> ・投与日 — 薬物療法の投与当日は「Day1」と表現する
> ・投与間隔
> ・投与順序
> ・投与管理上の注意事項 — 施設で内容が異なるが、前投薬の指示や、使用するルート、投与時の観察など注意事項が記載されていることが多い
> ・体表面積

（堀田枝里）

参考文献
1）日本がん看護学会教育・研究活動委員会コアカリキュラムワーキンググループ編：がん看護コアカリキュラム日本版 手術療法・薬物療法・放射線療法・緩和ケア．医学書院，東京，2017．

その3 がん薬物療法

② 抗がん薬の分類と特徴

抗がん薬の分類

がん薬物療法に使用する薬剤は、大きく4つに分類されます（▼図1）。

①殺細胞性抗がん薬（狭義の抗がん薬）　②分子標的薬
③免疫チェックポイント阻害薬　　　　④ホルモン療法薬

▼図1　抗がん薬の分類

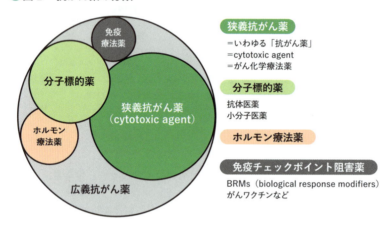

日本がん看護学会, 日本臨床腫瘍学会, 日本臨床腫瘍薬学会：がん薬物療法における曝露対策合同ガイドライン2019年版 第1版. 金原出版, 東京, 2015：3. より引用

多剤併用療法

4分類の抗がん薬で、①の中で何種類かの薬剤を使用することや、①+②、①+②+③、①+④、②+④など、数種類を組み合わせて治療することを、多剤併用療法といいます。

最大限の治療効果を得ることを目的に行いますが、副作用が重ならないことにも配慮しています。抗がん薬は一般薬とは異なり、治療域が狭く副作用が大きいため（▼図2）、副作用をコントロールする必要があります。

また、近年は、**支持療法薬**Word と呼ばれる薬剤が進歩し、外来での治療が可能になってきています。そのため看護師には、患者さん自身が治療の内容を理解して副作用をコントロールできるように、セルフケアを高めるかかわりが求められます。

> **Word　支持療法薬**
> がんの治療に伴う副作用症状を軽減するために使用する薬剤

▼図2　一般薬と抗がん薬（殺細胞性抗がん薬）の違い

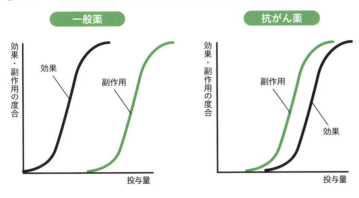

用量反応曲線

「殺細胞性抗がん薬」と「分子標的薬（免疫チェックポイント阻害薬）」の違い

殺細胞性抗がん薬は、がん細胞だけでなく、周囲の正常な細胞にも攻撃をします。一方、分子標的薬や免疫チェックポイント阻害薬は、がん細胞やがん細胞から出ているシグナルをめざして攻撃をしています（▼図3）。そのため、薬剤の分類によって副作用に違いがあります（▼表1）。

薬剤を知って、どんな副作用をケアする必要があるのか考えていきましょう。

▼図3　殺細胞性抗がん薬と分子標的薬の違い

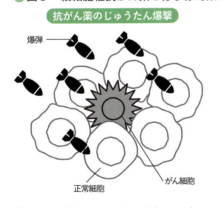
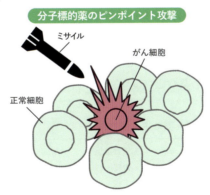

▼表1　薬剤ごとの主な副作用の違い

殺細胞性抗がん薬	悪心・嘔吐、骨髄抑制、脱毛
分子標的薬	間質性肺炎、皮膚障害、高血圧
免疫療法薬	甲状腺機能障害、1型糖尿病、大腸炎

（戸﨑加奈江）

1 ▶ 殺細胞性抗がん薬

　殺細胞性抗がん薬とは、いわゆる「抗がん薬」のことで、細胞障害性抗がん薬ともいいます。がん細胞は分裂が盛んなため、▽図1のように細胞が分裂する周期に対して作用し、増殖をおさえます。

▽図1　殺細胞性抗がん薬の主な作用点

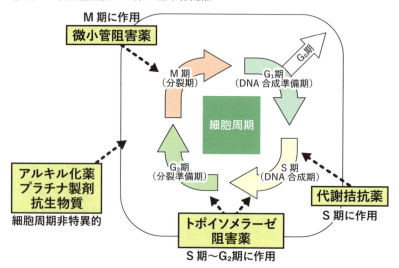

石倉遥，今井雄介：殺細胞性抗がん剤．知識をギュッ！がん薬物療法のキホンとマネジメント－困ったときに絶対役立つお守り本，倉田宝保，青木早苗，藤井良平編，メジカルビュー社，東京，2024：38．より一部改変して転載

殺細胞性抗がん薬の主な副作用

　細胞分裂が活発な細胞に対して強力に作用するため、骨髄・粘膜上皮・毛根などの正常細胞に、副作用が出現します（▽表1）。すべての殺細胞性抗がん薬で、すべての副作用が出現するわけではありません。例えば、末梢神経障害はタキサン系やビンカアルカロイド系薬剤、白金製剤などで多くみられ、粘膜障害は代謝拮抗薬、悪心・嘔吐は白金製剤、アルキル化薬などで起こりやすくなっています。

▽表1　殺細胞性抗がん薬の主な副作用

・骨髄抑制
・粘膜障害（口腔粘膜炎）
・脱毛
・悪心・嘔吐
・食欲不振
・便秘
・下痢
・末梢神経障害など

副作用については、症状ごとの観察ポイントやケアのポイントを本章の後半で解説していますので、参考にしてください。

（戸﨑加奈江）

2 ▶ 分子標的薬

　分子標的薬とは、がん細胞の浸潤・増殖・転移にかかわる特定の分子の情報伝達経路を遮断することで、抗腫瘍効果を発揮する薬剤です。大きく分けて、抗体薬（注射薬）

と低分子化合物（経口薬）の2種類があります。

　がんは、細胞分裂を繰り返すことと、血流によって血管から栄養をもらうことで増殖します。このときに、血管を新生する（新たにつくる）ためのシグナルが発生します。分子標的薬は、こうしたシグナルを遮断し、細胞分裂や血管新生を阻害することで、がん細胞の増殖を防ぎます（▼図1）。

　これらは、がん細胞がもっている特定の分子を標的にしているため、骨髄抑制や粘膜障害、脱毛などは生じませんが、皮膚障害や高血圧など特有の副作用が出現します。

▼図1　分子標的薬の作用点

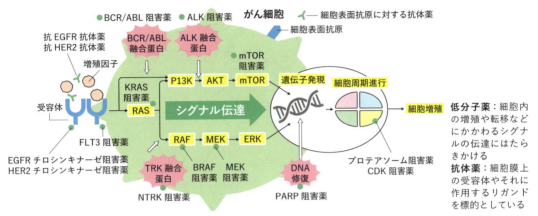

石倉遥，今井雄介：分子標的薬．知識をギュッ！がん薬物療法のキホンとマネジメント－困ったときに絶対役立つお守り本，倉田宝保，青木早苗，藤井良平編，メジカルビュー社，東京，2024：54．より一部改変して転載

分子標的薬の主な副作用

❶ 間質性肺炎

　間質性肺炎は重篤なものになると、死につながる場合があります。労作時の息切れ（日常生活動作の中での息切れ）、乾性の咳嗽が出た場合は、早めに症状を伝えるよう患者さんへ指導し、早期に発見、治療を開始することが大切です。

❷ 皮膚障害

　肺がん、大腸がんなどでよく使用される抗EGFR抗体薬は、ざ瘡様皮疹、皮膚乾燥、爪囲炎が代表的な副作用です。

　分子標的薬による皮膚障害と治療効果は、相関するといわれています。予防的にスキンケアを行い、症状をコントロールしながら治療を継続することが大切です。

❸ 高血圧

　血管新生阻害薬では、高血圧やタンパク尿といった、ほかの分子標的薬とは違った副作用が出現します。自宅での血圧をモニタリングし、必要な場合は降圧薬などを服用して、血圧をコントロールします。

（戸﨑加奈江）

3 ▶ ホルモン療法薬

　ホルモン療法薬とは、乳がん、前立腺がん、子宮がんなどのホルモン依存性腫瘍の治療に用いられる薬剤のことで、内分泌療法薬ともいわれます。がん細胞の増殖に関係するホルモンが供給されないようにすることで、抗腫瘍効果を発揮します（▼図1）。

　副作用が比較的軽度であるという特徴がありますが、長期間治療を続ける必要があります。

▼図1　ホルモン療法薬の作用機序

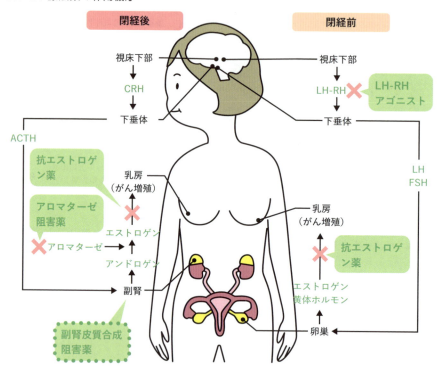

ACTH：副腎皮質刺激ホルモン
CRH：副腎皮質刺激ホルモン放出ホルモン
FH：卵胞刺激ホルモン
LH：黄体形成ホルモン
LH-RH：性腺刺激ホルモン放出ホルモン

勝俣範之，菅野かおり編著：がん治療薬まるわかりBOOK 第2版．照林社，東京，2022：310．より引用

❶ 乳がんで使用するホルモン療法薬

　女性の乳がんの場合は、閉経前と閉経後とでは体内でエストロゲンがつくられる経路が異なるため、使用する薬剤が異なります（▼表1）。患者さんに閉経の確認をしておきましょう。

❷ 前立腺がんで使用するホルモン療法薬

　前立腺がんは、男性ホルモンであるアンドロゲンのはたらきを抑える薬剤が中心となっ

▼ 表1　乳がんで使用する主な治療薬

	薬効	一般名（商品名）	投与法
閉経前	LH-RHアゴニスト	リュープロレリン（リュープリン®）	皮下注
		ゴセレリン（ゾラデックス®）	皮下注
閉経前 閉経後	選択的エストロゲン受容体モジュレーター（selective estrogen receptor modulator：SERM）	タモキシフェン（ノルバデックス®）	経口
		トレミフェン（フェアストン®）	経口
	抗悪性腫瘍経口黄体ホルモン薬	メドロキシプロゲステロン酢酸エステル（ヒスロン®H）	経口
閉経後 （閉経前）	アロマターゼ阻害薬	アナストロゾール（アリミデックス®）	経口
		レトロゾール（フェマーラ®）	経口
		エキセメスタン（アロマシン®）	経口
閉経前 閉経後	選択的エストロゲン受容体ダウンレギュレーター（selective estrogen receptor degrader：SERD）	フルベストラント（フェソロデックス®）	経口

！ 主な副作用

ほてり、関節痛、骨粗鬆症、高コレステロールなど

！ 患者指導のポイント（骨粗鬆症予防）

- 定期的な運動（ウォーキングなど）を勧める
- 日光浴・カルシウムやビタミンDを多く含む食事について説明する
- 骨密度低下時のカルシウム製剤やビタミンD製剤の服薬指導、骨粗鬆症時のビスホスホネートの服薬指導を行う
- 日常的な転倒予防について説明する

ています（▼表2）。

　前立腺がんは比較的高齢者に発症することが多いので、合併症に注意が必要です。患者さんの理解度などを確認しましょう。

▼表2　前立腺がんで使用する主な治療薬

薬効		一般名（商品名）	投与法
CYP17阻害薬 （アンドロゲン合成酵素阻害薬）		アビラテロン（ザイティガ®）	経口
抗アンドロゲン薬	アンドロゲン受容体結合阻害	ビカルタミド（カソデックス®）	経口
		フルタミド（オダイン®）	経口
	直接的抗前立腺作用	クロルマジノン（プロスタール®）	経口
	アンドロゲン受容体シグナル伝達阻害	アパルタミド（アーリーダ®）	経口
		エンザルタミド（イクスタンジ®）	経口
		ダロルタミド（ニュベクオ®）	経口
LH-RHアゴニスト		リュープロレリン（リュープリン®）	皮下注
		ゴセレリン（ゾラデックス®）	皮下注
GnRHアンタゴニスト		デガレリクス（ゴナックス®）	皮下注
女性ホルモン薬（＋アルキル化薬）		エストラムスチン（エストラサイト®）	経口
女性ホルモン薬		エチニルエストラジオール（プロセキソール®）	経口

！ 主な副作用

肝機能障害、女性化乳房、悪心・嘔吐

（戸﨑加奈江）

参考文献
1）勝俣範之，菅野かおり編著：がん治療薬まるわかりBOOK第2版．照林社，東京，2022.
2）国立がん研究センター内科レジデント編：がん診療レジデントマニュアル第9版．医学書院，東京，2022.
3）日本がん看護学会，日本臨床腫瘍学会，日本臨床腫瘍薬学会編：がん薬物療法における職業性曝露対策ガイドライン第1版．金原出版，東京，2015.
4）倉田宝保，青木早苗，藤田良平編：知識をギュッ！がん薬物療法のキホンとマネジメント−困ったときに絶対役立つお守り本．メジカルビュー社，東京，2024.

4 ▶ 免疫チェックポイント阻害薬

　私たちの身体は、体内に細菌やウィルスなどの異物が侵入してきたときに、T細胞がその異物に対して攻撃する性質をもっています。これを、細胞性免疫といいます。がん細胞は、このT細胞のはたらきを弱くし、ブレーキをかけて攻撃させないようにする性質をもっています。

　免疫チェックポイント阻害薬とは、T細胞の、がん細胞を認識して攻撃する力を保つ（ブレーキをかけられることを防ぐ）、または、攻撃する力を強める（アクセルをかける）ことによって、がん細胞を攻撃する薬剤です（▼図1）。

　副作用は、殺細胞性抗がん薬などに比べると軽いことが多く、いったん効果が得られると長く効きます（▼図2）。

▼図1　免疫チェックポイント阻害薬の作用機序

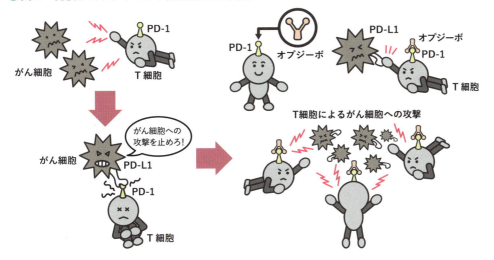

▼図2　従来の抗がん薬と免疫チェックポイント阻害薬との生存率・生存期間の違い

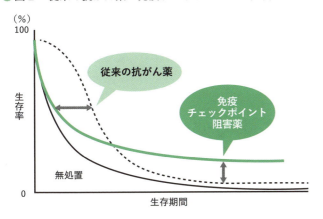

　免疫チェックポイント阻害薬には、▼表1のような分類があります。現時点では、ブレーキをかけられることを防ぐ薬のみが承認されており、適応疾患は、年々増加しています。

免疫チェックポイント阻害薬の主な副作用

　免疫チェックポイント阻害薬の副作用は、免疫関連有害事象（immune-related adverse events：irAE）と呼ばれています。自己の免疫機能の抑制を阻害する薬剤であるため、全身に多種多様な副作用が出現し、その発現時期もさまざまです。
　また、主として初回、ときに2、3回目投与時にインフュージョンリアクション（infusion reaction：IR、p.139参照）が生じる可能性があるため、投与開始から24時間は、注意深く観察を行います。呼吸困難など、いつもと違うことはないか、患者さんの訴え

▼表1 免疫チェックポイント阻害薬の分類と適応疾患

分類	一般名（商品名）	適応疾患
抗PD-1抗体	ニボルマブ（オプジーボ®）	悪性黒色腫、非小細胞肺がん、腎細胞がん、ホジキンリンパ腫、頭頸部がん、胃がん、悪性胸膜中皮腫など
	リブタヨ（セミプリマブ®）	子宮頸がん
	ペムブロリズマブ（キイトルーダ®）	悪性黒色腫、非小細胞肺がん、ホジキンリンパ腫、尿路上皮がん、腎細胞がん、頭頸部がん、食道がん、子宮頸がんなど
抗PD-L1抗体	デュルバルマブ（イミフィンジ®）	非小細胞肺がん、小細胞肺がん、肝細胞がん、胆道がんなど
	アテゾリズマブ（テセントリク®）	非小細胞肺がん、小細胞肺がん、肝細胞がん、再発乳がんなど
	アベルマブ（バベンチオ®）	メルケル細胞がん、腎細胞がんなど
抗CTLA-4抗体	イピリムマブ（ヤーボイ®）	悪性黒色腫、腎細胞がん、結腸・直腸がん、非小細胞肺がん、悪性胸膜中皮腫など
	イジュド（トレメリムマブ）	肝細胞がん、非小細胞肺がん

を見逃さないようにしましょう。

免疫チェックポイント阻害薬の使用方法

　免疫チェックポイント阻害薬は単剤で投与されることもありますが、殺細胞性抗がん薬や分子標的治療薬と組み合わせた、多剤併用療法が行われることがあります。その場合は、それぞれの薬剤の副作用や出現時期に合わせたケアが必要となります。

　免疫チェックポイント阻害薬は、インラインフィルター（0.2または0.22μm）を使用し、30分以上かけて点滴静注します。ミキシング時に激しく振盪することで微粒子が生成される可能性があるため、インラインフィルターを使用します。

（黒野純子）

引用・参考文献
1）勝俣範之，菅野かおり編著：がん治療薬まるわかりBOOK第2版. 照林社，東京，2022.
2）玉田耕治：やさしく学べる　がん免疫療法のしくみ. 羊土社，東京，2016.
3）日本臨床腫瘍学会：がん免疫療法ガイドライン第2版. 金原出版，東京，2019.
4）濱口恵子，本山清美：がん化学療法ケアガイド第3版. 中山書店，東京，2020.
5）国立がん研究センター内科レジデント編：がん診療レジデントマニュアル第9版. 医学書院，東京，2022.

③ バイオマーカーと治療選択

従来のがん薬物療法では、臓器別にほぼ同じ治療が行われてきましたが、1990年以降は、遺伝子異常の有無によって、より効果の高い治療薬が選択できるようになり、個別化医療が進んでいます（▼図1）。

▼図1 従来のがん薬物治療と個別化医療の違い

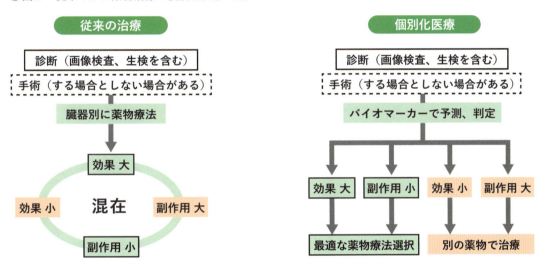

光冨徹哉：もっと知ってほしいがんバイオマーカーのこと．キャンサーネットジャパン，2016：7．より引用
https://www.cancernet.jp/bio-book（2024.9.28アクセス）

バイオマーカーとは、血液や尿、唾液、がんの細胞、組織などに含まれるタンパク、遺伝子の変化などを調べることによってわかる客観的な目印です。バイオマーカーを調べることで、個別化医療における治療選択のほか、薬剤の効果や副作用の予測にも活用できます（▼表1）。

バイオマーカーの検査は一般的に、がんの確定診断に必須である病理検査の際に行います。また生検や手術で切除されたがんの組織を用いて検査することもあります。

❶ バイオマーカーを用いた胃がんの治療選択

胃がんでは、約15％の患者さんにHER2が認められます。このバイオマーカーが認められる場合は、トラスツズマブ（ハーセプチン®）という分子標的治療薬の治療効果が高いとされています。殺細胞性抗がん薬にトラスツズマブを上乗せするとさらに腫瘍縮小効果が高くなるので、一次治療として選択されます。

また、胃がん患者の約38％にCLDN18.2というバイオマーカーが発現します[1]。近年、

表1 主なバイオマーカーと治療薬、対象疾患

バイオマーカー	薬剤の種類	一般名（商品名）	対象疾患
EGFR (epidermal growth factor receptor)	EGFRチロシンキナーゼ阻害薬	ゲフィチニブ（イレッサ®） エルロチニブ（タルセバ®） オシメルチニブ（タグリッソ®） アファチニブ（ジオトリフ®）	肺がん
	EGFR阻害薬	アミバンタマブ（ライブリバント®）	
ALK (anaplastic lymphoma kinase)	ALK阻害薬	クリゾチニブ（ザーコリ®） アレクチニブ（アレセンサ®） セリチニブ（ジカディア®） ロルラチニブ（ローブレナ®） ブリグチニブ（アルンブリグ®）	肺がん
BCR-ABL (breakpoint cluster region-abelson)	BCR-ABLチロシンキナーゼ阻害薬	イマチニブ（グリベック®）	慢性骨髄性白血病 KIT陽性消化管間質腫瘍
		ニロチニブ（タシグナ®）	慢性骨髄性白血病
		ボスチニブ（ボシュリフ®）	慢性骨髄性白血病
		ポナチニブ（アイクルシグ®）	慢性骨髄性白血病 急性リンパ性白血病
	マルチキナーゼ阻害薬	ダサチニブ（スプリセル®）	慢性骨髄性白血病 急性リンパ性白血病
BRAF (B-Raf proto-oncogene, serine/threonine kinase)	シグナル伝達阻害薬	ベムラフェニブ（ゼルボラフ®）	悪性黒色腫
		ダブラフェニブ（タフィンラー®）	悪性黒色腫、肺がん
		エンコラフェニブ（ビラフトビ®）	悪性黒色腫
		トラメチニブ（メキニスト®）	悪性黒色腫、肺がん
		ビニメチニブ（メクトビ®）	悪性黒色腫
HER2 (human epidermal growth factor receptor type2)	HER2阻害薬	ラパチニブ（タイケルブ®）	乳がん
		トラスツズマブ（ハーセプチン®） トラスツブマブ デルクステカン（エンハーツ®）	乳がん、胃がん、肺がん
RAS (rat sarcoma viral oncogene homolog)	EGFR阻害薬	セツキシマブ（アービトラージ®）	結腸・直腸がん、頭頸部がん
		パニツムマブ（ベクティビックス®）	結腸・直腸がん
CD20 (cluster designation 20)	抗CD20抗体薬	リツキシマブ（リツキサン®）	B細胞性非ホジキンリンパ腫
		オファツムマブ（アーゼラ®）	慢性リンパ性白血病
		オビヌツズマブ（ガザイバ®）	濾胞性リンパ腫
		イブリツモマブ チウキセタン（ゼヴァリン®イットリウム）	B細胞非ホジキンリンパ腫 マントル細胞リンパ腫
CD30 (cluster designation 30)	抗CD30抗体薬	ブレンツキシマブ ベドチン（アドリセトリス®）	ホジキンリンパ腫
CLDN18.2 (claudin-18 splice variant 2)	抗CLDN18.2モノクローナル抗体	ゾルベツキシマブ（ビロイ®）	胃がん

殺細胞性抗がん薬の副作用だけでなく、分子標的治療薬特有の副作用を観察する必要があります。

「CLDN18.2陽性の治癒切除不能な進行・再発の胃がん」に対して、ゾルベツキシマブ（ビロイ®）が承認されました。mFOLFOX療法と併用し、一次薬物療法として投与されます。

❷ バイオマーカーを用いた肺がんの治療選択

肺がんでは、治療開始前にバイオマーカー検査で遺伝子変異が認められると、一次治療は殺細胞性抗がん薬ではなく、遺伝子変異に合った治療薬が選択されます（▽図2）。

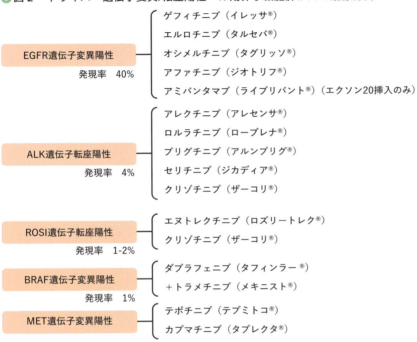

図2　ドライバー遺伝子変異/転座陽性　Ⅳ期非小細胞肺がんの治療方針[2]

例えば、バイオマーカー検査でALK遺伝子転座陽性であれば、ALK阻害薬であるアレクチニブ（アレセンサ®）、ロルラチニブ（ローブレナ®）、ブリグチニブ（アルンブリグ®）などの中から治療薬が選択されます。

（黒野純子）

引用・参考文献
1）日本胃癌学会：切除不能進行・再発胃癌バイオマーカー検査の手引き 第1.1版.
　https://www.jgca.jp/wp-content/uploads/2023/08/tebiki_01.1_202408.pdf（2024.12.1アクセス）
2）日本肺癌学会編：肺癌診療ガイドライン－悪性胸膜中皮腫・胸腺腫瘍含む－2024年版 第8版. 金原出版，東京，2024：204-205.
3）光冨徹哉：もっと知ってほしいがんのバイオマーカーのこと. NPO法人キャンサーネットジャパン，2016.
　https://www.cancernet.jp/bio-book（2024.9.28アクセス）

その3 がん薬物療法

④ 抗がん薬投与時の曝露対策

抗がん薬は、患者さんにとっては大切な治療薬ですが、医療者にとってはHD（hazardous drugs、▼表1）として位置づけられ、健康被害を起こす危険がある薬剤です。そのため、適切な曝露対策が必要となります。

▼表1　HDが医療者に及ぼす影響

急性症状	皮膚・粘膜反応	皮膚症状、接触性皮膚炎、口腔痛、咽頭痛、脱毛など
	神経症状	頭痛、めまいなど
	消化器症状	悪心・嘔吐、腹痛、下痢など
	呼吸器症状	咳、呼吸困難など
	アレルギー症状	発疹、喘息発作、目の刺激など
長期的な影響	悪性腫瘍	白血病、非ホジキンリンパ腫、膀胱がん、肝臓がんなど
	生殖への影響	不妊症、妊娠までの期間延長、早産、低出生体重児、子宮外妊娠、自然流産、流産、死産、子供の学習障害など

個人防護具（PPE）の使用

PPE（personal protective equipment、▼図1）を適切に取り扱うことで、HDからの曝露を防ぐことができます。

抗がん薬投与48時間以内の患者さんの体液（血液、尿、便、吐物など）からも曝露の可能性があるので、体液に触れる対応時にはPPEの着用が必要となります。

▼図1　抗がん薬投与時に使用するPPE

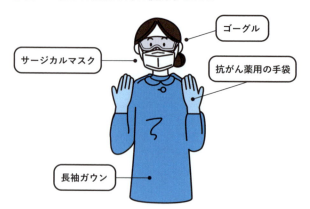

投与時の注意点

❶ 点滴時

抗がん薬の点滴を取り扱う際は、次頁のような点に注意して曝露を防ぎましょう。

❷ 内服時の注意点

内服薬は、基本的に、患者さん自身で管理してもらいます。錠剤をつぶしたり、カプセル剤を開けたりしないよう説明しておきましょう。

内服介助が必要な場合、介助者は一重手袋を装着して錠剤やカプセル剤を取り扱い、使用した手袋は、二重のビニール袋に入れて、ハザードボックスに廃棄します。

❸ 排泄時

トイレでの排泄時、尿が周囲に飛び散らないように、男性はできるだけ洋式便座に座って排泄してもらいます。また、トイレの使用後は、蓋を閉めてから流してもらいましょう。

排泄後は、流水と石けんでしっかりと手洗いしてもらいましょう。

❹ ストーマのある患者

看護師が排泄物の片づけを介助する場合は、PPEを装着します。

使用後のストーマ用具は二重にしたビニール袋に入れ、感染性医療系廃棄物として廃棄しましょう。

❺ ドレーン・カテーテルの排液回収

PPEを装着して行います。排液は排液容器に直接回収せず、ビニール袋でカバーし（▼図2）、回収後は汚染処理槽に廃棄します。

回収時に使用したビニール袋は未使用のビニール袋で二重に密閉し、感染性医療系廃棄物として廃棄しましょう。

▼図2　排液回収時の曝露対策の例

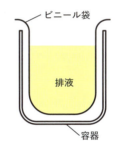

> ❗ **抗がん薬の点滴時の注意点**
>
> **抗がん薬の輸液バッグは防水シートの上に置く**
> 理由　抗がん薬の輸液バッグに抗がん薬が付着していると、曝露の危険がある
>
> **注射箋は抗がん薬の上ではなくトレイの下に置く**
> 理由　抗がん薬の輸液バッグに抗がん薬が付着していると、注射箋から曝露する危険がある
>
> **輸液セットや接続部からの抗がん薬の漏れがないか確認する**
> 理由　漏れた薬液から曝露する危険がある
>
> **点滴更新時は、点滴ボトルを下げ、顔よりも低い位置で行う**
> 理由　点滴更新時のスピル（細かい粒子）によって曝露する危険がある
>
>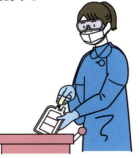

その3　がん薬物療法　④抗がん薬投与時の曝露対策

> ⚠ **抗がん薬がこぼれた場合**

がん薬物療法中にルートの接続が外れるなどして抗がん薬がこぼれたときは、スピルキットを使用して汚染区域の清掃を行います（▼図3）。

▼**図3　スピルキットの使用方法**

①ガウン、フェイスシードル、キャップ、シューズカバー、抗がん薬用のグローブを装着する。
②抗がん薬を外に広げないように防水・吸水マットに吸収させ、廃棄用袋に入れてハザードボックスに廃棄する。
③床は非アルコール性の環境清拭クロスで清拭する。
　アルコールを含む環境清拭クロスを使用すると、アルコールとともに抗がん薬が揮発し、医療者が吸入によって曝露する可能性があるため、非アルコール性の環境清拭クロスを使用する。
④使用したスピルキットは二重ビニール袋に入れてハザードボックスに廃棄する。

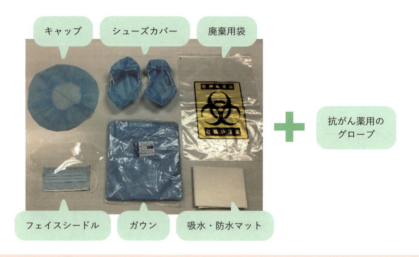

（黒野純子）

引用・参考文献
1）勝俣範之，菅野かおり編著：がん治療薬まるわかりBOOK第2版．照林社，東京，2022．
2）濱口恵子，本山清美：がん化学療法ケアガイド第3版．中山書店，東京，2020．
3）日本がん看護学会，日本臨床腫瘍学会，日本臨床腫瘍薬学会：がん薬物療法における職業性曝露対策ガイドライン第2版．金原出版，東京，2019．

その3　がん薬物療法

⑤ 有害事象と援助

1 ▶ 過敏症

　過敏症とは、抗がん薬のアレルギー反応です。免疫反応に基づく生体に対する全身的、または局所的な障害[1] のことをアレルギーといいます。アレルギーには、血中交代による液性免疫反応に基づくアレルギー（Ⅰ、Ⅱ、Ⅲ型アレルギー）[1] と感作リンパ球による細胞性免疫反応に基づくアレルギー（Ⅳ型アレルギー）[1] があります。抗がん薬におけるアレルギーはⅠ型アレルギーに属し、IgEが関与するアレルギーです。

アナフィラキシー

　アナフィラキシーとは、全身性の重篤な過敏反応のことです。通常は急速に発現し、死に至ることもあります。そのため、早期発見、早期対応がとても重要です。

　重症のアナフィラキシーは、致死的になり得る気道・呼吸・循環症状により特徴づけられますが、典型的な皮膚症状の循環性ショックを伴わない場合[2] もあります。

過敏症の症状

　過敏症の症状は、多くの場合、30分以内に出現します。

　悪心・嘔吐、掻痒感、膨隆疹、紅斑、口唇や咽頭のしびれ感・違和感など、全身どこでも出現する可能性があります。

　患者さんには、いつもと異なる感じがするときには、「大丈夫だろう」と思わずに、すみやかにナースコールを押して報告するよう、指導しておくことが重要です。

> **❗ 早期発見のポイント**
> ● 患者さんが無意識に体をかいていたり、顔が赤いことに気づいていなかったり、「さっきからじつはかゆいと思っていた」「大丈夫だと思っていた」ということもあります。
> ● このように、症状の苦痛があまり強くないことや、患者さんの、「看護師に迷惑をかけては申し訳ない」という思いによって、報告が遅れることもあります。看護師からの声かけによって、早期発見につなげましょう。
> ● 患者さんから「何だか変だな」という声をしっかり報告してもらえるよう、ナースコールは、手の届くところに置くなど、環境を整えておきます。投与前から全身状態を観察しておくことも大切です。症状に迷うときは、バイタルサインを測定しながら、患者さんの全身状態を観察しましょう。

その3　がん薬物療法　⑤ 有害事象と援助　過敏症

137

過敏症を起こしやすい抗がん薬

過敏症は、パクリタキセル、ドセタキセル、オキサリプラチン、カルボプラチンなどで起こりやすいといわれていますが、すべての抗がん薬で発症する可能性があります。

また、発症しやすい投与時期もわかってきています。過敏症やインフュージョンリアクション（IR、p.139参照）を起こしやすい抗がん薬の一覧表が、病院や薬剤部などで作成されていないか、確認しておきましょう。特に、取り扱う機会の多い抗がん薬は、薬剤師に協力してもらい、治療開始前にチェックすることも必要です。

❶ プラチナ系製剤（オキサリプラチンなど）

オキサリプラチンなどのプラチナ系製剤は、蓄積性に過敏症を発症する可能性が高いため、今までの治療歴を確認することが重要です。

オキサリプラチンは、投与中から寒冷刺激（冷たいものにしびれを感じる）が発症することがあります。口唇や咽頭部の症状は過敏症と迷うこともあるため、投与回数などからアセスメントし、医師・薬剤師と情報共有して判断していきましょう。

❷ パクリタキセル

アルコールを含むパクリタキセルの場合、アルコール症状による紅潮（顔面や体が赤く変色すること）や悪心、動悸が出現する可能性もあります。歩行時にふらつきが生じることもあるため、転倒に注意が必要です。

治療開始前に、アルコールに耐性があるか、飲酒歴なども確認しておきましょう。アルコールに弱い場合には、補液の投与や飲水を促していくことがあります。

過敏症発症時の対応

過敏症の症状を発見した場合は、抗がん薬の投与を中断し、その場を離れず、応援を要請しましょう。同時にバイタルサイン測定と、全身状態の観察を行います（▼図1）。

続いて医師の指示のもと、抗ヒスタミン薬や、副腎皮質ステロイドなどを投与します。

過敏症やIRが発症したとき、すみやかに対応できるように、必要物品をまとめたアレルギーセット（▼図2）を作成しておくのも一案です。

過敏症発症時の精神的サポート

過敏症やIRを発症した患者さんは、「今後、治療が継続できるのか」と不安に感じます。また、再投与や治療変更となった場合も、「再び同じような症状が発症しないか」という不安も生じます。

過敏症が発症する可能性が低い抗がん薬の場合には、薬剤師からも服薬指導を行うことで、安心してもらえることもあります。患者さんの不安な気持ちに寄り添い、治療を継続できるようなサポートを行うことが大切です。

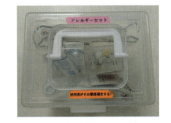

図1 過敏症治療の流れ

発症前
- 治療歴、アレルギー歴の確認
- 投与薬剤、レジメンの確認

発症時
- 発見時は、投与中断、その場を離れず、応援要請
- 他看護師は、必要物品をもって駆けつける
- バイタルサイン測定、全身状態の観察
- 医師の指示のもと、治療薬投与

発症後
- 患者さん、家族、周囲の患者への精神的サポート

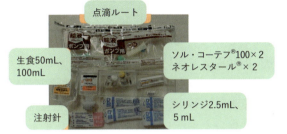

図2 アレルギーセットの例

　また、過敏症発症時の様子をみていた家族や、周囲の患者さんへの声かけも重要です。動揺があるなかで治療を行っている他の患者さんにも、すみやかに対応を行いましょう。必要に応じて、過敏症を発症した患者さんから離れたベッドへの移動も考慮します。

（山田知里）

引用文献
1）厚生労働省：リウマチ・アレルギー情報 平成22年度リウマチ・アレルギー相談員養成研修会テキスト 第1章アレルギー総論．p.5. p001-004/2009PDF (mhlw.go.jp)
2）Anaphylaxis対策委員会編：アナフィラキシーガイドライン2022．日本アレルギー学会，東京，2022：2．

参考文献
1）勝俣範之，菅野かおり：がん治療薬まるわかりBOOK第2版．照林社，東京，2022：468-469．

2 ▶ インフュージョンリアクション（IR）

　IR（infusion reaction）とは、生体内に投与された薬剤によって現れる症状の総称です。過敏症とは区別されており、分子標的治療薬（主にモノクローナル抗体薬）、免疫チェックポイント阻害薬の投与開始から24時間以内に起きるとされています。
　発症機序は不明な点が多いですが、免疫系の異常な反応によるといわれ、炎症性サイトカインの放出により、発熱を主体とするサイトカイン過剰反応（悪寒、戦慄、頭痛、倦怠感）が現れます。
　重症化すると、アナフィラキシー症状が出現したり、ショック状態となったりする場合もあるので、薬剤の投与前からアセスメントを行い、発症時には早期に対応することが重要です。

重症化予防のポイント

　IRは、早期に発見して迅速に対応することで、重症化を予防できます。発症リスクを

アセスメントして患者指導を十分に行い、発症時に使用する薬剤をすぐに使用できるよう、準備しておくことが重要です。

❶ リスクのアセスメント

投与開始前に、薬剤特性や、患者さんのリスクについてアセスメントしましょう。IRは初回および2回目の投与時に発症することが多いため、治療歴を確認しておきます。IR発症頻度が高い薬剤（▼表1）は、予防のため前投薬を使用する場合があります。特にセツキシマブ、リツキシマブ、オビヌツズマブは前投薬が必須です。投与速度について規定されている薬剤があるので、医師の指示を確認しましょう。また、投与速度上昇時にIR発症しやすいことも覚えておきましょう。

リツキシマブ、オビヌツズマブは腫瘍量が多い（25000/μL以上）とIRのリスクが高まります。心機能、肺機能障害や気管支喘息の既往がある患者さんは重症化しやすいため、既往歴を把握しておく必要があります。

薬剤師と連携し、安全な投与のためのアセスメントを強化しましょう。

▼表1　IRの発症頻度が高い薬剤の例

種類	薬剤名（商品名）	主な対象疾患	発症頻度	前投薬、投与速度規定
抗HER2抗体	トラスツズマブ（ハーセプチン®）	乳がん、胃がん	40%	投与速度規定あり
	トラスツズマブ デルクステカン（エンハーツ®）	乳がん、胃がん	1.5%	投与速度規定あり
	ペルツズマブ（パージェタ®）	乳がん、大腸がん	4.8%	投与速度規定あり
	トラスツズマブ エムタンシン（カドサイラ®）	乳がん	5.4%	投与速度規定あり
抗EGFR抗体	セツキシマブ（アービタックス®）	大腸がん、頭頸部がん	重度0.8%	抗ヒスタミン薬 投与速度規定あり
	パニツムマブ（ベクティビックス®）	大腸がん	重度1%未満	規定なし
抗VEGF抗体	ベバシズマブ（アバスチン®）	大腸がん、肺がん、乳がん	1.9%（ショック、アナフィラキシーの発症頻度）	投与速度規定あり
	ラムシルマブ（サイラムザ®）	胃がん、大腸がん、肺がん	3.0〜3.5%	抗ヒスタミン薬の使用を考慮
抗CD20抗体	リツキシマブ（リツキサン®）	悪性リンパ腫	約90%	投与30分前に抗ヒスタミン薬、解熱鎮痛薬 投与速度規定あり
	オビヌツズマブ（ガザイバ®）	悪性リンパ腫	60.3%	本剤投与の30分〜1時間前に、抗ヒスタミン薬、解熱鎮痛薬 投与速度規定あり
免疫チェックポイント阻害薬	ニボルマブ（オプジーボ®）	悪性黒色腫、肺がん、腎がん、胃がん、食道がん、頭頸部がん	3.2〜7%（アナフィラキシー、HSRを含む）	規定なし
	ペムブロリズマブ（キイトルーダ®）	悪性黒色腫、肺がん、胃がん、尿路上皮がん、食道がん	2.7%	規定なし
	イピリムマブ（ヤーボイ®）	悪性黒色腫、腎がん、肺がん、食道がん	0.7〜3.4%	規定なし

各薬剤の添付文書をもとに作成

❷ 症状の観察と患者指導

IRの前駆症状は患者さんが自覚するものが多いため、投与前に発症のリスクと症状（▼図1）について説明をしておきます。「何かおかしいな」と感じたら、軽微な症状でも医療者に伝えるように指導しましょう。

投与開始前に必ずバイタルサインを測定し、皮膚症状（発赤、皮疹）の有無を確認しておきましょう。投与中は、症状の有無やバイタルサインの変化を定期的に観察します。

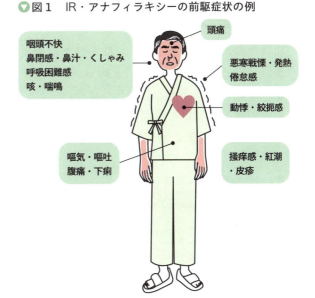

▼図1　IR・アナフィラキシーの前駆症状の例

IRの症状がさまざまであるため、判断に迷う場合もあります。その場合は、他の看護師や医師に報告し、軽微な症状でも見落とさないよう、チームで対応しましょう。

投与終了時にも、症状の有無と、バイタルサインを確認します。また、治療後24時間はIRの発症のリスクがあるため、そのことも患者さんに説明しておきます。

外来治療の場合には、帰宅後に症状が出現した際は病院へ連絡をするよう、指導しましょう。

発症時の対応

IR発症時は、ただちに薬剤の投与を中止します。その場を離れずに応援を呼び、複数のスタッフで対応しましょう。

バイタルサインと症状を確認し、医師に報告して、抗ヒスタミン薬、解熱鎮痛薬、ステロイド薬などの投与指示を確認します。IR発症時に治療薬と症状に合わせて使用する薬剤がすぐにわかるよう、マニュアルなどにまとめておくのもよいでしょう。

意識レベルや血圧の低下、呼吸状態の悪化が認められた場合にはアナフィラキシーに準じた対応をします。

患者さんの精神的サポートを行うことも重要です。IRが発症した患者さんは、IR症状に強い恐怖を抱いたり、治療ができなくなるのではと不安を抱いたりします。対処すれば症状は改善することや、再投与については医師に確認して行うことを説明し、不安軽減に努めましょう。

> 外来化学療法センターでの看護は、過敏症と同様です。

（藤井理恵）

参考文献
1）中根実：がんエマージェンシー化学療法の有害反応と緊急症への対応. 医学書院，東京，2015：44-73.
2）遠藤久美：インフュージョンリアクション. 日本がん看護学会監修，遠藤久美，本山清美編，分子標的治療薬とケア，医学書院，東京，2016：183-198.

3 ▶ 血管外漏出

　血管外漏出とは、抗がん薬が血管外へ流出または漏出することです。
　重症になると、その障害や苦痛も長期化し、深部組織まで障害され、患者さんのQOLに多大な影響を及ぼすことがあります。
　組織障害の程度は、抗がん薬の種類によって異なります（▼表1）。壊死性抗がん薬の場合、少量の漏出であっても重篤な皮膚障害を生じる可能性があるため、注意が必要です。

▼表1　組織障害性に基づく分類

壊死性抗がん薬（vesicant drug）	漏出で水疱性皮膚障害を生じ、局所壊死を惹起する薬剤
炎症性抗がん薬（irritant drug）	局所の熱感と炎症を起こすが壊死に至らない薬剤
非炎症性抗がん薬（nonvesicant drug）	炎症や壊死を生じない

重症化予防のポイント

　血管外漏出は早期発見、早期対応が、重症化を防ぐことにつながります。

❶ 血管確保時の注意点

　抗がん薬の投与を繰り返している患者さんや、高齢の患者さんは、血管が脆弱になっている場合があります。また、乳がん手術で腋窩リンパ節郭清を行った患者さん、上大静脈症候群を生じている患者さんは、患肢での血管確保が行えないことがあります。
　このように、患者さんの状況によっては、血管確保が難しいこともありますが、できるだけ弾力があり、関節に近くない血管を確保することで、血管外漏出を防ぎましょう。

❷ 静脈留置針固定時の工夫

　▼図1のように、静脈留置針の刺入部が観察しやすい、透明のドレッシング材で固定を行います。
　CV（central venous catheter）やCVポート、PICC（peripherally inserted central venous catheter）も同様に、透明のドレッシング材で固定するとよいでしょう。

▼図1　静脈留置針の固定方法

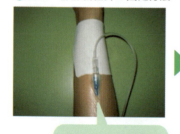
透明のドレッシング材

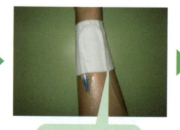
固定はループを作る

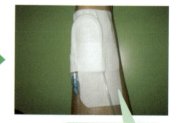
テープはオメガ貼り

❸ 定期的な観察

　末梢からの投与の場合、定期的に血液の逆流があるか、刺入部に発赤や腫脹・疼痛、違和感がないかをこまめに観察します。患者さんの自覚症状で気づくことが多いため、患者指導も重要です。血液の逆流は、輸液ボトルを穿刺部位よりも下に下げるか、血液を吸引して確認します。

　また、CVカテーテルやCVポート、PICCカテーテルであっても血管外漏出を生じます。末梢からの投与時よりも血管外漏出の発見が遅れ症状が重篤になることがあるので定期的な観察を行いましょう。

　壊死性抗がん薬を投与する際は、血管外漏出の発見が遅れる可能性があるため、輸液ポンプは使用しないほうがよいといわれています。

> **！ 血管外漏出の観察ポイント**
>
> **点滴の滴下は良好？**
>
> →指示どおりに滴下できていない場合は、血管外漏出しているかもしれません。
>
> **刺入部に疼痛や腫脹はない？**
>
> →針を挿し替えることを懸念して、症状をがまんしてしまう患者さんもいます。異変があれば伝えてもらうようにしましょう。

❹ 患者指導

　血管外漏出の危険性を十分に説明し、観察のための協力を得られるようにしましょう。穿刺部位周囲の違和感、腫脹、疼痛、点滴の滴下不良に気づいたときや、ルートを引っ張ってしまったときは、すみやかに報告するよう説明します。

　トイレなどへの移動時や、食事などで身体を動かす場合には、血管外漏出のリスクが高くなることを説明し、特に壊死性抗がん薬の投与時は体動を最小限にできるよう協力を依頼します。

発症時の対応

　適切な観察や患者指導を行っていても、血管外漏出が生じてしまうことがあります。そのようなときは、▼**図3**のような対応を行います。

▼図3　血管外漏出発症時の対応の例[1,2]

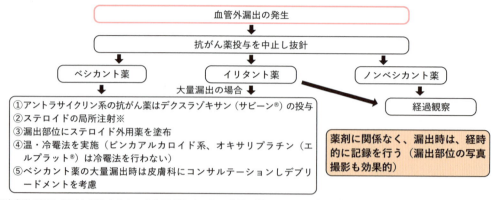

※漏出部位周囲に何回も局注するという必要があること、効果に関しては不明確との報告もあり、事例ごとに実施を検討する。

（黒野純子）

引用・参考文献
1）日本がん看護学会，日本臨床腫瘍学会，日本臨床腫瘍薬学会編：がん薬物療法に伴う血管外漏出に関する合同ガイドライン 2023年版 第3版．金原出版，東京，2022：5．
2）濱口恵子，本山清美：がん化学療法ケアガイド第3版．中山書店，東京，2020：163-164．
3）勝俣範之，菅野かおり編著：がん治療薬まるわかりBOOK第2版．照林社，東京，2022．
4）日本がん看護学会：外来がん化学療法看護ガイドライン．金原出版，東京，2014．

4 ▶ 消化器症状

悪心・嘔吐

　悪心の定義は、「咽頭部から前胸部、心窩部にかけて感じられる嘔吐が起こりそうな不快な感覚」[1]、とされています。つまり自覚症状であるため、客観的に観察できません。

　嘔吐の定義は、「胃または腸内容が食道を経て口腔より吐出される現象」[1] なので、客観的に観察できます。

　悪心・嘔吐は、抗がん薬によって、消化管にある5-HT$_3$受容体、第4脳室底にある受容器引金帯（CTZ）にあるNK$_1$受容体、ドパミンD$_2$受容体が刺激され、神経伝達物質が延髄の嘔吐中枢に伝わることで起こります。

❶ がん薬物療法開始前のアセスメント

　悪心・嘔吐は、治療前のアセスメントと予防により、なるべく体験させないようにすることが大切です。悪心の苦痛だった体験が、次回治療につながり予測性悪心の出現となるリスクになります。

　悪心・嘔吐は、発症時期により、急性、遅発性、突発性、予測性に分類されます（▼表1）。また、抗がん薬の種類により、高度リスク、中等度リスク、軽度のリスクに分類され（▼表2）、分類に応じた対応がガイドラインで決められています。

　リスクの個人要因として、年齢、性別、乗り物酔い、つわりの既往、前治療レジメンでの悪心・嘔吐、飲酒習慣などがあります。これらは治療前に情報収集し、対策に役立てましょう。

表1　悪心・嘔吐の分類

分類	特徴	対処方法
急性悪心・嘔吐	抗がん薬を投与後、数時間以内に出現する	NK₁受容体拮抗薬 5HT₃受容体拮抗薬
遅発性悪心・嘔吐	抗がん薬を投与後、24時間以降に出現し、数日継続する	ステロイド、NK₁受容体拮抗薬、ドパミン拮抗薬
突発性悪心・嘔吐	制吐薬の予防投与にもかかわらず発現・継続するもの	他の機序の制吐薬 非薬物療法
予測性悪心・嘔吐	過去に薬物療法を経験し悪心・嘔吐が出現し、次回の薬物療法を受ける前から悪心・嘔吐を生じる	抗不安薬、精神的ケア

表2　消化器がんに使用する薬剤の例[3]

高度催吐性リスク（>90%）	シスプラチン（ランダ®、アイエーコール®、シスプラチン）、ストレプトゾシン（ザノサー®）、エピルビシン塩酸塩（エピルビシン塩酸塩）、ゾルベツキシマブ（ビロイ®）　など
中等度催吐性リスク（30〜90%）	カルボプラチン（カルボプラチン）、オキサリプラチン（エルプラット®）、イリノテカン（カンプト®）　など
軽度催吐性リスク（10〜30%）	アテゾリズマブ（テセントリク®）、ゲムシタビン（ジェムザール®）、ドセタキセル（ドセタキセル）、パクリタキセル（パクリタキセル）、フルオロウラシル（5-Fu）、ニボルマブ（オプジーボ®）、パニツムマブ（ベクティビックス®）　など

※制吐薬未使用で発現率

❷ がん薬物療法中のアセスメント

制吐薬の予防投与をしても悪心・嘔吐が出現した場合には、予防に用いたものと異なる5HT₃受容体拮抗薬を使用して症状緩和に努めます。

同時に、ほかに要因がないか鑑別します。

❸ がん薬物療法終了後のアセスメント

2コース目以降の悪心・嘔吐対策を考えます。予測性悪心・嘔吐に対する薬剤の検討や口腔ケアなどケアの提案をしていきます。

● 患者さんからよくある訴え

「悪心・嘔吐の予防方法を教えてください」

催吐リスクに合わせて、制吐薬を使用します（▼表3）。前投薬は、主にアプレピタント（イメンド®）という経口薬を使用します。これは、急性悪心・嘔吐はもちろん、遅発性悪心・嘔吐に効果があり、高度催吐リスクに主に用いられています。
アプレピタントは経口薬であり、注射薬とは別に処方されている場合もあるので、血球減少などで治療が延期される際には、アプレピタントの服用も延期となることを注意しましょう。その他の薬剤も、予防的に処方する場合があるため、患者さんの状態をアセスメントして対応しましょう。
ここ最近、前投薬で混注が可能なホスネツピタント（アロカリス®）も使用するようになっています。消化器がんでは、原疾患の症状として悪心・嘔吐が出現していることもあります。アプレピタントの内服が困難な場合は、ホスアプレピタント（プロイメンド®）を使用することもあります。ホスアプレピタントはステロイドとの混注が困難であり、点滴時間が長くかかっていましたが、現在では改善されました。

▼表3　催吐リスクに合わせた制吐薬[3]

項目	対策
高度催吐性リスク	アプレピタント（イメンド®）＋5HT₃受容体拮抗薬＋デキサメタゾン
中等度催吐性リスク	5HT₃受容体拮抗薬＋デキサメタゾン
軽度催吐性リスク	デキサメタゾン
最少度催吐性リスク	制吐療法は推奨されない

食欲不振

　食欲不振とは、食物を摂取したいという生理的な欲求が低下・喪失した状態のことをいいます。抗がん薬やその他の薬剤によるもの、原疾患やがんの進行による器質的な問題によるもの、心理的な問題によるものなど、さまざまな要因によって生じます。

❶ がん薬物療法開始前のアセスメント

【食事の必要性を把握する】

　患者さんのもともとの食生活や、食事への価値観なども情報収集することが大切です。
　▼表4に示すように、疾患によっては、器質的要因により、もともと食事量が少ない患者さんもいます。そのため、「食事量が少ない＝食欲不振」とアセスメントすることが適切ではないこともあります。

▼表4　がん患者の食欲不振を誘発する原因

	症状および状況	代表的な要因
身体的因子	味覚障害 嗅覚障害	薬剤性、口腔粘膜炎、亜鉛欠乏症、中枢性・末梢性の神経障害
	消化管粘膜の障害	薬剤性、感染症、放射線治療の副作用
	悪心・嘔吐	薬剤性、器質的問題、環境、心理的な問題
	消化管の器質的な問題	術後合併症（イレウス）、進行性の消化器がん、腹水、がん性腹膜炎
	嚥下障害	腫瘍圧迫による上部消化管の狭窄、反回神経麻痺、嚥下時痛、粘膜障害
	便秘・下痢	薬剤性、消化器系のがん、腹水、宿便
	倦怠感	薬剤性、活動低下、進行がん、肝機能障害
心理社会的要因	不安、恐怖、うつ	がんおよび治療へのストレス、睡眠障害
	環境	療養環境、人間関係

田墨惠子：食欲不振. がん化学療法の副作用とケア，濱口惠子，本山清美編，がん化学療法ケアガイド第3版，中山書店，東京，2020：188. より一部改変して転載

【治療方針を理解する】

　抗がん薬による食欲不振は、患者さんによって、どこまでの回復をゴールとするのかが異なります。術前化学療法なのか、根治目的なのか、延命目的なのかによっても、食事の必要性は変わってきます。患者さんの治療内容と時期をしっかりととらえてかかわっていくことが重要です。

❷ がん薬物療法中のアセスメント

【食欲不振の要因をとらえる】

食欲不振は、抗がん薬に伴う便秘・下痢などの消化器症状や、味覚障害・口腔粘膜炎などの口腔内症状によって引き起こされることも多くあります。要因となっている症状を明確にとらえず、ただ食事を工夫する・制吐薬を使用するといったかかわりを行うだけでは、食欲不振の改善へつながらないことがあります。

● 患者さんからよくある訴え

「食欲がなくて食べられません」

食べられましたか？　という何気ない質問も、患者さんにとってはプレッシャーになってしまうことがあります。そのため、「食べたいと思うときに好きなものを食べてくださいね」「量は気にしなくて大丈夫ですよ」などと、患者さんに配慮した声かけをしましょう。症状がつらいときには、無理して食べるのではなく、休息がとれるようにします。食欲不振時でも比較的食べやすいものを提案していくのもよいでしょう。

- **好まれるもの**　冷たい麺やお茶漬け、海苔巻き、いなり寿司、果物、アイス、ジュース、スープ
  ※水分が多く、さっぱりしたもの
- **好まれないもの**　ごはん（炊きあがったにおい）、煮物、においの強いもの

「味が変わって食べられません」

亜鉛不足に伴う味覚障害の場合は、サプリメントや亜鉛製剤の内服を検討します。
今までおいしく食べられていたものがおいしく感じられなくなるという経験は、非常にショックなことです。しかし、抗がん薬治療を続けるなかでは長期的に続く症状のため、食べやすいものを一緒に見つけることが大切です。

味を感じない	→ 味付けを濃くする	苦みが強い	→ 甘みを強くする
塩・しょうゆが苦い 金属味がする	→ だしの風味や 味噌を利用する	甘みが強い	→ しょうゆや塩味を強くする 酸味のあるもの利用する

「胃もたれのようにムカムカします」

食欲不振は、悪心・嘔吐まではいかない、胃部不快感として出現することもあります。悪心・嘔吐ではないため、制吐薬は使用できないと考え、がまんして食事を摂取する患者さんも少なくありません。制吐薬の予防的な使用を提案しましょう。また、症状が強いときだけ、胃薬を定期内服することを、主治医に相談してみてもよいでしょう。

便秘

便秘とは、便が長時間にわたって腸管内にとどまることで水分が減少し、硬くなるなどの理由で、排便に困難をきたす状態をいいます。

排便の回数や間隔にかかわらず、便が硬く排便時に努力と苦痛を伴うものは便秘とみなされます。

❶ がん薬物療法開始前のアセスメント

【便秘の要因を把握する】

便秘を誘発しやすい抗がん薬もありますが、がん治療中の便秘は、それ以外の要因により生じることが多々あります。

表5のように、既往歴や環境など、さまざまな要因があることを念頭に置きましょう。

▼表5 がん治療中に生じる便秘の要因

がんの直接的影響	・腫瘍による腸管の圧迫・閉塞・狭窄 ・がん性腹膜炎による腸蠕動の低下	全身疾患の影響	・加齢 ・神経疾患（脳血管疾患、脊髄疾患）
がんの二次的な影響	・活動性低下、長期臥床による腸蠕動の低下 ・食事量低下、脱水	局所の疾患・異常	・腸ヘルニア ・直腸、肛門疾患
薬剤性	・オピオイド、化学療法薬、制吐薬（5-HT$_3$受容体拮抗薬、NK$_1$受容体拮抗薬）、抗精神薬など	その他	・環境変化 ・緊張などのストレス

長谷川久巳：がん化学療法の副作用とケア．濱口恵子，本山清美編，がん化学療法ケアガイド 第3版，医学書院，東京，2020：217．をもとに作成

【排便習慣を把握する】

排便習慣は、1日1回、2、3日に1回など、人によってさまざまです。そのため、便秘のとらえ方も、患者さんごとに異なります。

患者さんが便秘ととらえる状態が、医療者とずれている場合、下剤使用の受け入れが難しいこともあります。治療前から患者さんの排便習慣を把握し、排便コントロールの必要性を指導しましょう。

❷ がん薬物療法中・終了後のアセスメント

症状を明確にとらえる

抗がん薬投与後の排便の変化を明確にとらえ、緩下剤を選択していく必要があります。しかし、抗がん薬によっては自律神経機能障害が生じ、激しい腹痛や、イレウスを発症して、下剤が禁忌となる場合もあります。

経過観察でよいのか、緩下剤を使用したほうがよいのか、緊急処置を要するものか、患者さんの訴えや身体症状を正しくとらえてかかわることが重要です。

 抗がん薬治療を繰り返し受けているときは、前回の状況を参考にしましょう。

 腹痛や悪心が強く出現しているときにはイレウスの可能性もあるため、腸蠕動を促進する緩下剤を安易に使用すると、腸管穿孔を引き起こす危険性があります。イレウスかどうかを判断するために、まずは医師に相談しましょう。

患者さんからよくある訴え

「しばらく便は出てないけれど、食べていないから大丈夫ですよね？」

抗がん薬による食欲不振が出現し食事量が減ると、「しばらく排便がなくてもつらくない」と話す患者さんも多いです。
しかし、食事をしなくても、腸管内の粘液や細菌・細胞の残骸など、毎日15g程度の便がつくられています。抗がん薬などの影響で消化管機能が低下した体内に便が蓄積されていくと、急な悪心・嘔吐や腹痛が出現することもあります。
苦痛症状がなくても、もともとの排便習慣と比較して変化が生じ始めたときには、排便コントロールの必要性を説明してかかわっていきましょう。

「下剤なんて飲んだことないから怖いな…」

治療開始前は、緩下剤を使用することなく排便コントロールができている患者さんも多いため、緩下剤を使用することへの不安や迷いが生じるのも当然のことです。
▼表6で示すように便秘の症状にあった緩下剤の選択・使用するタイミングを考え、不安を軽減していくかかわりが大切です。
また、緩下剤を使用したときには、排便状況をこまめに観察していくことが重要です。便秘の症状が人それぞれ異なるように、緩下剤の効果も、人によって変わります。急に下痢が生じることも珍しくはありません。緩下剤を内服して下痢になったという経験は、患者さんにとっては嫌な記憶として残ってしまい、今後も治療を継続するなかで、緩下剤に悪い印象をもってしまうこともあります。
緩下剤とうまく付き合い、抗がん薬治療を受けられるよう、ブリストルスケールを用いるなどして便の性状を把握し、緩下剤の内服を継続するべきかも判断していきましょう。

▼表6　主な緩下剤の作用と使用方法の例

種類		薬剤の例（商品名）	作用	使用方法
整腸剤		・酪酸菌製剤（ミヤBM®） ・酪酸菌配合剤（ビオスリー®）	・腸内細菌を増加させる ・下痢にも便秘にも効く	・基本薬として使用 ・2週間以上使用する
浸透圧性下剤	塩類下剤	・酸化マグネシウム	・便の水分を増加させる	・どのタイプの便秘にも使用できる
	糖類下剤	・ラクツロース（ラクツロースシロップ、モニラック®・シロップ）	・腸管内容物の浸透圧を高め、腸管内の水分分泌を促進する	・慢性便秘（器質的疾患による便秘以外）に使用する ・高アンモニア血症に伴う症状を改善する
上皮機能変容薬		・ルビプロストン（アミティーザ®カプセル）	・小腸での水分分泌を促進することで、大腸に流入する水分を増加させる	・空腹時内服を避け、食直後や食事中に内服する
オピオイド誘発便秘症治療薬		・ナルデメジントシル酸塩（スインプロイク®）	・オピオイド受容体への拮抗作用をもつ	・オピオイド鎮痛薬による便秘を改善する
刺激性下剤		・センノシドA・Bカルシウム塩（センノシド錠、アローゼン®） ・ピコスルファートナトリウム水和物（ピコスルファートNa内容液®）	・腸を刺激する	・弛緩性便秘で排便習慣に合わせて使用する
胆汁トランスポーター阻害剤		・エロビキシバット水和物（グーフィス®）	・胆汁酸の再吸収を抑え大腸への移行を促すことで、水分分泌や運動を促進する	・空腹時に内服する
ポリカルボフィルカルシウム		・ポリカルボフィルカルシウム（コロネル®）	・便の水分を調整する	・過敏性腸症候群に使用する

下痢

　下痢とは、糞便中の水分増加により、軟便または水様便となっている状態をいいます。排便回数に明確な基準はなく、1日1回でも水分量が多い便が排泄されれば、下痢といいます。

❶ がん薬物療法開始前のアセスメント

【下痢を引き起こしやすい抗がん薬を理解する】

　下痢を引き起こしやすいといわれる抗がん薬には、イリノテカン（殺細胞性抗がん薬）、分子標的薬、免疫チェックポイント阻害薬の3種類があります。

　イリノテカンは早発性と遅発性双方の下痢を引き起こす可能性があり、排便コントロールが非常に重要となります。イリノテカンが体内で代謝されるとSN38という物質が発生し、便秘によりSN38が腸管内に長くとどまることで、遅発性下痢を悪化させるとされています。便秘になることで、後々下痢を重症化させるリスクがあることをふまえておきましょう。

【患者さん自身が下痢の徴候に早く気づけるかかわりをする】

　下痢の徴候に早く気づくことができるのは、患者さん自身です。しかし、排便習慣や便の性状などを患者さん自身が気に留めていないと、その気づきも遅れてしまいます。

　日ごろから、患者さん自身が排便状況に意識を向け、医療者と共有できるようにかかわり、日々の排便状況を明確にとらえながら、客観的にアセスメントしていきましょう。

　患者さんには、抗がん薬投与前から、排便状況を記録する習慣を身に着けてもらいましょう。回数・間隔・量・色・性状を日々の体調記録として残しておくと、患者さんも医療者も、排便状況の変化に気づきやすくなります。

❷ がん薬物療法中・終了後のアセスメント

【下痢の種類を見きわめる】

　抗がん薬で生じる下痢には、3種類あります（▼表7）。

　下痢が生じているときには、腹痛や食欲不振、倦怠感など随伴症状が出現していないか、把握する必要があります。肛門部の皮膚障害の程度でも、下痢の重症度を把握することができます。そのため、皮膚障害を確認・観察し、状態に応じて、症状緩和を図ります。

▼表7　抗がん薬で生じる下痢の種類

	早発性下痢	遅発性下痢	腸管感染
発症時期	抗がん薬投与から24時間以内に起こり、持続時間は短く一時的	抗がん薬投与後10日ごろ	抗がん薬投与後10〜14日ごろ
発症機序	抗がん薬により副交感神経が刺激され、腸管運動が活発となることで生じる（コリン作動性）	細胞分裂が盛んな消化管の正常細胞が抗がん薬によって攻撃されることで生じる	骨髄抑制により腸管粘膜が傷つき、防御機構が低下したために腸管感染を起こすことで生じる

【食事を工夫する】

下痢が生じているときは、胃腸への負担を軽減するため、食事による刺激を抑えることが大切です（▼表8）。

下痢が重症である場合は、無理な経口摂取は控え、点滴で補うことも主治医に相談する必要があります。高齢者や、もともと栄養状態や全身状態が不良な患者さんなどは、下痢に伴う脱水も進行しやすくなります。下痢だけでなく、脱水に伴う症状の出現に注意して食事の援助をしていきましょう。

▼表8　下痢のときの食事の工夫

刺激を抑えた食事	・香辛料や濃い味つけ、冷たすぎるもの・熱すぎるものなどを避ける ・脂肪の多い食品、食物繊維の多い食品を避ける ・冷たい牛乳、アルコール、コーヒー、炭酸飲料などを避ける
分回食	・1回の食事量を減らし、食事回数を増やす
十分な水分摂取	・スープや味噌汁、イオン飲料など

江頭文江：病態・治療をふまえたがん患者の排便ケア．医学書院，東京，2016：162．より引用

【安楽な環境の提供】

下痢が生じているときは、腸管への機械的刺激を避け、安楽に過ごせる環境を提供しましょう。

また、便に関することは、患者さんは言いにくく感じ、遠慮してしまうことがあります。看護師から積極的に声をかけてかかわっていくことが大切です（▼表9）。

▼表9　下痢が生じているときの環境調整

・おむつやパッドの使用、ポータブルトイレの設置、トイレに近い部屋への移動
・ホットパックなどによる腹部の温罨法
・患者さんに、トイレ介助や、汚れた下着や衣服の交換など、遠慮しなくてよいことを伝える
・患者さんに、症状がつらいときはいつでも教えてほしいと伝える

【止痢薬を使用する】

下痢の症状を正しくアセスメントしたうえで、止痢薬を使用します（▼表10）。

原因となる抗がん薬により、発症したときに使用する薬剤が異なるため、適切に判断する必要があります。

安易に止痢薬を使用してはいけない場合もあります。骨髄抑制による腸管感染から下痢が引き起こされている場合、止痢薬を使用することで腸内細菌をとどめてしまい症状をさらに悪化させ、重篤化することにつながることがあります。腸管感染の徴候がないか、十分に観察しましょう。

▼ 表10 主な止痢薬の作用と注意点

分類	薬剤名（商品名）	作用、注意点
腸運動抑制剤	・アヘンアルカロイド（リン酸コデイン®） ・ロペラミド塩酸塩（ロペミン®）	・オピオイド受容体に作用して腸管の蠕動運動を抑制する 注意 腸管麻痺を引き起こすことがあるため予防投与は行わない
抗コリン薬	・ブチルスコポラミン臭化物錠または注（ブスコパン®錠または注） ・アトロピン硫酸塩水和物注（硫酸アトロピン®）	・副交感神経を遮断し、消化管運動を抑制する ・早発性下痢出現時に使用することが多い 注意 緑内障・前立腺肥大症に禁忌
収斂薬	・タンニン酸アルブミン（タンナルビン®）	・腸粘膜タンパクと結合して被膜を形成し、炎症の消退・粘膜の刺激を緩和する ※ロペミン®の効果を減弱するため同時服用はしない
消化管用吸着剤	・天然ケイ酸アルミニウム（アドソルビン®）	・胃腸管内の細菌性毒素、過剰の水分・ガス、粘液などを吸着して排除する作用をもつ
乳酸菌製剤	・ラクトミン製剤（ビオフェルミン®） ・ビフィズス菌（ラックビー®）	・乳酸の産生を抑え、病原菌の増殖を抑制する ・腸内細菌叢を整え下痢を軽減する
酪酸菌製剤	・酪酸菌（ミヤBM®）	・ビフィズス菌の発育促進等による腸内細菌に対する作用、薬物療法投与時における整腸作用を有する
IBS治療薬	・ポリカルボフィルカルシウム（コロネル®）	・消化管内で35倍以上の水分を吸収して膨潤・ゲル化することにより軟便を固形化する
その他	・オクトレオチド酢酸塩（サンドスタチン®）	・重度の難治性下痢、重篤な合併症（腹痛・嘔吐・発熱・敗血症など）を有する場合に使用することが推奨されている ・腸管壁からの電解質や水分の分泌を抑制するとともに、吸収を促進し、腸蠕動を抑制する

● 患者さんからよくある訴え

「食べるとすぐ下痢になってつらい」

遅発性下痢を発症しているときは、腸管粘膜が障害されることで、水分吸収障害や腸液分泌過多などが生じ、経口摂取するとすぐに下痢になる患者さんもいます。
症状が悪化すると、トイレに間に合わず便失禁をしてしまうことがあります。下痢のために何度もトイレに行く疲労感に加え、本来の自分ではありえない便失禁などに対するショックなどは、患者さんの精神面や身体面に、大きな影響を及ぼします。

（堀田枝里、村瀬はるか）

引用文献
1）日本がん看護学会教育・研究活動委員会コアカリキュラムワーキンググループ：がん看護コアカリキュラム日本版：手術療法・薬物療法・放射線療法・緩和ケア．医学書院，東京，2017：151．

参考文献
1）秋元典子，眞嶋朋子，山内洋子，他：がん看護コアカリキュラム日本版．医学書院，東京，2017．
2）長谷川久巳：がん化学療法の副作用とケア．濱口恵子，本山清美編，がん化学療法ケアガイド，中山書店，東京，2020．
3）日本癌治療学会編：制吐薬適正使用ガイドライン2023年10月改訂 第3版．金原出版，東京，2023．

5 ▶ 骨髄抑制

骨髄抑制とは、骨髄のはたらきが低下した状態です。がん薬物療法で使われる一部の薬剤により骨髄が影響を受けると、血液細胞をつくる機能が低下します。

血液細胞のうち、白血球が減少すると感染症が、赤血球が減少すると貧血が、血小板が減少すると出血などが起こりやすくなるため、観察や対応が必要となります（▼表1）。白血球が減少している時期に、体温が37.5℃以上に発熱した状態を発熱性好中球減少症（febrile neutropenia：FN）と呼びます。感染症を併発すると重症化しやすく命にかかわる可能性があります。早急な対応が必要です。

薬剤の投与後、1～2週間で最低値となり、約3週間で回復します。

▼表1 血球減少による影響と観察、患者指導、対処のポイント

	白血球減少	赤血球減少	血小板減少
影響	感染症にかかりやすくなる	貧血 →疲れやすくなる →倦怠感 →頭が重い	出血しやすくなる
観察ポイント	感染を起こしやすい部位と症状（▼図1）を確認する	貧血は進行がゆるやかな場合、自覚症状が乏しいことがあるため、赤血球数や体動時の脈拍、呼吸数の変化を確認する	口腔粘膜出血、皮下出血、便や尿の状態など、出血傾向の有無
患者指導のポイント	・手洗い、うがいを行う ・発熱時や感染を起こしやすい部位の異常に気がついたら、医療者にすぐに報告する	・めまいの恐れがあるときは、急に起き上がらず、ゆっくりと立ち上がるようにする ・休息を取りながら行動し、保温や睡眠を十分にとる	・激しい運動は避け、転倒や外傷に注意する ・強く鼻をかまない、トイレでいきまないなど出血に注意する ・採血部位は確実に圧迫止血する
対処方法	・感染予防行動の徹底 ・G-CSF（granulocyte colony stimulating factor：顆粒球コロニー刺激因子）で予防・治療が可能 ・発熱時はすぐに医師に報告し、必要な検査や抗菌薬による治療を開始する	・赤血球輸血が唯一の対処方法	・出血予防のための予防的血小板輸血が唯一の対処方法

▼図1 感染を起こしやすい部位と症状

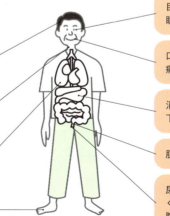

全身：38℃以上の発熱、寒気、ふるえ、関節痛、頭痛など

頭皮：赤み、かゆみ、腫れ

上気道：鼻水、喉の腫れ・痛みなど

呼吸器：咳、痰、息苦しさ

皮膚：赤み、発疹、水疱、腫れ、痛み
チューブ類のまわり：赤み、腫れ、痛み

目：目の充血、結膜炎、角膜損傷、眼球損傷など

口腔：口腔内の発赤・腫れ・痛み、歯の痛み

消化器：胃・腹痛、吐き気、下痢など

肛門：赤みや腫れ、痛み

尿道・膀胱：尿のにごり、尿が近くなる、排尿時の痛み、残尿感
腟：おりものが増えるなど

● **よくある患者さんからの訴え**

「生ものは食べてよいの？」
「お寿司は？　生クリームは？　梅干しや漬物は？　チーズは？」

食事の制限については、疾患や治療、白血球の状態によって異なるため、医師に相談して対応しましょう。
また、抗がん薬の副作用により、味覚障害がある患者さんもいます。
制限がある場合は、いつなら食べてよいのか、どんなものなら食べてよいのかなど、食べることが可能な時期や内容も合わせて伝えるようにしましょう。

（高畑知帆子）

参考文献
1）国立がん研究センター：がん情報サービス用語集「骨髄抑制」．
https://ganjoho.jp/public/qa_links/dictionary/dic.01/modal_kotsuzuiyokusei.html（2023.1.14アクセス）
2）村上富由子：白血球減少に伴う易感染．勝俣範之，菅野かおり編著，がん治療薬まるわかりBOOK第2版，照林社，東京，2022：400-401．
3）大上幸子：赤血球減少に伴う貧血．勝俣範之，菅野かおり編著，がん治療薬まるわかりBOOK第2版，照林社，東京，2022：402-403．
4）村上富由子：発熱性好中球減少症．勝俣範之，菅野かおり編著，がん治療薬まるわかりBOOK第2版，照林社，東京，2022：404-406．
5）大上幸子：血小板減少に伴う出血傾向．勝俣範之，菅野かおり編著，がん治療薬まるわかりBOOK第2版，照林社，東京，2022：407-409．

6 ▶ 腫瘍崩壊症候群

抗がん薬によって大量のがん細胞が短期間で破壊されると、がん細胞の「死骸」が発生します。この成分などによって、高尿酸血症、高リン酸血症、低カルシウム血症、代謝性アシドーシス、高カリウム血症、腎不全、呼吸不全といったさまざまな状態が生じることを、腫瘍崩壊症候群といいます（▼図1）。

初回の抗がん薬治療を開始してから12〜72時間以内に発症するとされていますが、大部分は、24〜48時間に発症することが多いようです。

腫瘍崩壊症候群になりやすい状態は、▼表1のとおりです。

▼図1　腫瘍崩壊症候群の発症機序

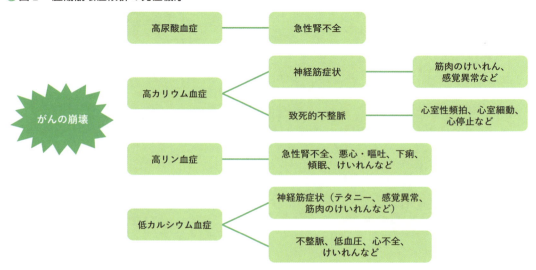

表1　腫瘍崩壊症候群になりやすい状態

- 血液の疾患、胚細胞腫瘍など腫瘍量が多い
- 腫瘍が骨髄への浸潤を起こしている
- 脱水を起こしている、腎機能低下（治療前の尿量が少ない、BUN高値、血清Cr高値）
- 巨大な腹部の疾病がある
- 治療前の広範囲のリンパ節病変がある
- 治療前の白血球数、治療前の尿酸・カリウム・リンが高値、LDHが高値である

腫瘍崩壊症候群について、患者さんに説明するときの例
「腫瘍崩壊症候群は、抗がん薬がよく効いて急にがんが小さくなる過程で起こるものです。
壊れたがん細胞は腎臓から尿として、身体の外に排泄されますが、がん細胞が壊れるスピードが速すぎてしまうと、排泄が間に合わなくなり、身体に溜まってしまいます。すると、腎臓や心臓に負担がかかり、腎不全、心不全のような危険な状態に進行します。
自覚症状として、手足のしびれ、感覚異常、動悸、低血圧、けいれんなどが生じることがあります。」

！看護のポイント

❶治療開始前のリスクアセスメント

疾患や血液データから、リスクをアセスメントし、医師に確認します。

❷予防対策の確実な実施

補液の実施、尿酸生成阻害薬（アロプリノール［フェブリク®］）の内服や、尿酸分解酵素薬（ラスブリカーゼ［ラスリテック®］）の点滴投与をする場合があります。
ラスブリカーゼは血中濃度採血を行い、モニタリングが必要となります。採血時、検体は冷却してすぐに提出する必要があります。

❸発症に備える

毎日の体重、IN-OUTのバランス、バイタルサインの治療前からの変化、自覚症状などを観察します。

❹患者指導

腎機能が悪くならないようにするためには、尿を出すことが重要です。そのため、大量の点滴を数日間行い、利尿薬を使用することもあります。
患者さんは頻繁にトイレに行かなければなりませんが、安全に治療を進めるためには必要であることを説明しましょう。

（高畑知帆子）

参考文献
1）東和薬品：「抗がん剤ナビ」腫瘍崩壊症候群
　　towa-oncology.jp（2023.1.26アクセス）
2）菅野かおり：腫瘍崩壊症候群. 勝俣範之，菅野かおり編，がん治療薬まるわかりBOOK第2版，照林社，東京，2022：421-423.

7 ▶ 腎機能障害

　腎機能障害とは、腎臓の機能である老廃物や代謝物の排泄をする機能が障害された状態のことをいいます。

がん薬物療法時の腎機能障害には、抗がん薬による直接障害によるものと、腫瘍崩壊症候群のような二次的な障害によるものがあります。

　また、高齢者はもとから腎機能が低下していることがあるため、注意する必要があります。

腎機能障害を起こす抗がん薬

　腎機能障害を起こす薬剤には、シスプラチン、メトトレキサート、イホスファミド、シクロホスファミドがあります（▽表1）。

▽表1　腎機能障害を起こす代表的な抗がん薬と特徴

	特徴・注意点	腎機能障害発症時の予防方法
シスプラチン	・腎毒性が用量規制毒性（これ以上の増量ができない理由となる毒性）となる代表的な薬剤 ・消化器症状のため経口摂取が困難な場合は、脱水により腎障害が起こりやすくなる	・大量の生理食塩液の輸液など、投与前後の水分負荷により予防できる
メトトレキサート	・腎排泄性の薬剤で、大量投与時に腎毒性が問題となる ・メトトレキサートの作用を増強する可能性があるため、スルファメトキサゾール・トリメトプリム（バクタ®）、NSAIDsの併用は避けることが多い ・尿を酸性化するフロセミド、チアジド系などの利尿薬は使用を中止し、利尿薬が必要な場合は、アセタゾラミド（ダイアモックス®）を使用する	・ホリナートカルシウム（ロイコボリン®）による中和なども予防に効果的。メトトレキサートの血中濃度採血を行い、血中濃度が高い場合は、ホリナートカルシウムの量を増加する
イホスファミド シクロホスファミド	・出血性膀胱炎、近位尿細管障害をもたらし、時に致死的となる	・出血性膀胱炎予防にはメスナ（ウロミテキサン®）の投与が有効である

! 看護のポイント

❶症状の早期発見と早期対応

尿の色の変化や浮腫などの症状出現時には、すぐに医療者に伝えるよう説明します。

❷排泄の援助

大量に輸液や利尿薬を投与すると、頻尿となります。抗がん薬治療中の場合は、悪心・嘔吐や倦怠感などが出現していることも多いため、排泄行動により疲労が増す場合があります。転倒予防など、環境を整えましょう。

経口での水分摂取を促す場合は、1.0〜1.5L程度を目標にしましょう。水分は、カフェインが入っていないものを勧めます。

ただし、抗がん薬による悪心・嘔吐がある場合は、無理をする必要はないという補足説明も必要です。

（高畑知帆子）

引用・参考文献
1）濱口恵子，本山清美編：ベスト・プラティクスコレクションがん化学療法ケアガイド第3版．中山書店，東京，2020.
2）愛知県がんセンター中央病院看護部編：がん看護ポケットマニュアル-化学療法/放射線療法/がんリハビリ/緩和ケアジェネラリストナースのための．メディカ出版，大阪，2011.

8 ▶ 口腔粘膜炎

　口腔粘膜炎とは、口腔粘膜の炎症のことをいいます。口腔粘膜は7〜10日周期で分裂・増殖を繰り返しています。そのため抗がん薬の影響を受けやすく、がん薬物療法を受ける患者さんでは、40〜70％に口腔粘膜炎が発症するといわれています。抗がん薬投与後2〜10日で発症することが多く、好中球の回復に伴い、2〜3週間で改善します。

　抗がん薬で発症する口腔粘膜炎は、可動粘膜に発症し、広く深くなる特徴があります。口腔粘膜炎の症状は、疼痛のほか、出血、腫脹、発赤、口腔内の乾燥、味覚の変化、食欲不振などがあります。口腔粘膜炎は口腔粘膜の苦痛だけでなく、コミュニケーション障害や精神的苦痛を生じさせ、QOLを低下させる要因にもなります。また、摂食障害による栄養状態の悪化や、それに伴う感染防御機能の低下など、全身状態に影響することもあります。

　痛みをコントロールして、適切なケアを行い、悪化を防ぎつつがん薬物療法の治療を継続することがケアのポイントになります。

口腔粘膜炎の発症機序

　がん薬物療法を受ける患者さんにみられる口腔粘膜炎の発症には、直接作用と間接作用の、2つの要因があります。

❶ 直接作用

　抗がん薬の投与により活性酸素が産生されると、粘膜細胞が破壊され、再生が阻害されます。これにより炎症反応が起こって、口腔粘膜炎が生じます。

❷ 間接作用

　好中球減少が認められる時期は、口腔内が易感染状態となります。これにより口腔内の常在菌による局所感染が生じ、二次的な口腔粘膜炎が起こると考えられています。

　例えば、カンジダやヘルペスのような真菌やウィルスへの感染、歯肉炎などのリスクが増大します。

口腔粘膜炎を起こしやすい薬剤

　口腔粘膜炎を起こしやすい抗がん薬による治療だけでなく、多剤併用療法や大量化学療法などでも、口腔粘膜炎の発症頻度は高くなります。

　シスプラチンやカルボプラチンなどの白金製剤を含むレジメンでは、口腔粘膜炎の発症率は、およそ40％以上といわれています。

　このほかにも、メトトレキサートの大量投与や、タキサン系のドセタキセル、パクリタキセル、内服薬のS-1、分子標的薬のセツキシマブ、ベバシズマブなども口腔粘膜炎を起こしやすいといわれます（▼表1）。

予防のポイント

❶ リスクの確認

　がん薬物療法における口腔粘膜炎の要因は、治療内容では、抗がん薬の種類や投与量だけでなく、ステロイドやワクチン類の使用、放射線治療などがあります。

　また、患者さんの状態に関しては、唾液分泌の減少、粘膜角質化の低下、退行変化などにより歯肉炎の罹患率の高い高齢者なども、要因として挙げられます。

　抗がん薬の治療内容から口腔粘膜炎発症のリスクを確認しておくと同時に、患者さん1人1人がもつ要因を確認しておく必要があります。

❷ 口腔内の観察

　▼表2のようなポイントを観察しておきます。感染源となりうるう歯や歯槽膿漏などは治療し、必要があれば抜歯しておきましょう。歯石や歯垢、舌苔などは除去し、歯に尖った部分があれば、削ったり、カバーしたりすることで、粘膜を傷つけないようにします。

　口腔粘膜炎は、歯が接触する口唇や頬粘膜にできやすい傾向がありますが、歯並びなどの条件により発症部位は患者さんによって異なります。

▼表1　口腔粘膜炎の発症頻度が高い抗がん薬[1]

抗がん薬の種類		抗がん薬（一般名）
殺細胞性抗がん薬	アルキル化薬	シクロホスファミド、イホスファミド、メルファラン
	代謝拮抗薬	フルオロウラシル、カペシタビン テガフール・ギメラシル・オテラシルカリウム メトトレキサート、ゲムシタビン トリフルリジン、チピラシル
	抗がん性抗菌薬	ドキソルビシン、ダウノルビシン ブレオマイシン
	白金製剤	シスプラチン、カルボプラチン オキサリプラチン
	植物アルカロイド	ビンクリスチン、パクリタキセル ドセタキセル、エトポシド、イリノテカン
分子標的薬	シグナル伝達系阻害薬	エベロリムス、ソラフェニブ、スニチニブ レンバチニブ、レゴラフェニブ ゲフィチニブ、エルロチニブ、ラパチニブ
	抗体薬	セツキシマブ、パニツムマブ

▼表2　観察ポイント

	治療開始前	口腔粘膜炎発症時
口腔内の観察	・口腔内の状態（う歯や歯槽膿漏などの有無、かみ合わせなど） ・衛生状況 ・義歯	・口腔粘膜炎の部位と症状 ・口腔内の乾燥 ・疼痛の有無
セルフケア状況	・口腔ケアの実施状況 ・セルフケア能力	・清潔ケアの実施状況 ・食事摂取状況、味覚の変化 ・日常生活への影響
血液データ		・炎症反応、栄養状態の確認
その他	・PS（Performance Status） ・危険因子	・治療の効果 ・精神面の変化

発症時の対応

口腔粘膜炎は、▼表3のようなGradeで評価します。目標は、Grade 2 まででコントロールすることです。Grade 3 になると入院の適応となり、補液を行う必要があります。

▼表3 口腔粘膜炎：評価基準

CTCAT v4.0	Grade 1	Grade 2	Grade 3	Grade 4	Grade 5
口腔粘膜炎	症状がない、または軽度の症状；治療を要さない	経口摂取に支障がない中等度の疼痛または潰瘍；食事の変更を要する	高度の疼痛；経口摂取に支障がある	生命を脅かす；緊急処置を要する	死亡

有害事象共通用語規準 v5.0 日本語訳JCOG版より引用

口腔ケア

口腔粘膜炎の予防は難しいといわれていますが、症状を増悪させないためにも口腔ケアが重要になります（▼表4）。

口腔粘膜炎発症のリスクの高いレジメンに関しては、歯科衛生士による口腔ケア指導や、栄養士による栄養指導など、多職種で連携してケアを行うとよいでしょう。

▼表4 口腔ケアのポイント

	ポイント	具体的なケア
①治療開始前	・口腔内環境を改善させる	〈口腔ケア〉 ・食後の歯みがき、うがい：セルフケアが主体 〈歯科受診〉 ・う歯や歯周病などの治療 ・義歯の調整 ・歯石の除去など
②治療開始後	・ケアの継続 ・口腔内の清潔を保つ ・乾燥させないように保湿する ＊薬剤投与中にはクライオセラピー（口腔内冷却法）を行う場合もある ＊悪心・嘔吐があるときは、歯磨き粉の使用を控える、制吐薬の効果があるときや体調のよいときに行う、食後ではなく食前に変更したり、うがいだけにしてみる	〈口腔ケア〉 ・ブラッシング：歯ブラシは普通〜やわらかめのナイロン製、毛先はストレートでコンパクトなもの、歯磨き粉は低刺激なものを選択する ・含嗽：1日最低7〜8回が推奨されているため、こまめな含嗽を心掛ける（起床時、食間、就寝時など） 〈保湿〉 ・含嗽や水分摂取 ・乾燥が強い場合は人工唾液や保湿液を試みる
③口腔粘膜炎発症時	・粘膜保護と二次感染予防 ＊骨髄抑制の時期は十分な観察と適切なケアを継続する	〈口腔ケア〉 ・可能な限りブラッシングを継続 ・痛みや出血があれば、スポンジブラシを使用 ・スポンジブラシは粘膜をケアする目的のため、歯は歯ブラシでのケアが望ましい。 ・薬剤の使用：鎮痛薬や粘膜保護薬などを使用する場合は歯科や主治医、薬剤師に相談する。
④疼痛緩和	〈食事や嗜好品の注意点〉 ・香辛料や酸味など刺激の強いものは避ける ・喫煙やアルコールは避ける ・濃い味付けはしみるため、薄味にする ・硬いものや乾燥したものは避ける ・細かく刻んだり、やわらかくしたりする ・極端に熱いものや冷たいものは避ける	〈うがい薬の工夫〉 （例）4％リドカイン+アズレンスルホン酸ナトリウム水和物+グリセリン+水道水もしくは生理食塩液に溶解して使用する 〈鎮痛薬の使用〉 ・オピオイドや非オピオイド系の鎮痛薬の使用

（宮田和美）

引用・参考文献
1) 日本がんサポーティブケア学会，日本がん口腔支持療法学会編：がん治療に伴う粘膜障害マネジメントの手引き2020年版．金原出版，東京：2020：22．
2) 本山清美，濱口恵子，編者：ベストプラクティスコレクション がん化学療法ケアガイド改訂版．中山書店，東京，2012．
3) 坪井正博監修，渡邉眞理，坪井香編者：ナースのための優しくわかるがん化学療法のケア 第2版．ナツメ社，東京，2018．

9 ▶ 倦怠感

がんに伴う倦怠感は、「最近の活動に合致しない、日常生活機能の妨げとなるほどの、がんまたはがん治療に関連した、つらく持続する主観的な感覚。身体的、感情的かつ／または認知的倦怠感または消耗感」[1)]と定義されています。

具体的には、●表1のような感覚が現れます。倦怠感は、抗がん薬の開始当日から数日までの間にピークを迎え、回復していくことが多くなります。複数回投与を行っていると、倦怠感の症状が強く、期間も長くなることがあります。

▼表1　倦怠感の具体例

身体的	疲れやすい、だるい
感情的	やる気がない、興味がない、集中力の低下
認知的	注意力の低下、忘れやすい、考えがまとまらない

さらに最近は、免疫チェックポイント阻害薬による免疫関連有害事象（irAE）に関連した、倦怠感症状もあります。

倦怠感の要因

倦怠感は、すべての抗がん薬で発症する可能性があります。また、抗がん薬による他の副作用（悪心、下痢、便秘、電解質異常、肝障害、腎障害、貧血、睡眠障害など）が関連して倦怠感につながることもあります。

倦怠感の要因としては、抗がん薬以外にも、●表2のようなものが挙げられ、多くは、疼痛・苦痛・貧血・睡眠障害などとともに現れます。がん薬物療法中であっても、他の要因から発症する倦怠感はないか、検査データなど確認し、評価していくことも必要です。

▼表2　倦怠感の要因

・疼痛 ・精神的苦痛：抑うつ、不安 ・貧血 ・睡眠障害：閉塞性睡眠時無呼吸、下肢上肢不能症候群、ナルコレプシー、不眠	・栄養評価：栄養・カロリー摂取の変化、体液電解質異常（ナトリウム、カリウム、カルシウム、マグネシウム） ・活動：活動低下、体力低下 ・他の疾患：感染、心機能障害、肺機能障害、腎機能障害、肝機能障害、神経機能障害、内分泌機能障害（甲状腺機能低下症、性腺機能低下症、副腎機能不全）

観察のポイント

倦怠感は、主観的な症状であるため、数値やフェイススケールなど視覚的なツールを用いることが効果的です。患者さんが症状を医療者に伝えやすいようにしましょう。併せて、出現しやすい時期や、倦怠感の程度についても、治療の前後やレジメン変更時などに、定期的に聴取することが望ましいです。

> 倦怠感を患者さんに尋ねるときは、以下のような聞き方をしています。参考にしてください。
> 「どのようなときにしんどいですか？ 朝、起きたとき？ 夕方、何かし終えたとき？」
> 「ずっと横になっていたい感じですか？」
> 「外出はしたくないけど、身の回りのことはできますか？」
> 「何をしているときに楽になりますか？」
> 「少しでも横になった後は、楽になりますか？」
> 「好きなこと、趣味はできていますか？」

対処方法

　治療期の倦怠感の症状改善の目的で、ステロイド投与を行うことはありませんが、ほかの副作用（悪心・嘔吐など）の対症療法目的で使用し、倦怠感の症状改善につながることもあります。

　また、CHOP療法など治療のためにステロイド内服を行っている場合などは、内服が終了したのちに離脱症状として倦怠感が出現することもあります。

　▼表2にまとめた要因の中から、対処方法を考えてみることも必要です。疼痛コントロールや精神的サポート、栄養状態の改善には、栄養相談を行うとよいでしょう。

　さらに、リラクゼーションや休息、運動（ヨガ、ストレッチ、趣味のスポーツなど）は、患者さん個人のライフスタイルなどにあわせて、患者さんが安楽と感じる方法を提案・相談できることが必要です。

　なかには、自分に合った方法を見つけて、倦怠感を軽減している患者さんもいます。

> （例）
> ● 仕事をしている患者さん：仕事中に時間をみつけて30分ほど目をつむり、休んでみる
> ● 主婦の患者さん：家事がつらいときには家族に依頼する
> ● 高齢者の患者さん：万歩計で毎日目標を決め、散歩している

　倦怠感は、がん薬物療法を受ける患者さんにとってつらい症状ですが、客観的評価が難しく、対処方法もさまざまです。つらさを軽減できる方法を患者さんと一緒に考え、治療継続の意思をサポートできるようにすることが大切です。さらに、日常生活を安楽に過ごせるためには、家族や周囲の人の協力も不可欠です。

（山田知里）

引用文献
1）NPO日本乳がん情報ネットワーク日本語訳：NCCN腫瘍学臨床実践ガイドライン™　癌に伴う倦怠感.
http://www.jccnb.net/guideline/images/gl16_fati.pdf（2024.9.28アクセス）

10 ▶ 末梢神経障害

　末梢神経障害は、指先のしびれ感（刺すような痛み）からはじまります。深部腱反射の低下も生じ、進行すると筋力も低下して、垂足歩行困難、麻痺などに進展することもあります。

　末梢神経障害は、▼表1のような抗がん薬で生じやすくなっています。

発症時期は、早いものでは、薬投与から2〜3日ですが、数週間後に発症する場合もあります。投与回数を重ねるにつれて、しびれが強くなっていくことがあります。

▼表1　末梢神経障害を起こしやすい抗がん薬

一般名（薬品名）	発症頻度	発症時期	部位・特徴
オキサリプラチン（エルプラット®）	85〜95%	急性の神経障害は30〜60分後に発症、寒冷刺激でしびれが誘発、増強	手袋・靴下型のしびれや感覚異常が出現
パクリタキセル（タキソール®）	40〜45%	蓄積毒性 総投与量が増加するほど発現しやすい	手袋・靴下型のしびれ
ボルテゾミブ（ベルケイド®）	35%	$30mg/m^2$くらいで発症	四肢末梢のしびれ
シスプラチン（ランダ®、ブリプラチン®）	頻度不明	総投与量が$250〜500mg/m^2$で何らかの末梢神経が出現	下肢やつま先のしびれ
ビンクリスチン（オンコビン®）	5%以上	容量規制毒性：1回投与量が最大2mg、投与後2か月以内に発症	指先のしびれ

末梢神経障害の注意点と対処方法

❶ オキサリプラチン（エルプラット®）の場合

オキサリプラチン（エルプラット®）投与時に生じる末梢神経障害には、投与直後から数日で改善する急性期のしびれと、症状が遅延する持続性のしびれの2種類があります。

急性のしびれは、手足、口の周囲に出現しやすくなっています。具体的には、舌に違和感が生じる、喉や顎がしめつけられる、食べ物や飲み物が飲み込みにくいなどです。

持続性のしびれは、投与回数を重ねるにつれて増強していきます。

これらの症状は、体が冷えたときや、冷たい物に触れたときに現れやすくなります。そのため、室内と外気温の温度差にも注意するなど、日常生活における注意点（▼表2）について、患者さんに説明しましょう。

末梢神経障害は、抗がん薬投与終了後も症状が数か月持続するといわれますが、個人差があり、より長期になることもあります。

症状は内服薬によりやわらぐこともありますが、現時点で確立された薬物療法はありません。

❷ その他の抗がん薬の場合

末梢神経障害により日常生活に影響が及ぶため、患者さんには、▼表3のような注意点について説明しておきましょう。

▼表2　オキサリプラチン（エルプラット®）投与時における日常生活の注意点

・冷たいものに触れることや飲むことを避ける
・洗面や手洗いでは、可能な限り温水を使う
・炊事や洗濯時は、厚めのゴム手袋を使う
・皮膚が濡れたらすぐに水分をふき取る
・エアコンなどの冷気に体をさらさない
・カーディガン、ストール、マスク、手袋などを準備しておく

▼表3　末梢神経障害に関連した日常生活の注意点

・刃物を使用するときは、外傷に注意する
・低温熱傷を起こすことがあるため、ストーブやコンロ、カイロなどの使用時は注意する
・ボタンのかけはずしや薬の取り扱いなどの細かい作業がしにくい場合は、家族に協力を依頼するなど、方法を工夫する
・日常生活に影響が出た場合、抗がん薬を休薬することがある

末梢神経障害に対する薬物療法は確立されておらず、▼表4のような薬剤が使用されることがありますが、効果には個人差があります。

▼表4　末梢神経障害に使用する薬剤

	薬剤の例	用途
抗うつ薬	デュロキセチン塩酸塩カプセル（サインバルタ®カプセル）	痛みに対して使用する
疼痛治療薬	プレガバリンカプセル（リリカ®カプセル）・ミロガバリン（タリージェ®）	末梢神経から中枢神経へ痛みを伝える伝導物質の過剰放出を抑え、末梢神経障害をやわらげる
ビタミン剤	ビタミンB12	しびれの症状に対して使用する

（松下寛美）

引用・参考文献
1）佐々木常雄，岡本るみ子：新がん化学療法ベスト・プラクティス. 照林社，東京，2012：188-195.
2）浜口恵子，本山清美：がん化学療法ケアガイド改訂版. 中山書店，東京，2021：181-188.

11 ▶ 皮膚障害

抗がん薬にはいろいろな副作用があります。その1つが、皮膚や爪に起こる皮膚障害です（▼図1）。多くは皮膚に赤く盛り上がったブツブツが出る「発疹」、皮膚表面に赤い斑点ができる「紅斑」、皮膚や爪が黒くなる「色素沈着」、爪のまわりの炎症などです。

分子標的薬や免疫チェックポイント阻害薬といった新しい抗がん薬では、違ったタイプの皮膚障害が出ることもわかっています。

▼図1　皮膚障害を起こしやすい主な薬剤の例と時期の目安

【ざ瘡様皮疹】

一般名（商品名）＼日目	1	2	3	4	5	6	7	8	9	10	11	12	13	14	15
セツキシマブ（アービタックス®）															
パニツムマブ（ベクティビックス®）															
エルロチニブ塩酸塩（タルセバ®）															
ゲフィチニブ（イレッサ®）															
ラパチニブトシル酸塩水和物（タイケルブ®）															
アファチニブマレイン酸塩（ジオトリフ®）	投与1週間から2週間以内に発症することが多い														

【手足症候群】

一般名（商品名）＼日目	1	2	3	4	5	6	7	8	9	10	11	12	13	14	15
ドキソルビシン塩酸塩（ドキシル®）	圧力のかかる部分（手のひら、踵）に発症しやすい														
カペシタビン（ゼローダ®）															
ソラフェニブトシル酸塩（ネクサバール®）															
レゴラフェニブ水和物（スチバーガ®）															

皮膚障害の発症機序

　詳細はまだよくわかっていませんが、抗がん薬の作用によって皮膚の新陳代謝が抑えられることが基本的な要因だと考えられています。また、抗がん薬の分類によっても変わってきます。

❶ 殺細胞性抗がん薬

　細胞分裂が活発ながん細胞に作用しますが、正常な細胞にも影響を与えるため、副作用が出やすいという欠点があります。
特に皮膚や爪は細胞分裂が早いため、抗がん薬の影響を受けやすくなります。

- 薬剤の例：フルオロウラシル、カペシタビン
- 皮膚障害の例：発疹、紅斑、色素沈着、皮膚の乾燥、爪の変化、手足症候群

❷ 分子標的薬

　薬剤の標的はがん細胞だけではなく、皮膚細胞の中にもあるので、皮膚が薬剤の影響を受けることがあります。そのため、皮膚の新陳代謝が妨害されたり、汗や皮脂の分泌が抑えられて皮膚が乾燥したりすることで皮膚の機能が十分にはたらかなくなり、皮膚障害が生じることがあります。

- 薬剤の例：ゲフィチニブ、エルロチニブ、アファチニブ
- 皮膚障害の例：ざ瘡様皮疹、爪囲炎、皮膚乾燥症、手足症候群

❸ 免疫チェックポイント阻害薬

　免疫の力が強まるため、自身の正常な細胞や組織にまで攻撃を加えることがあります。

- 薬剤の例：ニボルマブ、ペムブロリズマブ、アテゾリズマブ
- 皮膚障害の例：白斑（皮膚色素減少症）、紅斑および丘疹、乾癬

予防のポイント

❶ 保清と保湿で皮膚のバリア機能を補う

　皮膚障害の予防では、早期の対処と症状コントロールが大切であるため、治療が始まると同時にスキンケアを行います（▼図1）。

　皮膚は、表皮のいちばん上のわずか0.02mmの角質層によって、乾燥と外部刺激から守られています。これを、皮膚のバリア機能といいます。バリア機能は、アレルギー物質や病原菌などの侵入を防ぐためにも大切です。

　バリア機能を補うには、保清（皮膚を清潔にすること）と、保湿の両方が大切です。保湿剤（軟膏やクリーム、ローション）をこまめに塗り、皮膚の水分量を増やして乾燥

を防ぐようにします。

　手足症候群の予防のためにも、保湿がとても大切になります。

> **！ 保清のポイント**
> - 洗浄剤は、皮膚への負担が少ない低刺激・弱酸性のものを選ぶ
> - 体や顔を洗うときは、最初に皮膚の汚れをぬるめのお湯で流してから洗浄剤を使用する
> - 洗浄剤は泡タイプのものを使うか、石けんをネットでよく泡立て、手のひらかやらかいタオルやガーゼを使って、皮膚をこすらず、泡を転がすようにやさしく洗う
> - 皮膚の保湿成分を落とさないよう、洗いすぎに注意する
> - 熱いお湯は皮脂膜を取り除いて皮膚を乾燥させるため、40℃以下のぬるめのお湯で洗い流す（浴槽の温度も40℃以下にする）
> - 洗ったあとは洗浄剤の成分が残らないように十分に洗い流す（洗浄剤の成分が皮膚に残っていると皮膚への刺激になるため）
> - 入浴や洗顔後に水気を拭き取るときは、皮膚をこすらずに、やわらかいタオルを軽く押し当てて水分を吸収させるように拭く

▼図1　外用薬の選択の例

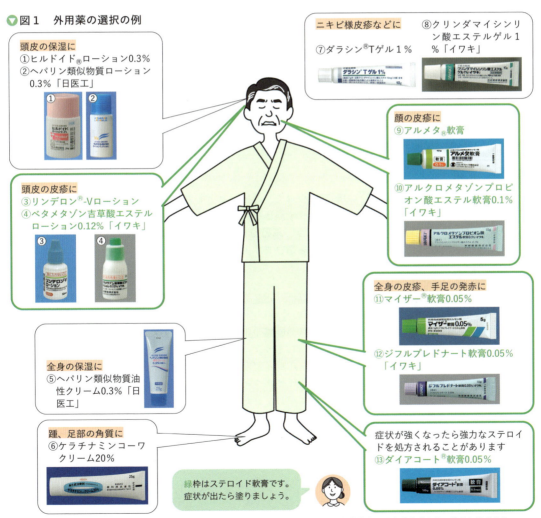

写真提供：①マルホ株式会社　②⑤日医工株式会社　③⑨シオノギファーマ株式会社　④⑧⑩⑫岩城製薬株式会社　⑥興和株式会社　⑦佐藤製薬株式会社　⑪田辺三菱製薬株式会社　⑬帝國製薬株式会社

その3　がん薬物療法　⑤有害事象と援助　皮膚障害

165

> **! 保湿のポイント**
>
> - 保湿剤は、皮膚への負担が少ない低刺激・弱酸性のものを選ぶ
> - 入浴後、洗顔後は時間の経過とともに皮膚の乾燥が進むため、水気を拭き取ったら、できるだけ早く（15分以内に）保湿剤を塗る
> - 皮膚の乾燥が強いときは、入浴や洗顔のあとばかりではなく、普段からこまめに、十分な保湿剤を塗ってもらう
> - 十分な量の保湿剤を塗るには、FTU（finger tip unit、フィンガーチップユニット）を用いる
>   1 FTU＝軟膏やクリームを人差し指の先から第1関節の長さまで出した量
>   →手のひら2枚分の広さに塗布するめやす
>   ※ローションの場合は1円玉くらいの大きさを1FTUとする
> - 塗るときは、塗りたいところの何か所かに保湿剤を置いて、皮膚をこすらずに手のひらでおさえるように塗り広げる
> - 保湿をしたら、手袋や靴下などで皮膚を保護する

❷ 外的刺激から皮膚を保護する

> **! 保護のポイント**
>
> ### 日除け
>
> - 直射日光に当たると紫外線によって色素沈着が悪化する恐れがあります。帽子や手袋、日傘、長袖の上着などで皮膚の露出を避けて、日焼けしないように注意します。
> - 皮膚が露出する部分には、紫外線を防ぐ効果の高い、SPF値30以上の日焼け止めを使用します。また、皮膚への刺激が少ないノンケミカル（紫外線吸収剤フリー）のものを選びます。
>
> ### 衣類
>
> - 衣類や靴下は、皮膚への刺激が少なく、ゆったりとした綿素材のものを選びます。
> - 特に、皮膚に直接触れる衣類は化学繊維のものは避けます。
> - 靴は、足に負担がかからないよう、革靴やきつい靴、ヒールの高い靴は避けます。足に合った、負担の少ないものを選びます。
>
> ### 化粧
>
> - 基礎化粧品やメイクアップ化粧品は、ピリピリするなどの違和感があるときは使用を避けます。
> - 化粧品を使用する場合は、低刺激の敏感肌用化粧品を使います。ただし、化粧をしている時間はできるだけ短くしましょう。
> - 化粧を落とすときは、水性のジェルタイプか乳液タイプのクレンジング剤を皮膚になじませるようにして使います。オイルタイプは皮膚にかかる負担が大きいので避けます。クレンジング剤を皮膚になじませたら、残らないように十分すすぐことが大切です。
> - 男性のひげ剃りは、皮膚に傷がつきにくい電気シェーバーで行うのがお勧めです。ひげを剃る前に、蒸しタオルなどで皮膚やひげをやわらかくしておきましょう。

（高木礼子）

参考文献
1）濱口恵子，本山清美編：がん化学療法ケアガイド第3版．中山書店，東京，2020.

12 ▶ 脱毛

　抗がん薬は分裂が活発な細胞に強く影響します。細胞分裂がとても盛んな毛母細胞は、抗がん薬の影響を受けやすく、毛根が障害されることから脱毛が引き起こされると考えられています。

　全身に影響を及ぼす抗がん薬は、種類や使用量によっては、全身の体毛が抜ける場合があり、まつ毛や眉毛などにも脱毛がみられることがあります。とりわけ、毛母細胞のはたらきがさかんな頭髪は、抗がん薬の影響が大きく、脱毛を生じやすい部分といえます。主な抗がん薬と、脱毛の程度を表1に示します。

表1　主な抗がん薬の種類と脱毛の程度

程度	一般名	商品名
高度	シクロホスファミド	エンドキサン®
	イホスファミド	イホマイド®
	ドキソルビシン	ドキシル®、アドリアシン®
	アムルビシン	カルセド®
	パクリタキセル	パクリタキセル、アブラキサン®
	ドセタキセル	ドセタキセル、ワンタキソテール®
	イリノテカン	カンプト®、イリノテカン
	エピルビシン	ファルモルビシン®、エピルビシン
	エトポシド	ペプシド®、ラステット®、エトポシド

程度	一般名	商品名
中等度	ブレオマイシン	ブレオ®
	ビンクリスチン	オンコビン®
	ビノレルビン	ロゼウス®
	カルボプラチン	パラプラチン®、カルボプラチン
	メトトレキサート	メソトレキセート®
軽度	シスプラチン	シスプラチン、ブリプラチン®、ランダ®
	メルファラン	アルケラン®
	フルオロウラシル	5-FU
	ゲムシタビン	ゲムシタビン、ジェムザール®

　脱毛は、抗がん薬を投与した数日から数週間（典型的には1～2か月後）で頭髪の80～90％に脱毛が生じ、全治療終了後から1～2か月で再生するとされています（図1）。

図1　抗がん薬の投与と脱毛

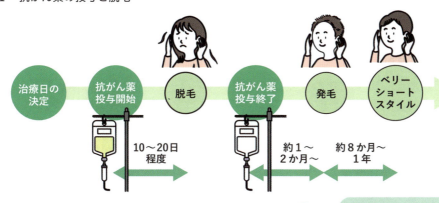

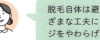
脱毛自体は避けられなくても、さまざまな工夫により、心身へのダメージをやわらげることができます。治療による一時的なものであることを念頭においてケアしていきましょう。

抗がん薬投与開始前の準備

❶ 情報提供

　「抗がん薬治療＝脱毛」というイメージを多くの人がもっており、がん薬物療法を行うことが決まった患者さんは、すぐに脱毛が生じると考え、焦りを生じることも多くあります。

アピアランスケア（p.325参照）の視点に基づき、適切な情報を提供して、準備ができるようサポートすることが必要です。

- 治療開始時期、使用薬剤
- 脱毛に関する認識
- ボディイメージ、仕事や学校生活への影響、家庭の状況やライフイベントの有無

❷ ウィッグや帽子の準備

脱毛による心理的苦痛の緩和や、外部刺激から皮膚を保護するため、ウィッグが有効です。

ウィッグには、医療用、ファッション用、部分かつら（ウィッグ）、全体かつら（ウィッグ）、オーダーメイド、既製品など、さまざまな種類や価格帯のものがあります。人毛か、人工毛かによっても特徴が異なります（▽表2）。高価なものも含まれるため、特徴をふまえて選択できるよう、情報提供や相談室の利用を案内します。購入先はデパート内の専門店やインターネット、美容室などがあります。ウィッグの洗浄やカット等のアフターサービス、返品・交換が可能かなど対応は異なるため確認するとよいです。また、脱毛により頭部のサイズが変化することがあり、サイズ調整のためのアジャスターがついているものをお勧めします。帽子代わりにスカーフを上手に使いこなす患者さんもいます。

帽子やキャップ、スカーフ、バンダナなどを使用するのもよいでしょう。豊富な種類・デザインのなかから、素材や色、形などを自分の好みに合わせて選ぶことができます。ウィッグや帽子以外の工夫では、頭皮用ファンデーション、パウダー式増毛料、付け前髪などがあります。

▽表2　ウィッグの特徴の違い

人毛	・人毛で作られているため、自然な雰囲気 ・パーマやカラーリングが可能 ・洗髪は、ブローなど自毛と同じ手入れが必要 ・他と比較すると高額な場合が多い
人毛ミックス	・人工毛より自然な雰囲気 ・乾燥は速いが、人工毛が摩擦に弱い
人工毛	・つやや光沢があり、人毛と比較すると人工的な雰囲気 ・熱や摩擦に弱い ・比較的安価

❸ 助成金の確認

ウィッグは治療に直接かかわるものとは見なされていないため、医療保険は適用されません。医療費控除も同様の理由で、対象外とされています。

そこで、都道府県や市区町村が母体となり、自主的に「がん患者のウィッグおよび乳房補整具購入費用助成事業」といった助成金制度を設ける自治体が増えています。

また、一部のがん保険などでは、がん治療が直接の原因として頭髪が抜けたと診断された場合、保険金を受け取れる制度を整える保険会社も出てきています。

自治体に問い合わせて対象の要件や助成金の内容を確認しておくと、負担の軽減につながる可能性があります。

❹ 脱毛対策

治療開始前に頭髪を短くしておくと、脱毛の量から受ける精神的なショックをやわらげることにつながります。また、脱毛が始まったときにシャワーキャップを使用しておくと、枕や衣服についた毛髪を処理する手間が少なくなります。

抗がん薬投与中のケア

❶ 爪を短く切る

脱毛中は頭皮が敏感になっているため、頭髪を洗っているときなどに頭皮を傷つけないよう、日ごろから爪を短く切っておきます。

❷ 低刺激のシャンプー・リンスを使用する

頭皮への刺激が少ないシャンプー・リンスの使用を勧めます。指の腹でやさしく洗い、頭皮に洗浄成分が残らないよう、しっかりと洗い流しましょう。

また、頭皮に傷をつくらないようにすることも重要です。

❸ ドライヤーやブラシによる刺激を抑える

ドライヤーは、頭皮に直接刺激を与えないよう、弱風・低温で使用します。ブラシは毛のやわらかいものを使用します。頭部に放射線治療を行っている場合は頭皮が弱くなっているため、できるだけ頭皮に触れないよう、やさしくゆっくりと頭髪をとかしましょう。

❹ パーマ、ヘアカラーを避ける

パーマ、ヘアカラーは、頭皮・毛根への刺激となるため、主治医の許可がでるまで避けましょう。

❺ 鼻毛・まつ毛・眉毛の脱毛への対策

脱毛は頭髪だけに起こるわけではありません。鼻毛にまで影響を及ぼすことがあります。鼻毛がなくなると、鼻から細かな異物を吸い込みやすくなるので、外出する際は、鼻を保護するためのマスクが活用できます。まつ毛も同様に目にゴミが入りやすくなったり、チクチク傷んだりすることがあります。

まつ毛や眉毛の脱毛には、見た目をカバーするだけでなく、直射日光から目を保護するためにも、サングラスを使用するとよいです。フレームがあると眉毛の脱毛も目立ちにくいです。眉毛を描くアイテムとしては、眉ペンシルやパウダータイプ、眉ティントなどがあります。眉毛を描くことに慣れていない男性は眉テンプレートを活用するとよいでしょう。

> **！ 眉毛を描くときのポイント**
>
> ①眉頭（目頭の上）・眉尻（小鼻と目尻を結んだ延長線上）・眉山（眉頭と眉尻を結び、眉頭から2/3のところ）の位置を確認する。
> ②眉ペンシルで①の3点を2〜3mm幅の縦線でつなぐ。
> ③パウダータイプのアイブローはぼかしながら太さをつける。

（深谷恭子）

参考文献
1）野澤桂子：アピアランスケアとは. がん看護 3・4 2022；27（3）：223-227.
2）日本がん看護学会教育・研究活動委員会コアカリキュラムワーキンググループ：がん看護コアカリキュラム日本版. 医学書院, 東京, 2017.

13 ▶ 免疫療法に関連した新たな副作用

　新たながん免疫療法として開発が進んでいる、二重特異性T細胞誘導抗体（Bi-specific T-cell engaging antibody：BiTE antibody）療法や、キメラ抗原受容体（chimeric antigen receptor：CAR）導入T細胞療法（CAR-T療法）などでは、これまでの治療法にはない新たな副作用の出現に注意が必要です。

　その例として、サイトカイン放出症候群（cytokine release syndrome：CRS）と免疫エフェクター細胞関連神経毒性症候群（immune effector cell-associated neurotoxicity syndrome：ICANS）が挙げられます。CRS、ICANSは、新しい薬の開発の中で副作用として確認され、対応、予防方法についても研究が進み、明らかになってきました。

　新しい薬が誕生するということは、こういった新たな副作用も出現します。積極的に新しい情報にも目を向けていきましょう。

CRS（サイトカイン放出症候群）

❶ 原因や特徴

　過剰な免疫反応に伴い、細胞から多量のサイトカインが放出されることにより発症します。初期症状としては発熱が最も多く、その他、▼図1に示すように、症状は多岐にわたります。

　重篤化すると、血圧低下、組織損傷、毛細血管漏出、肺水腫、多臓器不全などに至る恐れがあります。

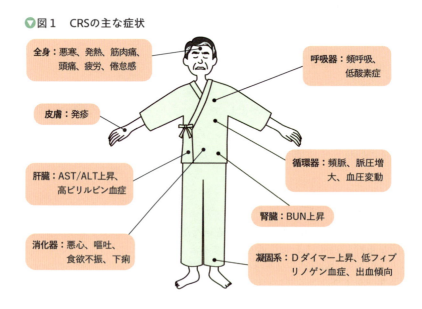

▼図1　CRSの主な症状

❷ 症状と対応

定期的な観察を行い、症状の早期発見・早期対処に努めましょう。

・定期的な観察、バイタルサインの測定を行い、チームメンバーと状況を共有する

・異常があれば、すぐにチームの看護師と主治医へ報告し、主治医の指示に従う

・発熱、頭痛、筋肉痛、倦怠感、吐気等の軽い症状であれば、主に解熱鎮痛薬の投与で経過を観察する
・頻呼吸、低酸素、低血圧、検査値の異常等が出現したら、サイトカインを抑える薬剤の投与が必要となる

・対症療法で効果が得られない場合は、集中治療室での状態管理を検討する必要があるため、関連部署、多職種でタイムリーに情報共有し、適切な対応ができるよう連携する

ICANS（免疫エフェクター細胞関連神経毒性症候群）

❶ 原因や特徴

免疫療法によって活性化または誘導された内因性または輸注されたT細胞や、他の免疫エフェクター細胞（異常な細胞に対して直接的に攻撃する能力を持った免疫細胞をエフェクター細胞と呼ぶ）によって引き起こされる中枢神経系の障害です。

❷ 症状と対応

初期症状は、看護師が日々かかわるなかで「何か今日は様子が変？」「いつもと違うな」という、看護師だからこそ感じる患者さんのちょっとした変化です。

例えば、生年月日が言えない、病院名が言えない、ペットボトルが開けられない、ペンが使えないといった状態などです。

その後、次第に、混迷、失語、けいれんなどの多彩な神経・精神症状が出現するとされています。

そのため、初期症状が出現したときにチームで情報を共有することが大切です。

日々かかわるなかで「何か今日は様子が変？」「いつもと違うな」と感じたら、ためらわずチームで情報を共有する

明らかに患者さんの言葉や行動がおかしいと感じたら、ただちにチームの看護師と主治医に報告する

対症療法薬の効果が得られない場合は、集中治療室での状態管理が必要となる

> **! 新しい治療薬にかかわることになったら**
>
> 病院で新しい薬剤を導入する際は、薬剤師や製薬企業により説明会が開催されることが多いです。まずは説明会に出席し、新しい薬剤について学びましょう。説明会が行われない場合は、薬剤師に相談しましょう。
>
> わからないまま患者さんに投与してしまうと、患者さんからの質問に答えられないだけでなく、観察すべきポイントを見落としてしまい、異常の早期発見ができなくなります。薬剤の効果、副作用、投与時の注意点、必要物品などを把握し、自信がなければ先輩看護師へサポートを依頼してからベッドサイドに行きましょう。

（小原真紀子）

参考文献
1）柳沢龍，山中万次郎，中沢洋三：医療機関内において実施されるCAR-T細胞療法の概略について．信州医誌 2021；69（1）：57-59.
2）NCCN Clinical Practice Guidelines in Oncology（NCCN Guidelines®）：支持療法ガイドライン．免疫療法の毒性管理，2019.
3）川口慎一郎，大嶺謙：CAR-T細胞療法の副作用と対策．Pharma Medica 2018；36（11）.
4）渡邊慶介：CAR-T細胞療法の副作用への対応．がん免疫療法 2020；4（1）.
5）豊嶋崇徳：免疫療法におけるCRSや神経学的事象のマネジメントについて．アステラスメディカルネット，2022.
　　https://amn.astellas.jp/specialty/blood-cancer/blc/blc_expert/page08（2024.9.28アクセス）

14 ▶ 免疫チェックポイント阻害薬の副作用
免疫関連有害事象（irAE）の特徴

　免疫チェックポイント阻害薬には、自己の免疫機能を抑制する作用があります（p.128参照）。

　免疫機能抑制により、irAEが出現します。殺細胞性抗がん薬や分子標的治療薬の副作用とは異なり、皮膚や消化管、呼吸器、甲状腺、下垂体など、さまざまな臓器に多彩な症状が発症し、発現時期もさまざまです（▼表1）。

　重篤なirAEは、臓器機能と生活の質を低下させ、致命的な結果になることもあるため、早期発見・早期治療が重要となります。

▼表1　irAEの分類

分類	有害事象の種類
皮膚障害	皮疹、白癬、乾癬
肺障害	間質性肺障害
肝・胆・膵障害	肝障害、高アミラーゼ血症、高リパーゼ血症、自己免疫性肝炎、胆管炎
胃腸障害	下痢、腸炎、悪心・嘔吐、腸穿孔
心血管障害	心筋炎、血管炎
腎障害	自己免疫性糸球体腎炎、間質性腎炎
神経・筋・関節障害	自己免疫性脳炎、無菌性髄膜炎、脊髄炎、脱髄性ニューロパチー（ギラン・バレー症候群・慢性炎症性脱髄性ニューロパチー）、重症筋無力症、筋炎、リウマチ性多発筋痛症、関節炎
内分泌障害	甲状腺機能低下症、甲状腺機能亢進症、副腎機能障害、下垂体不全、1型糖尿病、低血圧症、脱水、低ナトリウム血症、高カリウム血症
眼障害	ぶどう膜炎、結膜炎、上強膜炎
その他	血小板減少、血友病A、無顆粒球症、溶血性貧血、血球貪食症候群、サイトカイン放出症候群（CRS）、インフュージョンリアクション

日本臨床腫瘍学会編：がん免疫療法ガイドライン第3版．金原出版，東京，2023：39．より転載

172

早期発見のポイント

irAEは、殺細胞性抗がん薬の副作用のように、投与から時間が経つと症状が治まるものではなく、早期発見・早期治療が重要となります。

患者さんの、「身体がだるい」「下痢が続く」「動くと息が苦しい」「手足が動かしにくい」といった自覚症状で発見されることもあります。

患者さんに、▼図1のような具体的な症状を伝えておき、症状が現れた場合は受診するように説明しておきましょう。

▼図1　irAEの症状

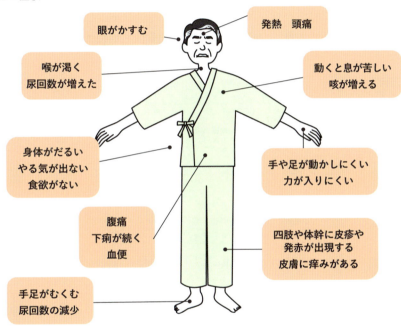

主な症状と治療方針

- 皮膚障害：頻度が高いものの、程度は軽いといわれています。ステロイド外用薬で改善する場合が多いですが、まれにスティーブンスジョンソン症候群（Stevens-Johnson syndrome：SJS）や中毒性表皮壊死症（toxic epidermal necrolysis：TEN）などの重症例もあります。
- 肺障害：頻度は低いものの、重症化することがあります。全身性に副腎皮質ステロイドを投与する必要があります。
- 肝・胆・膵障害：頻度は低いものの、膵炎や胆管炎の報告例もあります。
- 胃腸障害：頻度は比較的高いです。全身性に副腎皮質ステロイドを投与し、症状が改善しない場合は、インフリキシマブ（レミケイド®）の投与を行うこともあります。
- 腎障害：比較的まれですが、血中クレアチニン値など定期的な腎機能検査を行います。
- 神経・筋・関節障害：頻度は低いものの、症状は多彩です。専門医と協議して迅速な

対応を行います。

- **劇症 1 型糖尿病**：治療開始が遅れると致命的となります。免疫チェックポイント阻害薬の投与開始時と、開始後には、定期的な血糖値のモニタリングが必要となります。

- **下垂体機能低下症**：頭痛・倦怠感などの症状で発現することが多いです。血液検査や頭部MRIによる下垂体腫脹などで診断され、治療はステロイド投与とホルモン補充を行います。

- **副腎不全**：2％未満の出現率です。一般的な血液検査に加え、早朝安静時に血中副腎皮質刺激ホルモン（ACTH）、コルチゾールの測定を行います。内分泌専門医と連携して治療を行います。

- **甲状腺機能異常症**：免疫チェックポイント阻害薬投与に伴う内分泌障害では最も出現率が高く、投与開始前および投与期間中は、定期的なTSH、FT3、FT4などの測定を実施し、異常がみられたときは、内分泌専門医と連携して治療を行います。

（黒野純子）

参考文献
1）勝俣範之，菅野かおり編著：がん治療薬まるわかりBOOK第 2 版. 照林社, 東京, 2022.
2）玉田耕治：やさしく学べる がん免疫療法のしくみ. 羊土社, 東京, 2016.
3）日本臨床腫瘍学会編：がん免疫療法ガイドライン第 3 版. 金原出版, 東京, 2023.
4）濱口恵子，本山清美：がん化学療法ケアガイド第 3 版. 中山書店, 東京, 2020.
5）国立がん研究センター内科レジデント：がん診療レジデントマニュアル第 9 版. 医学書院, 東京, 2022.

| その3 | がん薬物療法 |

⑥ 長期的な支援

1 ▶ 精神的サポート

　がん薬物療法は、患者さんや家族にとって、治療効果や副作用について未知の不安が伴います。再発治療においては、ゴールの見えない日々に向き合うつらさを抱えることになります。

　患者さんや家族ができるだけ心身の安寧を保って治療が継続できるよう、精神的側面、社会的な側面にもフォーカスをあて、看護師をはじめとした、医療チームで支援を行う必要があります。

苦痛症状を表現しやすくする支援

　身体の苦痛や負担感が大きければ、精神的なつらさも大きくなります。長期間にわたるがん薬物療法では、味覚障害や末梢神経障害といった、長期化・慢性化しやすい副作用が生じます。また、病態の変化に伴い、複数の症状が関連し合って出現していくこともあります。そのため、患者さんにとっては、症状を1つ1つ、正確に表現していくことが難しくなります。患者さんが苦痛症状を表現しやすいようにインタビューし、主治医に伝えることを支援しましょう。

　家族から患者さんの様子を聴くことも、重要な情報となります。苦痛スクリーニング（p.16参照）やSTAS-J＊（STAS［Support Team Assessemennt Schedule］日本語版）などのツールも活用するとよいでしょう。

　苦痛症状の有無と程度を十分にアセスメントし、支持療法の調整が行われるように、医療チームで、専門分野の認定看護師や専門看護師、医師との連携を検討するなど、対策の強化を図ります。

＊STAS-J：患者さんの苦痛や、家族の不安、コミュニケーションに関する項目など、9項目からなるケアの質の他者評価尺度。患者さんに負担をかけず、医療者で継続的・客観的に評価することができる。

精神症状への対応

　前述のように、長期にわたる治療のなかでは、先の見えない不安や、がんばり続けることによる心身の疲弊が蓄積します。そのため、予期性悪心・嘔吐（がん薬物療法や放射線治療を受けて悪心・嘔吐をひとたび経験した患者において、「条件づけ」の機序が作用して発生する現象をいう）のように、度重なる副作用の体験が、精神症状の誘因となりえます。

とりわけ、治療効果判定が進行（progressive disease：PD）となり、レジメンの変更が必要となるときは、がんの告知と同じくらいの衝撃を与えるバッドニュースとなります。そこで、患者さんの危機的な状況を支えていくために、

- 患者さんの生活の様子の変化や表情
- 訴えの内容
- 不安障害・適応障害、強い抑うつ傾向がないか

などに注意が必要です。これらの症状が懸念される場合には、精神症状の判断基準に照らし合わせ、精神腫瘍科医や心理士の介入を検討するなどの対応が必要です。

また、患者さんが抱えているストレスやつらい気持ちを表出し、軽減できるよう、継続的にサポートを行うため、認定看護師や専門看護師との看護相談のシステムについて情報提供を行います。

目標の振り返りと共有

再発、PD、治療内容の変更などに際して、患者さんと家族はそのつど、メリット・デメリットを考えながら、選択肢に向き合わなければなりません。治療を行ううえで医学的にどこまでの効果が期待できるのか、効果を評価するのにどれくらいの時間を要するのか、合併症や副作用によって全身状態に影響を及ぼすリスクの大きさはどうか、そのときの予後の見通しもふまえ、医学的な情報を十分に説明することが必要です。そして、患者さんの意向や大切にしていることを共有し、治療を行うことがQOLに与える影響をアセスメントし、患者さんのQOLの維持、向上に見合っているのかをすり合わせ、意思決定支援を行うことが必要です。

患者さんは時に「死の恐怖」に直面し、治療の継続を優先して、つらさに耐えるばかりになることがあります。

看護師は意思決定のプロセスを共に振り返り、患者さん独自のQOLにフォーカスを当てましょう。そのうえで、患者さんの生活や人生における大切なできごとを置き去りにせず、治療の意義を見失わないようにかかわる必要があります。

その際には、AYA（adolescent and young adult；思春期・若年成人）世代や壮年期、老年期といった発達段階の特徴を十分に理解しておく必要があります。

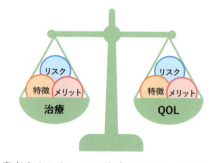

患者さんにとっての治療とQOLにおいて最善な目標とは？

多職種・多部門における連携

治療が長期にわたると、身体状況の変化に応じて入院が必要となることや、倫理的な課題を含む意思決定のプロセスが繰り返されることがあります。このような経験が、患者さんと家族の病の体験となり、QOLを再形成していきます。

こうした情報を医療チームが共有していることは、患者さんと家族の安心につながります。入院・外来にかかわらず、1つの医療チームとして情報を共有し、連携を最大限に行うことが、患者さんと家族の支援につながります。

事例

Aさん　30歳代　女性　右乳がん再発

家族歴：父、母、妹と同居（母、祖母も乳がん）　職業：会社員→退職
病状：Stage 2Bで診断。術前化学療法を経て手術を行うが2年後に再発。

❶ Aさんの看護問題と対策

● Aさんについて、再発治療の開始後、がん看護外来に予後告知後の精神的サポートで介入依頼がありました。主治医によると、Aさんは診断当初から病気に関しての知識も得ている様子でしたが、多くは語らなかったということでした。

● 病状は、がん薬物療法開始も約3か月でPD（進行）判定となり、その後、胸壁再発に伴う腫瘤は自壊。右腋窩LN転移に伴うリンパ浮腫は徐々に生活への支障を増やしていきました。

● Aさんの看護問題として、「がん性疼痛の増強」「右上肢のリンパ浮腫の増強・腕神経叢の障害」「不安・気持ちのつらさ」を挙げ、それぞれに対策を立てました（▼表1）。

▼表1　「不安・気持ちのつらさ」に対する看護計画

O-P（observational plan；観察計画）
①表情、言動、睡眠状態、抑うつ傾向
②疼痛その他の身体的苦痛
③リンパ浮腫の進行、ADLへの影響

T-P（treatment plan；援助計画）
①睡眠の確保→日中の活動、抗不安薬やレスキューの活用
②抑うつ傾向、希死念慮への対策→あるがままの感情表出、必ず再会する約束をする、精神腫瘍科医の情報共有・連携
③援助的コミュニケーション
④最大限の症状マネジメント
⑤痛みや浮腫によって支障をきたしている生活への工夫
⑥治療や療養に関する意思決定支援

E-P（education plan；教育計画）
・気持ちの落ち込みが強いとき、不眠のときは、抗不安薬をしっかり活用する

● 「不安・気持ちのつらさ」のアセスメントとして、病状進行の速さ、身体的苦痛の増加、ADLの低下に気持ちもが追いつかない状況が要因として挙げられました。

❷ Aさんへの理解と精神的サポートの強化

● 病状の進行に伴い、度重なるバッドニュースと、今後の療養のあり方、療養の場に関する意思決定、QOLを保つ困難、母の負担の増大など、次々に課題が生じることが予想されました。

● そこで、緩和ケアチームと連携を図り、難治性疼痛に対しては、緩和ケアチーム看護師と意見交換を行い、身体的苦痛を十分に図れる方法を検討しました。併せて、主治医や外来看護師と共通認識をもちながら在宅調整を進めるなど、サポート体制を強化していきました。

● それでも、Aさんの苦痛は大きくなり、「こんなにがんばっているのに」「わたしが何か悪いことしたの!?」と自己の価値や希望の喪失によるスピリチュアルペインを生じていきました。

● AさんはAYA世代のライフステージにおいて、仕事や友人との交流、結婚・出産など、がんに罹患しなければ障害なく考えることができた経験が多くあるであろうことに、医療者が十分な想像力を持ってケアにあたる必要があると考えられました。そこで、医療チームでアプローチが可能なことを模索しながらも、支持的なかかわりのなかで、患者さんの心身の安寧が保たれるよう、看護計画に患者さんの強みとなることや、癒しとなる要素を盛り込みました。

（深谷恭子）

参考文献
1）国立がん研究センター中央病院看護部編：がん化学療法看護スキルアップテキスト. 南江堂，東京，2010.
2）渡邊眞理，清水奈緒美編：がん患者へのシームレスな療養支援. 医学書院，東京，2015.
3）STASワーキング・グループ編：STAS-J（STAS日本語版）スコアリングマニュアル　緩和ケアにおけるクリニカル・オーディットのために 第3版. 日本ホスピス・緩和ケア研究振興財団，2007：29-37.

2 ▶ 経済毒性

　経済毒性（financial toxicity）とは、療養に伴う経済的負担により、患者・家族に及ぼされる悪影響のことです。

　がんの薬物療法は、分子標的薬や免疫チェックポイント阻害薬により目覚ましく進歩していますが、高額な薬剤による治療が長期にわたることにより、患者さんの経済的負担も増大しています。

　経済毒性については、米国を中心に研究が進められ、経済的な負担は患者さんの精神的苦痛となり、服薬や受診行動に変化を与え、生存率やQOLにも影響を及ぼすことが報告されています。

　国民皆保険制度、高額療養費制度などの手厚い医療保険制度がある日本でも、経済毒性は存在しています。しかしながら、医療者においても経済毒性の認知度は、まだまだ低いのが現状です。

　経済毒性は、支出、資産（収入）、不安感の3つの要素から成り立ちます（▼図1）。日本では、保険制度により支出が抑えられているため、支出の増加による影響よりも、資産（収入）減少による影響が強い傾向にあるといわれています。

▼図1　経済毒性の3つの要素

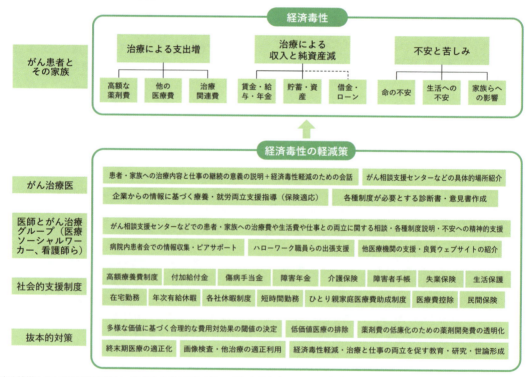

白土博樹：がん治療の経済毒性と「治療と仕事の両立支援」．癌と化学療法 2022；49（5）：500. より引用

　経済毒性の評価には、米国でCOST（Comprehensive Score for Financial Toxicity）という簡便な評価法が開発・検証され、日本語版も発行されています。

経済毒性を軽減するための支援

経済毒性を軽減するには、①支出を減らす、②収入・資産の減少を防ぐ、③不安の軽減、④総合的な支援が求められます。しかしながら、まだ課題も多く、多職種・多方面から対策を講じる必要があります（▽図1）。

患者さんとかかわることの多い看護師には、患者さんの経済的な問題や不安について早い段階から情報収集・アセスメントを行い、多職種チームで情報を共有し、総合的な支援につなげる役割が期待されます。 （宮谷美智子）

参考文献
1）白土博樹：がん治療の経済毒性と「治療と仕事の両立支援」. 癌と化学療法 2022；49：499-503.
2）本多和典：がん治療に伴う"経済毒性"の評価. 癌と化学療法 2018；45：785-788.
3）久村和穂：第7章　経済的困難. 高橋都，佐々木治一郎，久村和穂監訳，がんサバイバーシップ学　がんにかかわるすべての人へ，メディカル・サイエンス・インターナショナル，東京，2022：105-115.
4）久村和穂，高橋都，桜井なおみ：8 社会・経済　就労・経済的支援. 日本サポーティブケア学会編，がん支持療法テキストブック　サポーティブケアとサバイバーシップ，金原出版，東京，2022：94-98.

3 ▶ 二次がん

二次がんとは、がん治療後に新たながんを発症することです。

二次がんは、がんの発症例の15%以上を占めるといわれています。環境要因や遺伝要因により、原発がんと同じ、あるいは異なる部位で二次がんを発症することがありますが、放射線治療や薬物療法などのがん治療自体が発症の要因になる場合もあります（▽表1）。

二次がんとしては、骨髄異形成症候群、急性白血病の発症が多くみられます。アルキル化薬、トポイソメラーゼⅡ阻害薬、アントラサイクリン系の薬剤を使用した際にDNAが損傷し、がん遺伝子の活性化や、腫瘍抑制因子の不活性化につながることで発症すると考えられています。

▽表1　二次がんを発症しやすい
　　　がんサバイバーの特徴

・がん発症リスクが高い生活習慣（喫煙・飲酒・肥満など）を有する
・遺伝性感受性（遺伝性腫瘍の家族歴）を有する
・アントラサイクリン・放射線治療などの心血管毒性を伴うがん治療の既往

向井幹夫：がんサバイバーと晩期合併症. エキスパートナース 2023；39（1）：69. をもとに作成

他には、ホルモン療法で使用するタモキシフェンは、子宮内膜にホルモンの刺激を与えることで、子宮体がんの発症リスクを高めます。

また、シクロホスファミドやイホスファミドでは、慢性の膀胱炎により、膀胱がんの発症につながる可能性があります。

この他にも、70歳以上では二次がん発症の頻度がさらに増加し、加齢や後天的な遺伝子変異なども要因になると考えられています。また、小児やAYA世代のがんサバイバーは、発育途中に強力な薬物療法や放射線治療を受けることにより、二次がん発症のリスクが高まります。

二次がん発症のリスクが高い患者さんへの長期的なスクリーニングなど、がんサバイバーを対象としたケアの充実に関する研究が進められています。 （宮谷美智子）

参考文献
1）向井幹夫：がんサバイバーと晩期合併症. エキスパートナース 2023；39（1）：67-69.
2）桜井なおみ：第4章 ケアの質. 高橋都，佐々木治一郎，久村和穂監訳，がんサバイバーシップ学　がんにかかわるすべての人へ，メディカル・サイエンス・インターナショナル，東京，2022：47-66.
3）福島啓太郎，大曽根眞也，森尚子，他：6　年齢と支持医療. 日本サポーティブケア学会編，がん支持療法テキストブック　サポーティブケアとサバイバーシップ，金原出版，東京，2022：79-85.

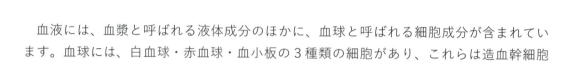

⑦ 造血幹細胞移植

　血液には、血漿と呼ばれる液体成分のほかに、血球と呼ばれる細胞成分が含まれています。血球には、白血球・赤血球・血小板の３種類の細胞があり、これらは造血幹細胞と呼ばれる細胞からつくられています。
　この造血幹細胞を患者さんに移植することを、造血幹細胞移植といいます。

造血幹細胞移植の種類

　造血幹細胞移植の種類は自家移植と同種移植の２種類があり、▽表１に違いをまとめます。

▽表１　造血幹細胞移植の種類と特徴

	自家移植	同種移植
メリット	・GVHD（graft versus host disease；移植片対宿主病）が起こらない ・ドナー探しの手間がない	・GVL効果*が期待できる ・自家に比べ再発リスクが低い
デメリット	・移植細胞の中に腫瘍細胞が混入している可能性がある	・ドナーを探す必要がある ・GVHDや感染症のリスクが高い

＊GVL効果（graft versus leukemia/lymphoma effect；移植片対腫瘍効果）
　移植されたドナーの細胞が患者さんの体内に残存しているがん細胞に対して、免疫反応を起こし、がんを縮小させる効果のこと。

❶ 自家移植

　患者さん自身の造血幹細胞を保存して、前処置（大量化学療法・放射線治療）後に患者さんの身体に細胞を戻します。

❷ 同種移植

　兄弟姉妹、骨髄バンク、臍帯血バンクなど、他人の造血幹細胞を前処置（大量化学療法、放射線治療）後に移植します。同種移植は、細胞の採取部位によって３種類に分けられます（▽表２）。

▽表２　同種移植の種類

①骨髄移植	ドナーの骨髄から直接造血幹細胞を採取し移植する
②末梢血幹細胞移植	提供者に造血を促す薬剤を投与し、本来ならば骨髄の中にしか存在しない造血幹細胞を血液中に移動させ、採取・移植する
③臍帯血幹細胞移植	分娩時の臍の緒や胎盤の中に含まれる造血幹細胞を採取・保存しておき移植する

前処置

造血幹細胞移植の前には、大量化学療法や全身照射（TBI）を行います。

目的は、

・患者さんの体内に残存するがん細胞をできるだけ壊滅させること

・ドナーの細胞を拒絶せず、患者さんの体内にすみやかに生着させること

の2点です。

❶ 大量化学療法

疾患や造血幹細胞の種類、患者さんの年齢や身体の状態に合わせた治療内容となります（▽表3）。

いずれも大量の抗がん剤を使用するため、強い副作用が出現します。患者さんの苦痛が強くなるので、症状コントロールを早期に行うことが大切です。

▽表3　代表的なレジメン

同種移植	骨髄破壊的治療	大量エンドキサン+TBI	自家移植	悪性リンパ腫	LEED
	非破壊的治療	フルダラ+アルケラン		多発性骨髄腫	大量アルケラン

> **！ 看護のポイント**
>
> **悪心・嘔吐**
>
> ほぼ確実に出現します。予防として、アプレピタント、グラニセトロンの定期使用のほか、軽度でも、食前に制吐薬の使用を勧めましょう。食事がストレスとならないよう、無理をせず、食べられるときに食べられるものを食べてもらうよう説明します。
>
> **口腔粘膜炎、下痢**
>
> 予防が大切です。治療開始前から口腔ケアをこまめに行うよう指導しましょう。クライオセラピー（▽表4）も有効です。また、口腔粘膜炎の予防のために、栄養補助食品「ヒドロキシメメチルブチレート（HMB）・アミノ酸配合栄養補助食品（アバンド®など）」の摂取を勧めることがあります。排便後は、肛門部を洗浄機能付き便座などで保清したあと、ワセリンで保護します。
>
> ▽表4　クライオセラピー
>
> | 目的 | 口腔内外を冷やし、口腔粘膜への血流を減らして、抗がん薬による刺激を軽減する |
> |---|---|
> | 方法 | 抗がん薬投与30分前〜投与終了30分後まで、口腔内に氷やアイスを含み、コロコロと口腔内でまんべんなく転がす |
>
> **膀胱炎、転倒のリスク**
>
> 造血幹細胞の副作用対策として、大量の補液を行います。そのため、排尿回数や尿の性状を確認する必要があります。また、治療開始後は、倦怠感など他の症状も伴うことが多いため、歩行時の転倒にも十分に注意しましょう。

その3　がん薬物療法　⑦造血幹細胞移植

❷ 全身照射（TBI）

移植の種類にもよりますが、1～3日間に分けて、全身に放射線を照射します。

午前と午後に分けて行い、1回あたり2～3Gyの放射線を、30～60分かけて照射します。

> **！ TBIのポイント**
>
> ・吐き気や頭痛を予防するため、病室で制吐薬・ステロイド薬を投与します。
> ・脳浮腫による吐き気や頭痛を予防するため、濃グリセリン・果糖注射液の投与を行います。

> **！ 看護のポイント**
>
> ①治療後に悪心・嘔吐、頭痛、倦怠感などが出現することがあります。患者さんにしっかり休息を促しましょう。
> ②治療数日後から、皮膚障害、粘膜障害（口腔粘膜炎、下痢）が出現することがあります。毎日各勤務帯で定期的に観察を行いましょう。皮膚障害の予防のため、治療開始前から保湿剤を塗布をします（放射線治療前に塗布することは避けましょう）。

輸注

輸血と同じように、中心静脈カテーテルや末梢静脈からの点滴によって、造血幹細胞を投与します。

基本的に、移植前処置の終了から1～2日後に、病室で行います。

> **！ 輸注のポイント**
>
> ・輸注時に悪心・嘔吐や不整脈が出現することがあるため、事前にステロイド薬を投与し副作用を予防します。

> **！ 看護のポイント**
>
> ・輸注直後は、溶血尿（壊れた赤血球が尿に混ざること）がみられます。壊れた赤血球を処理するための薬剤（ハプトグロビン製剤）を事前に投与することや、輸注後に尿潜血検査をすることがあります。輸注量が多い場合は、利尿薬の投与を行います。いずれも医師の指示のもとで行いましょう。

免疫抑制薬の投与

同種移植の場合はGVHD Word を予防するため、移植前日から、免疫抑制薬（▼表5）を投与します。

▼表5　免疫抑制薬の種類

・シクロスポリン・タクロリムス　→注射薬
・セルセプト　→内服薬
移植の種類によってMTX併用
※MTXは移植後1、3、6、(11) 日目に分割して投与する

Word **GVHD（graft versus host disease；移植片対宿主病）**

同種移植後に起こるもので、ドナー由来のリンパ球が患者さんの正常臓器を異物とみなして攻撃することによって起こります。重症化することもあります。
移植後数週間で起こる急性GVHDと、数か月後に出現する慢性GVHDに分けられます。
急性GVHDで標的となる主な臓器は、皮膚・腸管・肝臓です。その症状は皮膚の発赤やかゆみ、下痢、肝機能障害です。最初に出現するのは皮膚症状なので、早期発見するためにも毎日全身の皮膚観察を行いましょう。

！ 投与後注意点

①定期的な血中濃度測定が必要（グレープフルーツは血中濃度に影響するため摂取禁止）
②点滴投与では、正確に薬液を吸い上げ、投与時間を厳守（内服であれば与薬時間を厳守）
③高血圧、高血糖などの副作用があるため、血圧の上昇や高血糖症状が出現している場合は、医師に報告

生着

　白血球のうち、好中球の数が500を超える日が3日間続くことを生着といいます。これは、移植した造血幹細胞が骨髄で新しい血液を作り始めたことを示します。この時期に発熱することがありますが、発熱以外の感染徴候がない場合は**生着症候群**[Word]の可能性があります。感染にも注意が必要な時期のため患者さんの症状や検査データから鑑別が必要です。

　生着までの期間は、移植の種類によって異なります。

　まれに、白血球が増えてこない、あるいは一度増えた白血球が再び減少してしまうことがあります。これを「拒絶」または「生着不全」といいます。

Word **生着症候群**

造血幹細胞移植において、生着の前後の時期になると出現する、発熱、浮腫、胸水腹水など体液貯留、皮疹などの症状のことです。

クリーンルームでの生活

　移植したドナーからの造血幹細胞が骨髄に入って新しい血球を作り出すまでには、移植後2～4週間の時間がかかります。この間、体内には白血球がほとんどない状態が続

くため、クリーンルームで過ごします。

クリーンルームは、HEPAフィルター（high efficiency particulate air filter）という装置が設置されている病室です。空気中の細菌や真菌などをろ過する機能をもっています。

> **！ クリーンルームでの看護のポイント**
>
> **感染予防**
> - 医療者の体調管理はもちろん、患者さんにもこまめなうがい・手洗いを行うよう指導する
> - 口腔ケアを1日最低5回（起床時・朝昼夕食後・就寝前）行えるよう指導する
> - 身体の清潔を保持するため、毎日シャワー浴または清拭を行う
>
> **食事**
> - 免疫低下食を提供する。一般的には免疫が低下しているときは、
> ・火の通っていない動物性の食品は食べないようにする（生肉、生魚、生貝、生卵、温泉卵、生クリーム）
> ・食品は開封後すぐに食べるようにする（調理後2時間以内に食べるように）
> ・自家製の食品（漬物、ヨーグルト、ジャム）は食べないようにする
> - がん薬物療法に伴う吐き気などで食べられないことも多いため、そうした場合には、カップラーメンやゼリー・プリンなども摂取可能なので、患者さんの状況に合わせて食事内容を変更する
>
> **清潔**
> - クリーンルームといっても、床は不潔であるため、物を落としてしまったら自分で拾わず、看護師に知らせるように指導する

（上條梨沙、高畑知帆子）

参考文献
1）河野文夫監修，日高道弘，高尾珠江編：造血幹細胞移植の看護 改訂第2版．南江堂，東京，2014.
2）3Hメディソリューション：がん情報サイト「オンコロ」.
https://oncolo.jp/（2024.9.28アクセス）
3）国立がん研究センター：がん情報サービス.
https://ganjoho.jp/public/index.html（2024.9.28アクセス）

⑧ 新薬の開発

臨床研究と臨床試験

　がんの臨床試験とは、患者さんを対象に治療薬の開発や、手術や放射線治療などの新しい治療方法、またそれらを組み合わせた治療方法の効果や安全性を確認するために行われる研究を臨床試験といいます。その中でも、薬や医療機器の候補に対して国の承認を得るために行われる臨床試験のことを治験といいます。

　新しい治療薬ができるまでには、薬になりそうな物質探しから臨床研究が繰り返し行われ、10〜15年、それ以上かかる場合もあります（▽図1）。

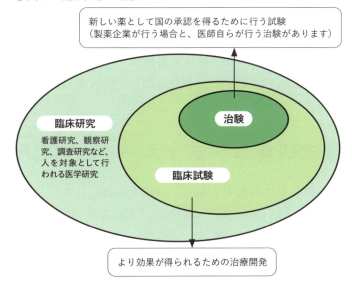

図1　臨床試験・治験

治験と標準治療の違い

　新しい治療薬として認めてもらうためには、3段階の治験を行い、薬剤の効果と安全性を確認していく必要があります。

〈第Ⅰ相試験〉
・少数の患者が対象
・少しずつ薬の量を増やして、安全な投与量、投与方法を検討する
・薬がどのように体の中で吸収→代謝→排泄されるのか確認する

〈第Ⅱ相試験〉
・第Ⅰ相より少し多い患者が対象
・Ⅰ相試験で決まった投与量で、さらに安全性と有効性を確認する
・Ⅰ相試験と同様に、薬の吸収→代謝→排泄についても確認する
・希少がんに対する薬や画期的な新薬の場合は、Ⅱ相試験の後で承認申請が行われることがある

〈第Ⅲ相試験〉
・大勢の患者が対象
・2つのグループに分けて、新薬と既存の治療薬、新しい治療方法と標準治療とを比較し、安全性と有効性を確認する

その際には、血液検査や生体検査を行い、薬剤の効果に関する根拠となる情報を集めていく必要があります（▼表1）。

▼表1　治験で集める情報

血液検査	・貧血や炎症反応、肝機能、腎機能などを確認する ・感染症、遺伝子、免疫に関連した検査、体の中で薬がどのように吸収され、代謝されるのかを調べる検査など、数種類の検査を頻繁に行う 注意点　根拠となる情報を収集するためには、設定された採血時間を守る必要がある（時間を守らなかった場合は本来の目的が達成できないため、逸脱したデータとなる）
生体検査	・バイタルサインの測定、心電図などの心機能検査、生検組織診断 ・治療の効果（有効性）を確認するためのCT、PETなどの画像検査、生検組織診断 ・患者さんの生活状況や心理状況を確認する、デバイスを使用したアンケート調査 注意点　治療中の患者さんにとって、頻繁な検査は負担となるため、苦痛の程度を確認し、なぜ多くの検査が必要なのかをていねいに説明する必要がある

　治験の患者さんの担当になると「大変だな」と感じる看護師は多いと思います。その理由は、患者さんへの説明や実施項目がとても多く、そのほとんどに、時間が決められていることです。また、承認前の薬剤は標準治療とは異なり、限られた情報しかないため、不安や緊張の中で患者さんとかかわることも多くあります。それでも、治験に同意する患者さんと、それを支える医療者がいるからこそ、新しい薬剤が誕生します。患者さんにとって、新しい治療法につながる大切な場面にかかわっているということを知っておきましょう。

臨床研究コーディネーター（CRC）との連携

　治験を受ける患者さんは、承認を目標とした研究段階にある薬の投与を受けます。そのため、「効くのか効かないのか、どんな副作用が出るのか」といった不安の中で治療を受けることになります。

　看護師の重要な役割として、患者さんへのていねいな説明と思いの傾聴、また適切な観察により異常の早期発見に努め、患者さんの情報はチームで共有しましょう。治験にはCRC Word というスタッフがかかわります。特に、CRCとしっかりと連携し、不明な点を相談・確認していくことで、安全かつ確実な治験の実施につながります。

> **Word** 臨床研究コーディネーター（clinical research coordinator：CRC）
> 簡単にいうと、治験上の調整係です。製薬企業や、治験を実施する医療機関の医師、各部署（看護部、薬剤部、検査部、放射線科、医事部門など）と協力して治験を進め、治験参加者となる患者さんをはじめ、治験にかかわる人々の調整、サポートを行っています。

（小原真紀子）

参考文献
1）新美三由紀，青谷恵利子，小原泉，他：ナースのための臨床試験入門. 医学書院，東京，2010.
2）下田和孝，森下典子，石橋寿子：CRCテキストブック. 医学書院，東京，2021.
3）中西洋一：もっと知ってほしい 薬の開発と臨床試験のこと. NPO法人キャンサーネットジャパン，東京，2016.
4）国立がん研究センターがん対策情報センター：「がんの臨床試験」をご存知ですか. 東京，2019.

その
4

がんゲノム医療

がん細胞の遺伝子を調べて、その特性に合った薬剤で治療をすることができます。しかし、遺伝子を検査することで、患者さんにとって「知りたくない情報（遺伝性腫瘍の可能性）」までわかることもあります。看護師は、そのような患者さんや家族にも配慮したかかわりが必要です。

その4 がんゲノム医療

① がんゲノム医療とは

治療選択は、がん種別から遺伝子変異別へ

　がんは、体の一部の細胞の遺伝子に傷がつき（遺伝子変異）、正常に機能しなくなった結果起こる病気です。がん遺伝子パネル検査によってがん細胞の遺伝子変異を明らかにし、解析結果に基づいて行う個別化医療を「がんゲノム医療」といいます（▼図1）。

> **！ゲノムとは**
> ヒトの体は、約37兆個の細胞から成り立っています。それぞれの細胞の核の中には、22対の常染色体と1対の性染色体があり、約2万個の遺伝子が織り込まれています。
> ゲノムとは、染色体に含まれるすべての遺伝子と遺伝情報を示します。
> 染色体を構成するDNAの4種類（アデニン・グアニン・シトシン・チミン）の塩基配列の違いが、私たち1人1人の個性となっています。

▼図1　がんゲノム医療のイメージ

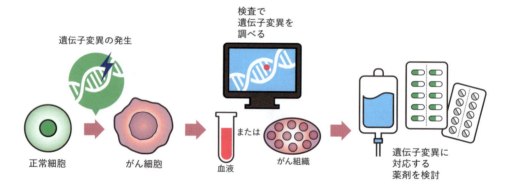

　近年のがん研究の進歩において、それぞれの遺伝子変異に特異的な分子標的治療薬が開発され、がん種横断的な遺伝子変異が多く報告されるようになりました。これにより治療選択も、がん種別から、遺伝子変異別へと変化しています。こうした背景のもと、わが国では2019年6月にがん遺伝子パネル検査（p.189）が保険収載されました。
　がんゲノム医療は、「中核拠点病院」「拠点病院」「連携病院」で受けられます。コンパニオン診断（p.190参照）とは異なり、検査結果を医療機関で総合的に判定するため、要件を満たした特定の施設が、地域性も考慮しながら、国から指定されています。これにより、全国どこにいてもがんゲノム医療を受けられる体制をめざしています。

（青木智子）

参考文献
1）国立がん研究センターがんゲノム情報管理センターホームページ「がんゲノム医療とがん遺伝子パネル検査」
https://for-patients.c-cat.ncc.go.jp/（2024.12.1アクセス）

> その4 がんゲノム医療

② がん遺伝子パネル検査

がん遺伝子パネル検査の目的

　がん遺伝子パネル検査は、数十から数百個の遺伝子変異をまとめて調べ、その患者さんのがんがもつ遺伝子変異に対応した薬剤を見つけることを目的としています（▼図1）。すべてのがん患者が保険適用となっているわけではなく、対象は、標準治療終了後（または終了見込み）の患者さんまたは原発不明がん・希少がんで、かつ検査後に薬物療法が可能であると主治医が判断した患者さんです。がん遺伝子パネル検査の結果、治療に到達する確率は10％程度であり、遺伝子変異に応じた薬剤が見つからなかった90％の患者さんは現在の治療を継続していくことになります。

　がん遺伝子パネル検査では、がん細胞の遺伝子の変化を調べます。その結果をもとに治療を行うため、効果的で副作用が少ない薬剤を選択できる可能性があります。

　一方で、遺伝子変異が見つからない場合や、薬剤を投与する基準に当てはまらない場合、治験・臨床試験の参加条件に当てはまらない場合など、がんの治療に役立つ情報が得られないこともあります。また、生まれつきがんになりやすい体質で、次世代にも受け継がれる「遺伝性腫瘍」（p.193）の原因となる遺伝子変異が見つかる可能性もあります。体質を知ることで予防や治療につながったり、定期的な検診によりがんの予防や早期発見につながったりするメリットはありますが、将来発症するかもしれない体質を知ることは、本人や家族にとって気がかりとなるかもしれません。

▼図1　がん遺伝子パネル検査の流れ

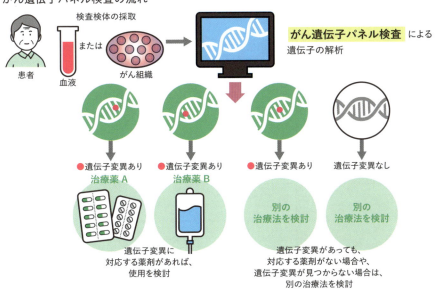

特徴的な遺伝子変異が認められても、その遺伝子変異に対応した薬剤が存在しない場合や、薬剤が開発途中である場合もあります。そのため、新しい薬剤の開発や開発途中の薬剤をいち早く患者さんのもとに届けられるようなしくみが求められます。

そこで、がん遺伝子パネル検査の結果である遺伝子変異や診療情報について個人を特定できないようにデータベース化し、研究開発に利用できるしくみづくりが重要です。

> **！ がん遺伝子パネル検査はコンパニオン診断と何が違うの？**
>
> コンパニオン診断とは、特定の治療薬の有効性や安全性を高めるために、==ある治療薬がその患者さんに効果があるかどうかを判定できるマーカーを、あらかじめ調べる検査==です。例えば、特定の遺伝子変異に対する分子標的薬の使用を検討する場合、その遺伝子変異をマーカーにして、変異の有無を調べるコンパニオン診断を行います。
>
> 一部のがんでは、特定の遺伝子変異を調べるコンパニオン診断で遺伝子変異が見つかれば、それに対応した薬剤を投与するということが、すでに標準治療として行われています。つまり、コンパニオン診断は、標準治療で使える薬剤とセットになっています。
>
> これに対し、がん遺伝子パネル検査は、多くの遺伝子を一度に調べることから、複数の治療薬に対するコンパニオン診断も行える性能があります。しかし、検査を行う時期が標準治療後になるため、通常は、標準治療で使う薬剤に対するコンパニオン診断は終了しています。
>
> そのため、がん遺伝子パネル検査では、研究中の薬剤（治験、臨床試験など）の効果が見込める遺伝子変異がないかなどを総合的に判断して、最適な治療法を探ることができます。

がん遺伝子パネル検査の種類

がん遺伝子パネル検査として保険収載された検査は、▼**表1**に挙げた5つです（2025年2月現在）。これら5つの検査は、調べられる遺伝子数や使用する検体（▼**表2**）に違いがあります。

▼**表1　保険収載されたがん遺伝子パネル検査**

検査名	遺伝子数	検体	費用（円）
OncoGuide™NCC オンコパネルシステム	124	がんの組織と血液のペア	56万 （最大3割負担）
FoundationOne®CDx がんゲノムプロファイル	324	がんの組織のみ	56万 （最大3割負担）
FoundationOne®LiquidCDx がんゲノムプロファイル	324	血液のみ	56万 （最大3割負担）
GenMineTOP がんゲノムプロファイリングシステム	737	がんの組織と血液のペア	56万 （最大3割負担）
Guardant360 CDx がんゲノムプロファイリング	74	血液のみ	56万 （最大3割負担）

● OncoGuide™NCCオンコパネルシステムやGenMineTOPは、がんの組織と血液のペアで検査

するため、がんの組織だけでなく血液の中の白血球から正常な細胞の情報も得られます。つまり、次世代に受け継がれる可能性のある生まれつきの遺伝子の変化（バリアントといいます）があるかどうかもわかります。

- FoundationOne®LiquidCDxがんゲノムプロファイルやGuardant360 CDxの検査は、血液（採血）だけで検査ができるので、十分ながん組織検体がないか、再生検が困難な場合に選択されます。OncoGuide™NCCオンコパネルシステムでの血液と違って、血漿（液体成分）のみを使い白血球は調べません。

🔻表2　血液（血漿）、組織を使った検査のメリットと注意点

	メリット	注意点
血液	・検体採取が容易 ・採取時点での腫瘍の遺伝子異常がわかる ・結果判明までの期間が短い（約3週間）	・腫瘍量が十分でない場合、検出されない可能性がある ・検出が不得意な異常の種類がある
組織	・腫瘍細胞中の遺伝子異常を直接評価できる	・がんの生検・手術組織が必要 ・結果判明までに時間を要する（1か月～1か月半） ・過去の検体では、現時点の腫瘍細胞における遺伝子異常を反映していない可能性がある

がん遺伝子パネル検査からわかること

❶ 検出された遺伝子の変化とその病的な意義

　がん遺伝子パネル検査では、一度の検査で多数の遺伝子を同時に調べることで、がん細胞に生じている遺伝子変異がわかります。この際、がん細胞にある遺伝子変異だけでなく、体質的にがんになりやすい遺伝子をもっている可能性がわかる場合があります。

　がん細胞だけでみられる、後天的で次の世代に伝わらない遺伝子変異を体細胞遺伝子変異といいます。体のすべての細胞でみられる、先天的で次の世代に伝わる可能性のある遺伝子の変化は、生殖細胞系列バリアントといいます。生殖細胞系列バリアントのうち、何らかの病気あるいは病気になりやすい体質の原因となるものを、生殖細胞系列病的バリアントと呼びます。

❷ 推奨される薬剤の候補や関連する治験情報

　がん治療やゲノム医科学など、さまざまな領域の専門家が集まったエキスパートパネル*で、検査結果の妥当性や実際に患者さんに適した推奨される薬剤や治験・臨床研究があるかなどが検討されます。主治医は、エキスパートパネルから推奨された治療を参考に、今後の治療計画を考えていきます。

*エキスパートパネル：がん遺伝子パネル検査の解析結果に基づいて、いろいろな専門家が適切な薬剤選択を推奨することを目的として開催される会議。

がん遺伝子パネル検査の実際

　🔻図2は、がん遺伝子パネル検査の実際の流れです。がん遺伝子パネル検査を希望する患者さんには、ゲノム外来受診前に、オリエンテーションを行います。オリエンテー

ションではがんゲノム医療コーディネーターが、▼表3のような内容を説明します。

▼図2　がんゲノム外来の流れ（組織を用いた場合）

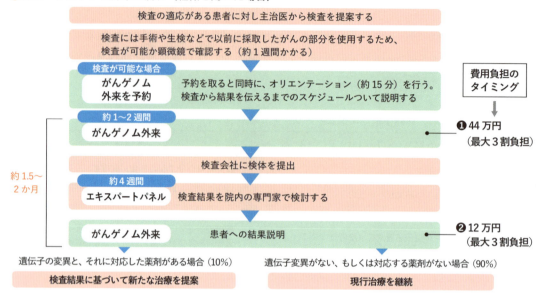

▼表3　がん遺伝子パネル検査についての説明内容

- 検査の概要
- 治療到達の割合
- 体細胞遺伝子変異と生殖細胞系列病的バリアントの区別
- 生殖細胞系列病的バリアントが検出された場合の扱い（情報開示の有無、誰と結果を共有するか）
- 検査の限界（治療に至らない、検査の失敗など）
- 検査に使う組織検体採取のための再生検の可能性
- 全身状態（PS）の確認
- 検査費用と支払いのタイミング

　現在、がん遺伝子パネル検査の対象は、標準治療終了後（または終了見込み）の患者さんまたは原発不明がん・希少がんの患者さんです。多くの患者さんは、治療につながる可能性は低くとも、可能性がゼロではないなら検査をして希望をつなぎたい、という思いで受けています。しかし、治療につながらずに落胆したり、治療が見つかっても、体調により適応にならず葛藤したりすることもあります。

　検査前のオリエンテーションにおいては、患者さんの体調に配慮しながら、これまでの治療歴や患者さんの背景をていねいに聞き、説明への理解を支援することと、患者さんの価値観に沿った意思決定ができるようかかわることが大切です。

　そして検査の結果開示後も、どのような思いで検査を受けたのか、意思決定のプロセスに寄り添うことが大切です。治療につながらなくても、検査によって方向性が定まったことについて、患者さんとともに振り返り、落胆だけではなく、前向きにとらえられるような看護支援が大切であると考えます。

（青木智子）

参考文献
1）国立がん研究センターがんゲノム情報管理センターホームページ「がんゲノム医療とがん遺伝子パネル検査」https://for-patients.c-cat.ncc.go.jp/（2024.12.1アクセス）
2）大川恵：ゲノム時代の進行がん患者に必要な看護．がん看護 2021；26：228-231．
3）田中敦子編：がんゲノム医療の基礎知識と支援方法．看護技術 2021；67：74-84．
4）角南久仁子，畑中豊，小山隆文編：がんゲノム医療　遺伝子パネル検査．医学書院，東京，2020：12-41．
5）日本臨床腫瘍学会編：がん専門相談員のためのがんゲノム医療相談マニュアル．2022．

③ 遺伝性（家族性）腫瘍

特定の遺伝子に生殖細胞系列病的バリアント（p.191）をもち、先天的に特定の臓器のがんが発症しやすくなる体質を、遺伝性腫瘍症候群と呼びます。そのような体質を背景に発症したがんを遺伝性腫瘍と呼びます。両者は明確に区別されていないため、ここでは遺伝性腫瘍に統一します。

がんは、一部の細胞の遺伝子に後天的な変化（体細胞遺伝子変異）が生じることで発症します。発症には年齢など多くの因子が複雑に関与するため、遺伝性腫瘍の体質をもっていても、いつ・どこにがんが発生するかは、個人によって異なります。

遺伝性腫瘍は、原因となる遺伝子により、発生しやすいがん（関連腫瘍）が異なります。また、表1（p.194）に示すように、単一の臓器のがんにとどまらず、さまざまながんや良性腫瘍を発症する可能性があります。

遺伝性腫瘍のリスク

遺伝性腫瘍は50％の確率で次世代に伝わります（常染色体顕性遺伝；autosomal dominant：AD、図1）。また、両親に遺伝子変異がなくても、配偶子（精子・卵子）での突然変異（新生変異）が起こることもあります。

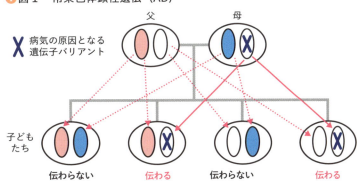

図1　常染色体顕性遺伝（AD）

患者さん・家族の問診時に、遺伝性腫瘍の特徴である、①家系内集積性、②若年発症、③多重がんや多発（両側性など）がんの有無を評価し、遺伝性腫瘍の可能性を見逃さないことが重要です。

遺伝性腫瘍を疑い、診断することの意義としては、以下のようなことが挙げられます。
・患者さん本人の治療の選択に役立つ可能性がある
・患者さん本人の二次がん対策ができる可能性がある
・血縁者の未発症のがんの予防・早期発見・早期治療につなげられる可能性がある

このように、遺伝性腫瘍の可能性を意識することで、患者さんや血縁者のリスクを把握し、がんの発症予防や早期診断・早期治療につなげることができます。

▽ 表1　遺伝性（家族性）腫瘍の例

病名	原因遺伝子	遺伝形式	主な主要（推定リスク）その他の罹患しやすい腫瘍等	有病率（日本人と記載以外は海外のデータ）
リンチ症候群	MLH1, MLH2, MSH6, PMS2 (EPCAM)	AD	大腸がん（75歳までに40〜80％）、子宮体がん、卵巣がん、胃がん、小腸がん、腎盂・尿管がんなど	1/300〜400
家族性大腸腺腫症（FAP）	APC	AD	大腸がん（60歳までに90％以上）、胃がん、胃低腺	1/17,400（日本人）
MUTYH関連ポリポーシス	MUTYH	AD	大腸がん（35〜50％）	1/20,000〜40,000
ポイツ・ジェガーズ症候群	STK11/LKB1	AD	消化管に過誤腫性ポリープ、乳がん、大腸がんなど	1/200,000
若年性ポリポーシス	BMPR1A, SMAD4	AD	消化管に過誤腫性ポリープ、大腸がん	1/100,000
遺伝性乳がん卵巣がん症候群	BRCA1, BRCA2	AD	乳がん、卵巣がん、前立腺がん、膵がん	1/500〜1000
リー・フラウメニ症候群	TP53	AD	骨肉腫、軟部肉腫、乳がん、白血病、脳腫瘍、副腎皮質がんなど	稀
カウデン症候群	PTEN	AD	乳がん、甲状腺がん、子宮内膜がん、消化管の過誤腫、特徴的な粘膜皮膚病変など	1/200,000
フォン・ヒッペル・リンドウ病	VHL	AD	小脳・脊髄・網膜の血管芽腫、腎がん、褐色細胞腫、内耳内のリンパ嚢胞腺腫、腎・膵・肝・副腎等の嚢胞・腫瘍など	1/36,000
遺伝性網膜芽細胞腫	RB1	AD	網膜芽細胞腫、肉腫	1/13,500〜25,000（遺伝性、非遺伝性を含む）
多発性内分泌腫瘍症1型	MEN1	AD	副甲状腺腫、膵消化管神経内分泌系腫瘍、下垂体前葉腺腫、副腎皮質腫瘍、胸腺腫、皮膚結合組織腫瘍など	1/100,000
多発性内分泌腫瘍症2型	RET	AD	甲状腺髄様がん、副甲状腺腫、褐色細胞腫、粘膜神経腫など	1/30,000
遺伝性びまん性胃がん	CDH1	AD	胃がん（びまん型）、乳腺小葉がん	不明、稀

日本家族性腫瘍学会編：遺伝性腫瘍ハンドブック. 金原出版，東京，2019：52. より転載

遺伝性腫瘍の例

❶ リンチ症候群

　リンチ症候群は遺伝性大腸がんの1つで、全大腸がんのうち2〜5％を占めます[2]。大腸以外にも子宮体がんや胃がんなどさまざまな部位に発がんする症候群です。代表的な原因遺伝子は*MLH1*、*MSH2*、*MSH6*、*PMS2*でDNA修復の役割を担う遺伝子です。このDNA修復過程に異常があると、マイクロサテライト不安定性（MSI-High）をきたす場合があります。

❷ 遺伝性乳癌卵巣癌症候群

遺伝性乳がんのうち約30％程度は、遺伝性乳癌卵巣癌症候群（hereditary breast and ovarian cancer：HBOC）と推察されています。

HBOCの生涯がん発症リスクについて、▼表2に示します。

▼表2　HBOCの生涯がん発症リスク

がんの種類	日本人一般	欧米人一般	BRCA1遺伝子に病的バリアントがある	BRCA2遺伝子に病的バリアントがある
乳がん（女性）	10.6%	12.9%	46～87%	38～84%
乳がん（男性）	0.1%（欧米）	0.1%	1.2%	最大8.9%
卵巣がん	1.6%	1.2%	39～63%	16.5～27%
前立腺がん	10.8%	12.5%	～29%	～60%
膵臓がん	2.6%（男性）2.5%（女性）	1.7%	1～3%	2～7%
悪性黒色腫（皮膚・眼）		2.3%		リスク上昇

日本遺伝性乳癌卵巣癌総合診療制度機構：遺伝性乳がん卵巣がん（HBOC）をご理解いただくために．ver.2022_2. 2022：9. より引用
https://johboc.jp/wp/wp-content/uploads/2023/01/hboc_ver_2022_3.pdf（2024.9.28アクセス）

遺伝性腫瘍が患者・家族へ与える影響

がん遺伝子パネル検査（p.189）は、薬物治療の選択肢を増やすことを目的とした検査です。検査対象の遺伝子には、遺伝性腫瘍の原因遺伝子も含まれるため、予期せず遺伝性腫瘍を疑われる結果や、確定できる結果（二次的所見）が得られることがあります。その場合、患者さんや家族がこのような結果を聞きたいかどうか、検査を受ける前に、考える時間が必要です。

二次的所見の中には、患者さんの薬剤選択に直結する情報が含まれる場合があります（例：PARP阻害薬に対する*BRCA*1/2）。また、遺伝性腫瘍の体質があっても、がんの予防や早期発見が可能な場合もあります。このように、検査結果が患者さん自身や血縁者の健康管理につながる可能性があるため、知りたい・伝えたいと患者さんが考えているのか、家族は知りたいと考えているのか、確認しておくことが大切です。そして、結果を患者さん・家族がどうとらえているのか、それぞれの思いを尊重する必要があります。医療者は、患者さんが意思決定できるように情報提供し、遺伝性腫瘍について、患者さん・家族がどのような価値観や考えをもっているのか知っておきましょう。

医療者は、患者さん・家族には、検査結果から遺伝性腫瘍について「知る」権利・「知らないでいる」権利があることを理解しておきましょう。そのうえで、遺伝性腫瘍の可能性を示す結果が得られた場合のメリット・デメリットを、患者さん・家族にわかりやすく伝えましょう。

その4 がんゲノム医療 ❸ 遺伝性（家族性）腫瘍

検査を受けるタイミングによっては、患者さんは病気のことで頭がいっぱいになっている場合もあります。患者さんの近くにいる機会の多い看護師が、患者さん・家族と十分にコミュニケーションをとり、全人的にアセスメントをして、情報提供や意思決定支援を行うことがポイントとなります。

遺伝カウンセリングと継続的な心理的支援

　遺伝性腫瘍の可能性が示され、その後診断された場合、患者さんとその血縁者は、生殖細胞系列の遺伝情報は生涯変化しない、不変性が明らかとなります。患者さんは、自身が別のがんを発症するかもしれない不安とともに、次世代の子どもががんを発症するかもしれないという心配を抱く可能性があります。

　このように、遺伝性腫瘍の診断は、個人にとどまらず血縁者に影響を及ぼします。未発症の血縁者も、結婚や出産への葛藤を抱く可能性があり、患者さんは、「子どもに病気を引き継がせてしまった」と自責の念を抱くことも考えられます。

　一方で、遺伝性腫瘍の診断によって、リスクを管理することが可能になるとも考えられます。患者さんや血縁者が、体質的に発症しやすいがんについて正しく理解し、検診などの予防行動をとることで、がんの早期発見につながる場合があります。

　このように、遺伝性腫瘍について、患者さん・家族が「自分ならどう考え、どう行動できるだろう」と広い視野で考えられるように情報提供を行うことがポイントです。

　検査の結果により遺伝性腫瘍の可能性があることを伝えた段階で、遺伝カウンセリングについて提案し、臨床遺伝専門医や認定遺伝カウンセラーから正しく必要な情報提供を行います。

　遺伝カウンセリングでは、患者さん・家族の不安や悩みをそれぞれのライフステージや希望・価値観に配慮しながら情報提供を行い、健康管理に活かせる予防行動や、意思決定を支援します。

　さらに、遺伝カウンセリングを通じて継続的なサポート体制を整えることは、患者さん・家族の心理・社会的な支援にもつながります。看護師は患者さん・家族の思いに寄り添い、タイミングよく遺伝カウンセリングへの橋渡しを行うことで切れ目ない支援が行われるよう、多職種連携の支点となる役割を担います。

（山口真澄）

引用・参考文献
1）日本家族性腫瘍学会編：遺伝性腫瘍ハンドブック. 金原出版, 東京, 2019.
2）大腸癌研究会編：遺伝性大腸癌診療ガイドライン2024年版. 金原出版, 東京, 2024.
3）遺伝性乳癌卵巣癌総合診療制度機構：遺伝性乳がん卵巣がん（HBOC）をご理解いただくために. ver.2022_2.
　　https://johboc.jp/wp/wp-content/uploads/2023/01/hboc_ver_2022_3.pdf（2024.9.28アクセス）
4）有森直子, 溝口満子編：遺伝／ゲノム看護. 医歯薬出版, 東京, 2018.
5）渡邊淳：診療・研究にダイレクトにつながる遺伝医学. 羊土社, 東京, 2017.
6）中込さと子監修：基礎から学ぶ遺伝看護学. 羊土社, 東京, 2019.
7）Chen S, Parmigiani G. Meta-Analysis of BRCA1 and BRCA2 Penetrance. *J Clin Oncol* 2007; 25: 1329-1333.

その
5

放射線治療

がんの三大治療の1つ、「放射線治療」。放射線治療の線量や照射範囲などを理解し、有害事象を予測して早期発見・早期対処ができることが大切です。患者さんが思っているよりもつらい治療であるため、精神的サポートも重要です。

その5　放射線治療

① 放射線治療の特徴

放射線治療は、手術と同様に<mark>がんのある部分だけを治療する局所療法</mark>です。臓器を切らず、臓器の機能と形態を温存することが可能な、低侵襲治療といえます（▼表1）。そのため、高齢者や合併症をもつ人でも受けられ、需要は増大しています。また、外来通院も可能な治療です。

手術同等の治療成績を得られる根治照射から、症状の緩和を目的とした緩和照射まで、幅広く行われています。

▼表1　放射線治療の特徴

長所	・早期では根治性が高い ・機能と形態温存ができる ・高齢者でも適用可 ・合併症の制限が少ない ・根治・姑息・対症療法と幅広く使える
短所	・局所の副作用がある ・治療期間が長い ・がんの種類によって放射線の効きやすさに違いがある

放射線の種類

放射線治療に使われる放射線にはX線、電子線、陽子線、重粒子線、ガンマ（γ）線、ベータ（β）線、アルファ（α）線などの種類があります。

外照射、小線源治療、内用療法などの照射方法によって、使われる放射線の種類は異なります（▼表2）。

最近の治療装置により従来の3次元放射線治療に加えてIMRTや体幹部定位放射線治療（stereotactic body radio therapy：SBRT）などの高精度治療が急速に増加しています。これにより、適切な放射線量を必要な範囲に照射して、隣接する正常組織への影響を最小限にすることが可能になりました。<mark>IMRTやSBRTは、放射線治療の適用範囲を広げ、有害事象の軽減と局所制御率の向上が期待できる治療技術</mark>です。

▼表2　放射線の種類と照射方法

	放射線の種類	照射方法
外部照射	電子線	
	X線	三次元原体照射（3D-CRT） 強度変調放射線治療（IMRT） 定位放射線治療（SRT） 定位手術的照射（SRS）
	γ（ガンマ）線	定位手術的照射（SRS）
	陽子線、重粒子線	粒子線治療
内部照射	密封小線源治療	X線、β線、γ線　→　組織内照射
		γ線　　　　　　　→　腔内照射
	非密封放射性同位元素による治療	α線、β線、γ線　→　内用療法

3D-CRT：three dimensional conformal radiation therapy
SRT：stereotactic radiation therapy
IMRT：intensity modulated radiation therapy
SRS：stereotactic radiosurgery

重粒子線や陽子線を用いた粒子線治療は、周囲の正常臓器に対する障害を軽減しつつ、腫瘍に大線量を短期間に照射する治療技術で、従来の放射線（光子線）より線量の集中性がすぐれた特徴をもっています。先進医療として行われてきましたが、適応が拡大されつつあり、保険診療で受けられる疾患が増えました。

放射線治療装置

　直線加速器（リニアック）と呼ばれる装置から出るX線や電子線を使うことがほとんどです。最近の汎用リニアックでは、IMRTやSBRTなどさまざまな治療方法ができますが、治療装置の機能によってできることが決まってきます。

　現在、わが国では放射線治療装置が843か所にあり（2019年日本放射線腫瘍学会調べ）、そのうち、重粒子線が6か所、陽子線が19か所、重粒子線と陽子線の両方が1か所[1]あります。

> **！放射線治療装置の名称**
>
> 施設にある放射線治療装置の名称により、どのような治療を行っているかがわかります。例えば、サイバーナイフは高精度放射線治療専用装置で、SRTに特化した装置ですが、この装置しかない施設であれば、IMRTはできないことがわかります。

放射線治療の原理

　放射線治療は、1回の治療時間が短く、治療そのものによる苦痛はないため、日々の治療による負担は少ないといえます。しかし、治療期間が長いことが特徴です。

　それは、放射線治療ががんに有効である理由にもかかわっています。正常な細胞も放射線の影響から免れることはできませんが、がん細胞とは異なり、DNAの傷を修復することができます。そのため、少量の放射線を繰り返し照射すると、正常な組織は修復されますが、がん細胞は修復できず、数を減らしていきます。放射線治療は、この差を利用しているのです（▼図1）。

（久保　知）

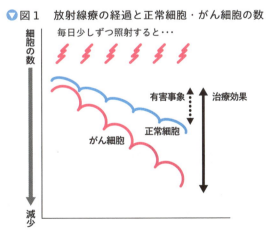

▼図1　放射線療の経過と正常細胞・がん細胞の数

引用文献
1）医用原子力技術研究振興財団：日本の粒子線治療施設の紹介.
　https://www.antm.or.jp/information/clinic/（2024.9.30アクセス）

参考文献
1）日本放射線腫瘍学会編：患者さんと家族のための放射線治療Q＆A 2020年版 第2版. 金原出版，東京，2020.

1 ▶ 外照射

　現在がん治療で最も多く使用されている放射線治療は外照射です。外照射はがんの病巣に対して、体の外から放射線を照射します。使用する放射線や装置、方法はさまざまな種類があります。

　放射線をどのように照射するかは、CT、MRI、PETなどの検査の画像をもとに放射線治療計画装置を使用して計画されます。がんの病巣に放射線を当てて、なおかつ正常細胞にはできるだけ放射線が当たらないように工夫されます。

治療で用いる照射技術

❶ 通常外部照射法

　高エネルギーの電子線やX線を発生させる装置（リニアック・直線加速器）を用いて治療します。病状や治療目的により、放射線腫瘍医が治療方法や回数を決定します。

　照射方法には、一方向、二方向から照射する単純な方法のほか、多方向から病変部に集中させる方法もあります（図1）。

　また、三次元回転原体照射法は、装置を回転させながら、がんの大きさと形状に合わせて照射します。

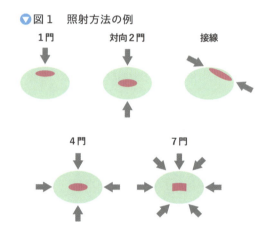

図1　照射方法の例

❷ 強度変調放射線治療（IMRT）

　コンピュータの高精度な計算をもとに、不均一なビームを多方向から照射することによって、標的の形状に合わせて照射を行います。これにより、がん組織には高い線量を与え、正常組織の線量をなるべく少なくできます（図2）。固定多門で行う方法と、回転照射で行う方法があります。

図2　頭頸部がんの症例

【強度変調放射線治療】

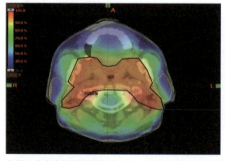

【対向2門照射】

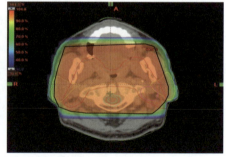

左図の強度変調放射線治療では、右図の対向2門照射と比べて、耳下腺と脊髄の線量をかなり減らすことができている。
＊黒枠内の赤い領域が高線量域

前立腺がんや頭頸部がんがよい適応ですが、肺がんなど他の疾患にも適応が拡大されています。

❸ 定位放射線治療（SRT）

標的に対して多方向から高エネルギー放射線を照射し、少ない回数で高線量を当てることによって高い効果が得られる治療です。

脳転移、肺がん、肝臓がん、腎臓がん、骨転移、前立腺がんなどに適応されます。

❹ 粒子線治療

陽子線治療・重粒子線治療があります。サイクロトロンやシンクロトロンなどの円形加速器から得られる陽子線や炭素線は、深部に線量が集中する「ブラッグ・ピーク」という性質が特徴です（▼図3）。

▼図3　拡大ブラッグ・ピーク（SOBP）

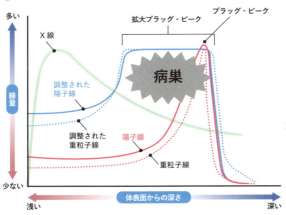

重粒子線は効果が強力な反面、正常組織にも影響が強く出るので注意が必要。

国立がん研究センター「放射線治療の種類と方法」がん情報サービス．より転載
https://ganjoho.jp/public/dia_tre/treatment/radiotherapy/rt_03.html（2024.10.1アクセス）

外照射を受ける患者の看護

放射線治療を受ける患者さんの不安（▼表1）を理解し、不安なく治療が受けられるよう支援することが重要です。

オリエンテーションでは、治療や検査・診察のスケジュール、治療にあたっての注意点、有害事象について説明します（▼表2）。

▼表1　放射線治療について患者が抱く不安

①放射線の被ばくに関する漠然とした不安	⑤治療中の隔離に対する不安
②治療の有害反応（副作用）に対する不安	⑥医療過誤に関する不安
③治療の後遺症に対する不安	⑦病気が進行しているという懸念
④機械や治療室に対する不安	⑧治療効果に対する不安

下津咲絵：放射線治療に関する不安とアセスメント．唐沢久美子編，がん放射線治療の理解とケア，Nursing Mook 43，学習研究社，東京，2007：8-9．より引用

▼表2　外照射を受ける際のオリエンテーションで説明するポイント

治療や検査・診察のスケジュール	・治療開始日、終了予定日 ・治療回数、治療時間 ・放射線治療を受ける手順、受付方法、治療中の診察について ・治療室の状況 ・実際の治療を受ける体位 ・医師の診察や看護師による症状の観察と介入について
治療にあたっての注意点	・治療時の所要時間は、通常照射の場合10分程度（IMRTの場合は20〜30分程度） ・スケジュールどおりに治療を完遂することを目標とし、治療の中断を避けること ・治療台に臥床後は動かないこと ・マーキングが消えないようにすること ・疼痛などで治療体位に困難が予測される場合は、鎮痛薬などを調整 ・前処置が必要な場合、排ガス・排便の調整と蓄尿の説明
有害事象について	・どのような有害事象がいつごろ出現し、いつごろピークを迎えいつごろ軽減していくか ・自分でできる観察方法や対処方法 ・医療者に報告すべき身体の変化 ・発熱や倦怠感、食事量低下などの症状、有害事象 ・治療終了時の注意点 ・有害事象はいつごろ消失するのか、それまでどのように対処すればよいかなど ・晩期有害事象について

（中島貴子）

参考文献
1）唐沢久美子編：がん放射線治療の理解とケア．Nursing Mook43，学習研究社，東京，2007：8-9．
2）国立がん研究センター：がん情報サービス．
https://ganjoho.jp/public/dia_tre/treatment/radiotherapy/rt_03.html（2024.10.1アクセス）
3）榮武二，櫻井英幸監修，磯部智範，佐藤英介編者：放射線治療 基礎知識図解ノート 第2版．金原出版，東京，2021．

2 ▶ 小線源治療

　小線源治療とは、放射性同位元素（radioisotope：RI）を用いて放射線を当てる方法です。

　小線源治療には、密封小線源治療と非密封小線源治療（RI内用療法）があります。

　密封小線源治療とは、腫瘍の表面またはその内部といった病変のすぐ近くに密封されたRIを配置する治療法です。線量率による分類では、高線量率照射、低線量率照射があり、線源配置による分類では、腔内照射、組織内照射があります（▼表1）。

▼表1　密封小線源治療の種類と適応疾患

	高線量率照射	低線量率照射
照射時間	数分間	数日〜永久
放射性同位元素	コバルト60、イリジウム192	セシウム137、金198
腔内照射	子宮頸がん、子宮体がん、食道がんなど	−
組織内照射	前立腺がん、舌がん、口腔がんなど	一時挿入：舌がん（セシウム137）、口腔がんなど 永久挿入：舌がん（金198）、前立腺がんなど

> RIを扱うための安全管理は「放射性同位元素等の規制に関する法律」や「医療法」などで規制されています。これらの法律を遵守して実施する必要があります。

線量率による分類

❶ 高線量率照射

遠隔操作密封小線源治療（remote after loading system：RALS）で行います。基本的に一時挿入のため、他者への被曝がなく、医療者への被曝もありません。

1回あたりの治療時間が短く、患者さんへの負担が少ないという特徴があります。何回か繰り返し行うことが多いです。

❷ 低線量率照射

主に、体内に直接線源を挿入する「永久挿入法」で行います。永久挿入の場合は、1回の挿入で治療が終了します。一時挿入の場合は数日間かけて治療します。

術者は被曝するため、対策が必要です。

線源配置による分類

❶ 腔内照射

腔内照射は、体内で空洞になっている箇所、「腔」にアプリケーターを入れて照射する方法です（図1）。対象には、子宮頸がん、子宮体がん、腟がん、食道がんなどがあります。

▼図1　腔内照射のイメージ（子宮頸がん）

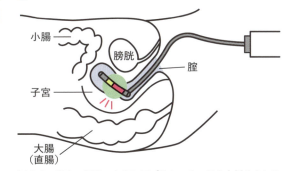

※多くの場合、図2のようにアプリケーターは3本挿入される。

【子宮頸がんに対する高線量率腔内照射】

子宮頸がんでは、外照射と腔内照射との組み合わせが標準治療です。一定の外照射ののち、腔内照射として、1本の子宮腔内線源（タンデム）と2本の腟線源（オボイド）を使用して照射します（図2）。

▼図2　1本のタンデムと2本のオボイド

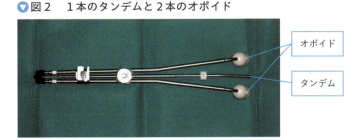

通常は1週間に1～2回で、合計4～6回照射します。1回の照射時間はおおよそ10～20分で、処置全体の時間は1時間30分程度になります。

> **!** 看護のポイント
>
> ● **疼痛コントロール**を図る
> ①砕石位でアプリケーターを挿入するとき
> ②ガーゼパッキングを行うとき
> ・治療前に、オリエンテーションで手順や鎮痛薬について説明し、患者さんの緊張を取り除くように努めます。そのうえで、鎮痛薬を効果的に使用することが重要です。全身麻酔で行う施設もあります。
> ・疼痛が強いと適切なサイズのアプリケーターが挿入できない、照射中にアプリケーターがずれるなどの影響があります。
> ・ガーゼパッキングには、線源と腟に隣接する直腸・膀胱粘膜との距離を十分にとり、晩期有害事象を防止する目的があります。
> ③患者さんの希望に応じ軽度鎮静をかけることも多いです。

❷ 組織内照射

腫瘍内およびその周囲組織に、密封小線源を挿入して照射する方法です。主に、一時挿入法と永久挿入法に分類されます。

使用するアプリケーターの本数は腫瘍の大きさにより異なり、腫瘍が大きいほど、アプリケーターの本数が多くなります。

照射は局所麻酔下や全身麻酔下で行われ、代表的な対象疾患は、前立腺がんです。

【前立腺がんに対する低線量率組織内照射】

治療前に前立腺の大きさを計測し、必要な線源数を調べます。

治療では、経直腸超音波画像で確認しながら、脊髄クモ膜下麻酔下で会陰から針を刺し、前立腺に線源を留置します（▼図3）。線源の長さは5mm程度で、前立腺の大きさに応じて数十本使用します（▼図4）。処置に要する時間は、通常で2〜3時間程度です。一時管理区域に設置した病室、または放射線治療室への入院が必要です。退室基準を満たしてからバルンカテーテル抜去となります。

▼図3　前立腺に線源を留置するイメージ

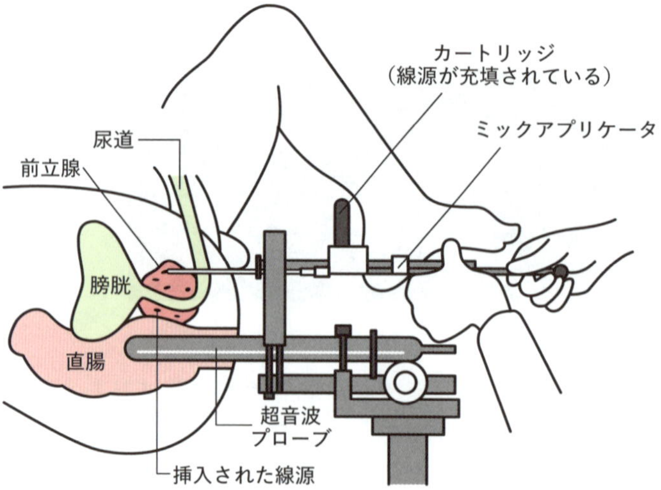

▼図4　前立腺がん治療に用いられる線源の例

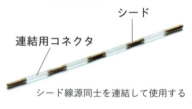

シード線源同士を連結して使用する

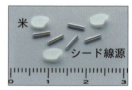

（画像提供：株式会社メディコン）

> **! 退院後の注意点**
>
> 2か月間は小さい子どもを抱くことや、妊婦との長時間の接触は避けてもらいます。
> 術後約60日で放射能は半減し、1年経てば周囲への影響はなくなります。

> **! 体内に線源がある状態で死亡した場合**
>
> 治療から1年以内の、まだ線源から放射線が出ている時期に患者さんが死亡した場合
> は、火葬前に前立腺を摘出する必要があります。また、海外渡航の際に証明書が必要
> となる場合もあります。

（中島貴子）

参考文献
1）榮武二，櫻井英幸監修，磯部智範，佐藤英介編：放射線治療 基礎知識図解ノート 第2版. 金原出版，東京，2021.

3 ▶ 非密封小線源治療（RI内用療法）

　非密封小線源治療は、放射性医薬品を使用する治療であり、放射性同位元素（RI）内
用療法ともいいます。

　放射性医薬品は、経口または経静脈的に投与され、対象となる腫瘍または臓器の生物
学的特性により、選択的に特定の部位に取り込まれ、そこで放出される放射線で腫瘍細
胞を攻撃します。分子標的治療の一環として、今後さらなる期待が高まっています。

非密封小線源治療の実際

❶ 甲状腺がんに対するヨウ素（^{131}I）内用療法

> **【特徴】**
> ● 甲状腺がヨウ素を取り込む性質があることを利用して、放射線を放出する^{131}Iカプセル
> を内服します。
> ● β線が放出され、物理学的半減期は8.1日です。
>
> **【注意点】**
> ● 治療前にヨードの制限が必要です。治療の2週間前から、投与2日後までヨウ素の摂
> 取を制限する必要があります。詳細は担当医師の指示に従ってください。
> ● 放射線管理区域 Word の病室で隔離が必要ですが、退出基準を満たせば退出可能となりま
> す。
> ● 退院後の、他の人との距離の取りかたなどの詳細は、ガイドラインを参照してください。

> **Word 放射線管理区域**
>
> 放射線による障害を防止するために設けられた区域で、一般病室とは独立した排気・排水設備を備えてい
> ます。

その5 放射線治療

① 放射線治療の特徴　非密封小線源治療（RI内用療法）

205

❷ 悪性リンパ腫に対するイットリウム（^{90}Y、ゼヴァリン®イットリウム）によるRI標識抗体療法

【特徴】
- B細胞悪性リンパ腫に対し、静脈注射で投与します。
- 物理学的半減期は2.7日。
- ^{90}Yが放出するβ線は、体内での飛程距離が平均5.3mmで体外への影響はないので、放射線治療病室へ入院する必要はありません。

❸ 骨転移のある去勢抵抗性前立腺がんに対する塩化ラジウム（^{223}Ra、ゾーフィゴ®）による治療

【特徴】
- 去勢抵抗性前立腺がんの骨転移に対し、静脈注射で投与します。
- α線は体内での飛程距離が短いため、外来治療が可能です。
- 月1回の治療で、計6回行われます。
- 疼痛緩和のみではなく、生存期間の延長も期待できます。

❹ ソマトスタチン受容体（SSTR）陽性の神経内分泌腫瘍（NET）に対するペプチド受容体放射性核種療法（PRRT）

【特徴】
- SSTR陽性のNETに対し、ルテチウムオキソドトレオチド（^{177}Lu、ルタテラ®）を静脈注射します。
- β線が放出され、物理学的半減期は6.647日です。
- 放射線治療病室または特別な措置を講じた一般病室への入院が必要です。退出基準を満たせば部屋から出ることができます。
- 8週間隔で、最大4回投与します。
- ^{177}Luの投与後には、腎臓の被曝低減のためアミノ酸輸液（ライザケア®輸液）を併用します。

【注意点】
- 体内の放射性物質が近くの人に届いてしまう可能性があるため、退院後1週間は、他の人との距離を1m以上あける必要があります。

❺ その他
- 傍神経節腫瘍・褐色細胞腫に対する3-ヨードベンジルグアジン（^{131}I、ライアットMIBG-I131）注射液
- 去勢抵抗性前立腺がんに対する前立腺特異的膜抗原（PSMA）標的内用療法（※2025年3月時点では未承認）

> **！ 看護のポイント**
>
> ・放射線安全管理についての患者への説明・指導する（▼表1）
> ・被曝防護に努める（▼表2）

▼表1 放射線安全管理に関する患者指導

外来投与	・一定期間（通常3日がめやす）は、体液（血液、尿、便、唾液、汗、嘔吐物）などに含まれる[131]I が家族やそのほか一般の人に触れないように注意する 　・排尿・排便後の水洗は2回流す 　・男性も便座に腰かけて排尿する 　・洗濯物は他の人と別で洗濯する ・家族が介護するときはビニール手袋を使用する
放射線治療病室	・排尿・排便は室内トイレ限定 ・おむつなどの排泄物、リネン類、ガーゼなどの取り扱い時はビニール手袋を使用する。放射性廃棄物として一定期間保管し、定められた方法で廃棄する ・食器などはディスポーザブルの容器使用。放射性廃棄物の扱いをする ・治療前オリエンテーションにて、治療の流れ、入院中の生活、終了後の注意事項など説明して、心配なことや気がかりなことはないか確認する

▼表2 医療スタッフと患者が遵守すべき安全上の注意点

医療スタッフ側	患者側
・防護靴カバー、手袋、エプロンの着用 ・曝露時間の軽減 ・可能な限り距離を保つ ・血液、尿の取り扱いに関する規則を守る ・汚れ物は治療室内に残し処分する ・患者のケア後は手洗いする	・尿が飛び散らないように男性も座位で排尿する ・トイレは2回流す ・飛散した尿はティッシュペーパーでふき取り、トイレに流す ・トイレの後は手を洗う ・汚染した衣服、寝具はすみやかに他のものと分別して洗う ・傷口から出た血は洗い流す

（中島貴子）

参考文献
1）日本核医学会分科会 腫瘍・免疫核医学研究会 甲状腺RI治療委員会編：放射性ヨウ素内用療法に関するガイドライン第6版．2018．
2）祖父江由紀子，久米恵江，土器屋卓志，他編：ベスト・プラクティス コレクション がん放射線療法ケアガイド 第3版．中山書店，東京，2019：100-102．

② 放射線治療計画

放射線治療計画とは

放射線治療は、腫瘍に放射線を当て、周囲の正常組織には放射線を当てないようにして、がんを治療することをめざしています。そのために、照射する部位と大きさ、照射方法、処方線量とその線量分割法、併用する薬物療法など、適切で個別化された放射線治療計画を作成する必要があります。

放射線治療がはじまるまでの流れ（▼図1）の中で、放射線腫瘍医が放射線治療計画を作成します。

▼図1　放射線治療がはじまるまでの流れ

診察 → 固定具作成 → 治療計画用CT撮影 → 治療計画 → リニアックへ転送 → 照射

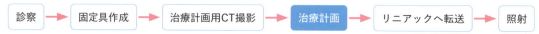

放射線治療計画の理解

放射線の影響は、放射線治療を受けた部位のみに出現します。どこに放射線が当たっているかを把握することで、どんな副作用がいつごろ出現するのかなど予測し、看護支援に役立てることが可能です。

❶ 治療内容を確認する

放射線治療計画書から、治療目的、放射線の種類、照射方法・照射線量・照射部位などを情報収集します（▼図2）。

▼図2　放射線治療計画書の例

照射部位	中咽頭・頸部	照射方針	根治
線質	リニアック　6MV、X線	照射方法	IMRT
予定開始日	○○年○月○日	予定終了日	○○年○月○日
総線量（Gy）	70	1回線量（Gy）	2
照射回数	35	照射日数	51
併用療法	全身化学療法（Concurrent）		
治療コメント			
薬物療法レジメン：CDDP併用			

❷ 有害事象を予測する

線量分布図（▼図3）は、人体の中で、放射線がどのような範囲にどのくらいの線量で照射されるかを視覚化した図です。

線量分布図から照射範囲に含まれる臓器を把握し、どんな症状がいつごろ出現し、いつごろ回復するのか予測して、看護支援に役立てます。

図3　線量分布図（下咽頭がん T3N2bM0 stage ⅣA）

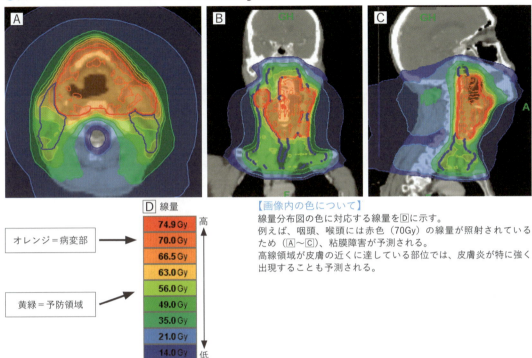

【画像内の色について】
線量分布図の色に対応する線量をDに示す。
例えば、咽頭、喉頭には赤色（70Gy）の線量が照射されているため（A〜C）、粘膜障害が予測される。
高線領域が皮膚の近くに達している部位では、皮膚炎が特に強く出現することも予測される。

（中島貴子）

参考文献
1）榮武二，櫻井英幸監修，磯部智範，佐藤英介編：放射線治療 基礎知識図解ノート 第2版．金原出版，東京，2021．
2）青山寿昭，花井信広編：頭頸部がんマスターガイド　患者さんと向き合う治療，患者さんと向き合う看護のためのアプローチ．メディカ出版，大阪，2021．

> ❗ **治療時間の調整**
>
> 放射線治療は通院治療が可能であり、それが長所にもなっています。患者さんが生活を継続しながら、治療を受けることができるよう支援します。
> 治療時間は、患者さんとよく話して決めます。患者さんそれぞれに社会的役割があり、家事、子育て、仕事などと治療を両立させなければなりません。そのため、治療時間は、子どもの送迎時間や、出勤・退勤、昼の休憩時間などを考慮して決めていきます。これまでのライフスタイルを崩すことなく生活できることは、放射線治療に臨んでいる患者さんの精神的安定を図り、治療の継続と完遂を可能にさせます。
> 放射線治療計画の再現性を維持し精度の高い治療を行うため、治療部位によっては、前処置が必要となることもあります。
> 例えば、前立腺がんへのIMRTでは、治療部位の前立腺近傍の腸管のガスの状態や、膀胱の尿の量が関係します。そのため、治療時間に合わせて、排尿や排便・排ガスを自己管理してもらう必要があります。管理ができなければ、予定していた時間に治療を行うことができないことがあります。そのため、前処置がある治療を受ける患者さんには、通院方法と通院にかかる時間も必ず確認して、治療時間を決めています。　（久保　知）

その5 放射線治療

③ 適応疾患と標準治療

【頭頸部がん】

疾患	治療計画	総線量/回数	標準治療
上咽頭がん	IMRT	66〜70Gy/33〜35回/6.5〜7週	・Ⅰ期：放射線単独治療 ・Ⅱ期：シスプラチン ・Ⅲ〜ⅣA期：同時併用化学放射線療法（シスプラチン単剤併用） ・化学放射線療法の前に化学療法の追加、ゲムシタビン＋シスプラチン
中咽頭がん	IMRT	70Gy/35回/7週	・Ⅰ〜Ⅱ期の早期例：経口的切除術または放射線単独治療 ・局所進行例：非切除例；同時併用化学放射線療法（シスプラチン単剤併用） ・ヒトパピローマウイルス（human papillomavirus：HPV）関連は放射線治療の感受性が高く、予後良好
下咽頭がん	IMRT	70Gy/35回/7週	・早期例：放射線治療、内視鏡的咽喉頭手術を含む低侵襲手術 ・進行例：喉頭温存を望む場合は化学放射線療法（シスプラチン単剤併用）、または手術（下咽頭喉頭全摘術） ・T4a症例：手術（下咽頭喉頭全摘術）
喉頭がん	IMRT 三次元照射	T1：60〜66Gy/30〜33回/6〜7週 T2以上：70Gy/35回/7週	・早期がん（T1-2N0）：根治的放射線治療または喉頭温存手術 ・進行がん：喉頭温存を望む場合は化学放射線療法（シスプラチン単剤併用）、または手術（喉頭全摘術） ・T4a症例：手術（喉頭全摘術）
口腔がん（舌以外）	IMRT	66〜70Gy/33〜35回6.5〜7週	・T1-T2N0の症例：手術、小線源治療を含む放射線単独治療 ・T3以上：手術、術後照射や術後化学放射線療法の併用 ・切除不能頭頸部がん：化学放射線療法（シスプラチン単剤併用）
上顎洞がん	IMRT	66〜70Gy/33〜35回6.5〜7週	・切除可能：手術、術後照射 ・手術不能：同時併用化学放射線療法（シスプラチン単剤併用） ・T4症例：超選択的動注（シスプラチン）と放射線同時併用療法

※頭頸部非扁平上皮がんは粒子線治療の保険適用　IMRT（intensity modulated radiation therapy）：強度変調放射線治療

【肺がん】

疾患	治療計画	総線量/回数	標準治療
非小細胞肺がん	三次元照射、IMRT SBRT	60Gy/30回/6週（三次元照射、IMRT）48Gy/4回/1週、60Gy/8回/2週など（SBRT）	・高齢や合併症のために手術不能と判断されるⅠ/Ⅱ期：根治的放射線治療・体幹部定位放射線治療（SBRT） ・ⅡB期〜ⅢC期：高齢やPS不良例を除いて化学療法併用放射線治療
小細胞肺がん	三次元照射IMRT	45Gy/30回/3週1日2回照射（限局型）	・すべての病期で化学療法が施行されている ・限局型：化学療法併用放射線治療 ・加速過分割照射法 ・予防的全脳照射（prophylactic cranial irradiation：PCI） ・進展型 ・初回化学療法に反応した場合でもPCIは行わない

【乳がん】

疾患	治療計画	総線量/回数	標準治療
乳房温存療法	三次元照射 IMRT	42.56/16回/3週	・左乳房の場合は、心臓への線量低減のため深吸気息止め照射
乳房全切除術後	三次元照射 IMRT	42.56/16回/3週、 50Gy/25回/5週	・乳房全切除術後の放射線治療（postmastectomy radiation therapy：PMRT）。局所領域再発を予防するとともに生存率の向上 ・左胸壁照射において心臓への線量低減のため深吸気息止め照射またはIMRT ・腋窩郭清を省略する場合、術後照射を行う

【食道がん】

疾患	治療計画	総線量/回数	標準治療
食道がん	三次元照射 IMRT	50.4Gy/28回/5.5週、 60Gy/30回/6週	・表在がん（T1a,b）で内視鏡治療（endoscopic mucosal resection：EMR/endoscopic submucosal dissection：ESD）後リンパ節転移の可能性のある場合：予防的化学放射線療法追加 ・内視鏡的切除困難な場合やEMR/ESD後に残存が疑われる場合：手術、根治的化学放射線療法 ・局所・領域進行例：術前化学療法＋手術 ・手術困難例：（化学）放射線治療

【肛門がん】

疾患	治療計画	総線量/回数	標準治療
肛門がん	IMRT	54Gy/30回/6週	・化学放射線療法：フルオロウラシル＋マイトマイシンC

【前立腺がん】

疾患	治療計画	総線量/回数	標準治療
前立腺がん	IMRT SBRT	78Gy/39回/8週、 60Gy/20回/4週 36.25Gy/5回/1週 （SBRT）	・リスク分類に合わせて放射線治療とホルモン治療と手術を組み合わせる

【子宮頸がん】

疾患	治療計画	総線量/回数	標準治療
子宮頸がん	三次元照射、 IMRT	50.4Gy/28回/5.5週	・Ⅰ〜ⅡA期：手術、放射線治療 ・ⅡB〜Ⅳ期：放射線治療；外部照射と腔内照射の併用 ・化学療法併用放射線治療（シスプラチン）

（中島貴子）

参考文献
1）日本放射線腫瘍学会編：放射線治療計画ガイドライン2024年版．金原出版，東京，2024．

1 ▶ 放射線感受性

　組織や細胞が一定量の放射線を受けた際に、その反応を表す指標を、放射線感受性と呼びます。組織や細胞が強く反応を示すものを高感受性、逆に弱い反応を示すものは低感受性あるいは抵抗性と呼ばれます。

　放射線感受性の一般法則で、ベルゴニー・トリボンドーの法則というものがあります。細胞の感受性は、①細胞分裂頻度の高いものほど、②組織の再生能力が大きいほど、③形態、機能において未分化なものほど強く現れるというのがこの法則です。ただし、リンパ球にはこの法則は当てはまりません。

　活発に細胞分裂を繰り返す、骨髄、生殖腺、腸上皮、皮膚、水晶体などはきわめて放射線感受性が高くなっています。一方、赤血球、神経細胞、骨格筋細胞などは一度成熟してしまえば分裂することがないため、放射線感受性は低くなっています（▼図1）。

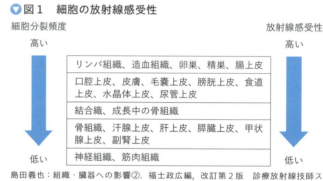

▼図1　細胞の放射線感受性

島田義也：組織・臓器への影響②．福士政広編，改訂第2版　診療放射線技師スリムベーシック1 放射線生物学．メジカルビュー社，東京，2021：74. より一部改変して転載

　がん細胞には、高分化型がん、中等度分化型がん、低分化型がん、未分化型がんといった種類があります。分化度が低いがん細胞ほど発育は早く、放射線感受性が高いので、未分化型がんは放射線感受性が一番高いといわれています。

　小児がんは未分化型や未熟なものが多くみられ、放射線感受性は一般的に高いといわれています。

（久保　知）

2 ▶ 耐容線量

　耐容線量（tolerance dose：TD）とは、組織が放射線に耐えうる線量のことをいいます。

　がん細胞に放射線を集中的に当てることで、消滅させることができます。しかし、周囲の正常細胞に、同じように放射線を当ててしまうと、細胞は機能を果たせなくなり、障害として残ることで、安全な治療、QOLの維持が困難になります。

　そこで、放射線治療計画でTDを超えないよう注意し、がん細胞を制御しつつも、正常細胞がダメージから回復できる程度の有害事象に収まるような線量が考えられています。

> **薬物療法との相互作用**
>
> 殺細胞性抗がん薬を用いた化学放射線療法では、放射線治療単独と比較して組織の耐容線量は低下し、有害事象は増強するといわれています。
> 新規薬剤である分子標的薬や免疫チェックポイント阻害薬と放射線との相互作用は、まだ不明な点が多く、これからのデータの蓄積によって明らかになってくると考えられます。

（久保　知）

3 ▶ 再現性

放射線治療において、放射線治療計画時と実際の治療時の体位を同じにすること（再現性の確保）は非常に重要です。

外照射で分割照射を行うのは、有害事象を少なく、治療効果を高めるためです。体位や体内の臓器の状態が放射線治療計画を撮影したときと異なっていると、放射線腫瘍医が計画したとおりの治療ができません。

再現性を高める工夫としては、以下のようなものがあります。

- 放射線治療計画CT撮影時に、再現可能で安楽な体位をとり動かないよう工夫する。
- さまざまな固定具（▼図1）を使用し、患者の体を固定する。
- 皮膚にマーキングを行う。

再現性の担保・安全確保のための介入

❶ ポジショニングの再現性

・照射体位保持：固定具などを使用し毎回同じ体勢がとれるようにします。

・マーキングの説明：位置合わせをするときのサインであるため、治療部位と違う所にもマーキングがあることを説明します。

・疼痛などで治療体位保持困難が予測される場合：事前に鎮痛薬を使用したり、疼痛が少なくなるよう体位を工夫します。また、移送は安楽な方法で行い、苦痛の軽減に努めます。

❷ 内部臓器の再現性

・前処置の必要性を説明し、理解度を確認します。

例①胃、膵臓：照射3～4時間前から絶飲食

例②骨盤領域（前立腺、子宮頸部、肛門管など）：膀胱内蓄尿、直腸の排便・排ガスのコントロール

・やせることで内部臓器の位置がずれるため体型維持に努めます。

▼図1　各種固定具の例

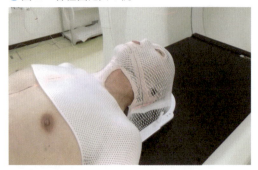

頭頸部用シェル：胸部まで固定

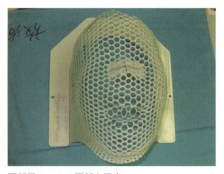

頭部用シェル：頭部を固定

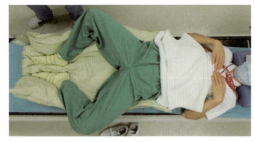

吸引式固定バッグ：骨盤部

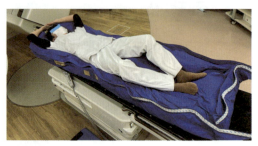

吸引式固定バック：体幹部

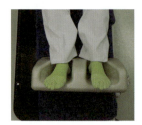

下肢固定台

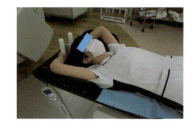

上腕固定台

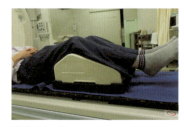

膝乗せクッション

（中島貴子）

参考文献
1）榮武二，櫻井英幸監修，磯部智範，佐藤英介編：放射線治療 基礎知識図解ノート 第2版．金原出版，東京，2021：119-123.
2）大西洋，唐澤久美子，唐澤克之編：がん・放射線療法2017 改訂第7版．学研メディカル秀潤社，東京，2017：78-85.

その
5 放射線治療

④化学放射線療法

　化学放射線療法とは、==がん薬物療法と放射線治療を組み合わせた治療法==を指します。両者を組み合わせる目的は、局所療法（放射線治療）と全身療法（がん薬物療法）の異なる治療機序を利用し、放射線治療の効果を増強させるためです。がん種や病期に応じて、臓器の温存、局所制御率の向上、転移予防を目的として行います。

　主な適応疾患は、肺がん、頭頸部がん、食道がん、子宮頸がんです。

　放射線治療と同時に行う化学放射線療法（concurrent chemoradiotherapy：CCRT）、放射線治療前に行う導入化学療法（induction chemotherapy：ICT）、放射線治療後に行う補助化学療法があります（▼表1）。また、補助化学療法はすでに手術や放射線治療を行った部位の再発や、放射線が当てられない微小部位の遠隔転移でも行えます。

▼表1　化学放射線療法の目的

化学放射線療法（CCRT）	進行例に対して、治癒・再発予防・臓器温存を目的として行う
導入化学療法（ICT）	放射線治療前に、腫瘍を縮小させるために行われる
補助化学療法	放射線治療後に、再発予防目的に行われる

特徴的な有害事象と患者への影響

　薬物療法と放射線治療を併用すると、両方の副作用が伴います。効果とともに副作用も相乗的に強くなります（▼表2）。

・==悪心・嘔吐==：放射線治療中に特徴的な苦痛症状の1つです。抗がん薬の影響が大きいといえます。

・==骨髄抑制==：抗がん薬の影響が大きく、発熱性好中球減少症（FN）となることが多くなります。その場合、放射線治療を中断することもあります。必要時、G-CFS（granulocyte-colony stimulating factor；顆粒球コロニー形成刺激因子）製剤（フィルグラスチム、レノグラスチム［ノイトロジン®］、ペグフィルグラスチム［ジーラスタ®］）を投与し、血球の回復を待って放射線治療を再開します。

・==誤嚥==：頭頸部がんは口腔や咽頭の粘膜に炎症が起こるため、誤嚥のリスクが高まります。

・==皮膚障害==：抗EGFR（epidermal growth factor receptor；上皮成長因子受容体）抗体薬を使用している場合、皮膚障害が現れている場所と、照射部位が重なる場合があります。重なると皮膚障害が悪化するため、スキンケアが大切になります。

その
5
放射線治療

④
化学放射線療法

215

▼表2　殺細胞性抗がん薬との併用による有害事象と観察ポイント・看護支援

有害事象	発症時期	観察ポイント	看護支援
悪心・嘔吐	（抗がん薬の影響） ・即時型：投与後比較的短期間で出現 ・予期的：過去の嘔吐した経験を思い出すため投与前から生じる ・遅延型：投与後24時間以上から5日間程度持続	・悪心嘔吐の有無 ・持続期間 ・食事や飲水量 ・過去の治療時の症状 ・心理的に影響を与える因子	・あらかじめ出現の可能性、時期、対処方法を伝える ・制吐薬の投与と効果を伝える ・食事への配慮 ・不安の解消に努める
口内炎	（抗がん薬と頭頸部の照射の場合） ・治療7日目ごろから紅斑やヒリヒリ感が出現 ・治療14日目ごろに潰瘍形成 ・治療後3〜4週間は持続 ・感染による場合は、白血球低下時に出現	・口腔状態（粘膜の状態、出血、感染、疼痛など） ・食事や飲水量 ・セルフケアのレベル	・あらかじめ出現の可能性、時期、対処方法を伝える ・口腔衛生管理の重要性と方法を伝える ・食事への配慮
骨髄抑制	（抗がん薬の影響） ・投与後から5〜14日	・熱型 ・血液データ ・口腔粘膜 ・肺炎、腸炎、尿路感染症などの臨床症状	・感染予防の必要性と方法を伝える ・初期症状の早期発見対応の重要性と自己申告の方法を伝える
脱毛	（放射線治療の影響） ・照射開始20Gyを超えると出現しやすい （抗がん薬治療の影響） ・治療後3週間程度	・脱毛への患者の思い ・心理状態	・あらかじめ出現の可能性、時期、対処方法を伝える ・一時的であると伝える

青山寿昭，花井信広編著：頭頸部がんマスターガイド. メディカ出版，大阪，2021：151. より引用

化学放射線療法における看護の役割

　放射線治療とがん薬物療法の併用は、同時に施行される場合と、時期をずらして施行される場合があります。治療効果を最大限にするためには、同時に施行することが望ましいですが、有害事象の発症頻度、症状の強さも大きくなるため、患者さんの負担が増してしまいます。薬物療法のレジメンと治療期間、薬物療法の有害事象を確認し、症状マネジメントを行う必要があります。

　一連の治療に伴うさまざまな有害事象により、患者さんは、治療を継続することへの不安を感じ、症状コントロールに必要なセルフケア（自分自身へのケア）が低下することがあります。日常生活の状況を確認し、ケアを行うタイミングを一緒に考え、生活に取り入れやすいように、患者さんと相談していくことが大切になります。

　悪心・嘔吐による苦痛や、粘膜炎による疼痛でつらい体験をしていると、精神的負担も増大します。つらい気持ちに共感しながら精神的サポートを行い、治療の完遂をめざしましょう。

（堀田枝里）

参考文献
1）日本がん看護学会教育・研究活動委員会コアカリキュラムワーキンググループ：がん看護コアカリキュラム日本版：手術療法・薬物療法・放射線療法・緩和ケア. 医学書院，東京，2017.
2）青山寿昭，花井信広編著：頭頸部がんマスターガイド. メディカ出版，大阪，2021.

| その
5 | 放射線治療 |

⑤ 有害事象

1 ▶ 有害事象の分類

　放射線治療は、腫瘍と正常組織の感受性の差を利用して治癒に導く治療であるため、正常組織の反応は不可避です。

　放射線照射による正常組織のダメージを有害事象、あるいは有害反応といいます。治療に起因するかどうかは関係なく、治療の際に起こった、あらゆる好ましくない事象を指します。その中の、治療に起因するものを副作用と呼びます（▼図1）。

　有害事象には、発症の時期の特有の症状があり、急性期有害事象と晩期有害事象とに大別されます（▼表1）。

▼図1　有害事象と副作用

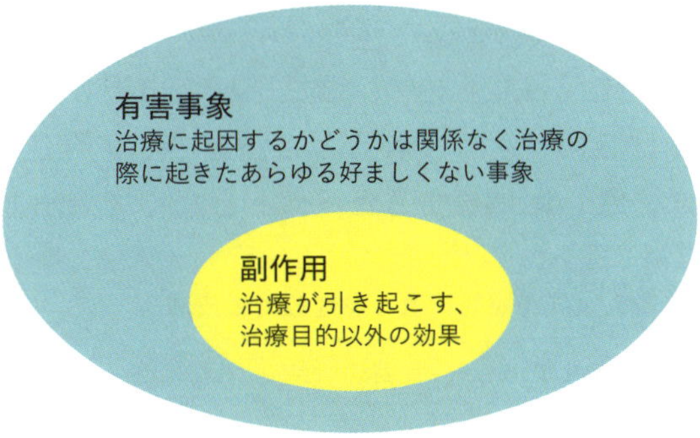

有害事象
治療に起因するかどうかは関係なく治療の際に起きたあらゆる好ましくない事象

副作用
治療が引き起こす、治療目的以外の効果

▼表1　急性期有害事象と晩期有害事象

急性期有害事象	晩期有害事象
・治療期間中に起こる ・線量が増えると増強する ・一般的に時間とともに回復する ・分裂が盛んな細胞から傷害される	・照射後3か月以後 ・線量と照射容積が影響する ・確率的に発症 ・回復しにくい、不可逆的変化 ・線維化・血管障害によって起こる反応

　一般的に放射線治療開始後から3か月を目安に急性有害事象と晩期有害事象に分けられることが多いです。

　急性有害事象は治療期間中に出現して、一過性で回復していきます。晩期有害事象は放射線治療終了後、数か月から数年経過してから確率的に出現します。

　正常組織には、放射線によるダメージからの回復力があります。正常組織全体でみると、細胞数が減った状態になり、このことが急性期有害事象の症状として現れます。

　正常組織は、放射線治療が終了すると徐々に元に戻っていくので、急性期有害事象の多くは回復します。　　　　　　　　　　　　　　　　　　　　　　　　　　　　（久保　知）

2 ▶ 急性有害事象

　放射線治療は、放射線治療計画どおりに治療を完遂できるか否かが治癒率に影響しま

その5　放射線治療　⑤有害事象　有害事象の分類／急性有害事象

217

す。そのために有害事象によって生じる症状をコントロールし、なるべく苦痛がなく、治療が予定どおりに完遂できるよう支援していくことが重要となります。

放射線治療の有害事象は、主に照射範囲に出現します。例外的に、全身性有害事象として放射線宿酔や倦怠感などがあります。

まずは、放射線が当たっているところを観察しましょう。

放射線性皮膚炎

外照射の場合、放射線が必ず皮膚を通過するため、皮膚に何らかの影響が生じます。放射線治療計画から皮膚炎について予測し、悪化の予防に努めることが重要です。

累積線量が20Gy程度で乾燥、軽度発赤や乾性落屑など皮膚炎の症状が生じてきます。さらに治療が進んでいくと、発赤が増悪し、熱感が目立つようになります。皮膚の浮腫状変化が目立ち始め、湿性落屑が出現しはじめます。

はじめは、こすれるところを中心に発症し、重度になると軽度の摩擦により出血します。さらに増悪すると、何もしなくても出血します（▼表1、表2）。

▼表1 皮膚照射線量と急性放射線皮膚炎

照射線量	身体所見	症状
20〜30Gy	発赤、紅斑	淡い発赤、掻痒感、ピリピリ感、脱毛
30〜50Gy	乾燥、落屑	乾燥、熱感、刺激感、軽度の疼痛
50〜60Gy	びらん、浸出液、出血	強度の掻痒感、疼痛

長井優子，小口正彦：皮膚炎・脱毛．大西洋編，唐澤久美子，唐澤克之著，がん・放射線療法2010，篠原出版新社，東京，2010：116．より抜粋して引用

▼表2 放射線性皮膚炎の有害事象の判定基準と皮膚の状態

	Grade1	Grade2	Grade3	Grade4	Grade5
放射線性皮膚炎	わずかな紅斑や乾性落屑	中等度から高度の紅斑；まだらな湿性落屑、ただしほとんどが皺や襞に限局している；中等度の浮腫	皺や襞以外の部位の湿性落屑；軽度の外傷や摩擦により出血する	生命を脅かす；皮膚全層の壊死や潰瘍；病変部より自然に出血する；皮膚移植を要する	死亡

有害事象共通用語規準 v5.0 日本語訳JCOG版より引用

Grade1
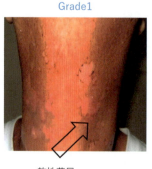
乾性落屑

Grade2
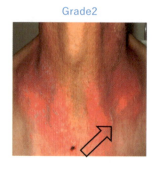
まだらな乾性落屑

Grade3
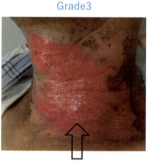
しわやひだ以外の部位の湿性落屑

放射線性皮膚炎への看護ケア

　放射線性皮膚炎のケアのポイントは、皮膚の清潔と保湿、物理的刺激から皮膚を守ることです。保清に努めてから保湿することが重要です。また、照射部位を把握しておく必要があります。

【清潔】
- 照射部位を清潔に保ちましょう。壊死組織や残留物が残っていると感染の原因となり、皮膚炎が増悪しやすくなるため、1日1回は必ず洗浄し、汚染状況に合わせて回数を増やします。
- 石けんなどを泡立てて泡でやさしく洗い、十分に洗い流します。
- 熱いお湯の使用は避け、微温湯を使用します。
- 水道水で洗浄してかまいませんが、びらんで水道水がしみる場合は、生理食塩液を使用します。
- 気管孔がある場合など、洗い流すことが難しい場合は、ベーテル®Fやリモイス®クレンズなどの清拭洗浄料を使用します。

【保湿】
- 乾燥や掻痒感など、症状が出現してきたら外用薬（▼表3）を塗布し、保湿します。
- 表皮剥離が生じ、滲出液が出るような状態の場合は、非固着性創傷被覆材（モイスキンシート、メロリン®、エスアイエイド®）で保護します。
- ガーゼは、皮膚に貼りつくことや、はがすときの剥離刺激の原因となることがあるため、皮膚炎の発症部位に直接当てないようにします。
- 軟膏は、皮膚を清潔にしてから塗り、乾燥してきたら塗り足すことを勧めます。回数は適宜でかまいません。
- 軟膏を皮膚に塗布した場合、厚みは数ミクロン～数十ミクロン程度とされているため、放射線照射前に軟膏を落とす必要はありません。

▼表3　放射線性皮膚炎で使用する外用薬（軟膏）の例

保湿	白色ワセリン、流動パラフィン（プラスチベース®）
掻痒感	ジメチルイソプロピルアズレン（アズノール®）軟膏、ベンダザック（ジルダザック®）軟膏、ジブルプレドナート（マイザー®）軟膏

> **！　放射線性皮膚炎へのステロイド使用**
>
> 　J-SUPPORT 1602「化学放射線療法を受ける頭頸部患者における放射線皮膚炎に対する基本処置とステロイド外用薬を加えた処置に関するランダム化第3相比較試験」の結果によると、ステロイド外用薬は、Grade2の皮膚炎出現に関しては白色ワセリンと同等ですが、Grade3に悪化することは、有意に抑制できると証明されました[1]。

その5　放射線治療　⑤有害事象　急性有害事象

【刺激の回避】
- 放射線を受けた皮膚は薄くなり、バリア機能が低下しているため、刺激を与えないようにします。
- 放射線照射部位の刺激になるものの例として、頸部への照射時における襟や、乳腺への照射時におけるブラジャーのワイヤーなどが挙げられます。このようにこすれる、締めつけるものは避けましょう（▼図1）。
- 照射部位に絆創膏や湿布を貼ることは避けます。絆創膏をはがすときに、皮膚が剥離することを防ぐためです。
- 照射部位はこすったり掻破したりしないよう注意します。
- 照射部位に皮膚障害があり、保護する必要があるとき（例：表皮剥離が出現し、滲出液が出るような状態）は、固定のテープを、照射範囲内に貼らないようにします（▼図2）。
- 日焼けは避け、直射日光に当たらないよう、帽子・日傘・スカーフなどを使用します。
- テープを貼る場合は、照射部位を完全に覆うように被覆材を大きく広げ、絆創膏は照射範囲外に貼ります。
- 頸部の場合、被覆材で頸部を一周覆い、被覆材同士をテープで止めるか、包帯やストッキネットなどを使用します。

▼図1　放射線照射部位への刺激を避けるための工夫の例

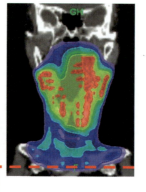

襟は照射にかからないようにカット

▼図2　照射部位にテープを貼らない工夫の例

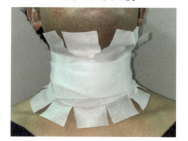

粘膜炎

　粘膜炎は、放射線治療による直接的な粘膜障害と、二次的に誘発されたサイトカインによる炎症により引き起こされます（▼表4・5、図4）。

表4 照射部位と粘膜炎が出現する部位・症状

照射部位	粘膜炎が発症する部位	症状
A 頭頸部	口腔、咽頭	口腔の発赤、違和感、乾燥、疼痛、味覚障害、びらん、出血、潰瘍など
B 食道、肺、縦隔	食道・気管	食物の通過障害、嚥下困難感、嚥下時痛、食道狭窄、咳など
C 骨盤領域	腸管	悪心、食欲不振、排便時違和感、便意切迫、疼痛、出血など
	膀胱	頻尿、尿意切迫、血尿など
	陰部	粘膜発赤、疼痛、びらん、出血など

表5 照射線量と粘膜炎の症状

照射線量	所見	症状
～20Gy		口腔内の粘つき、味覚の変化
20～30Gy	発赤	口腔乾燥
30～50Gy	斑状潰瘍、偽膜	軽度の疼痛から徐々に増強、嚥下困難
50～60Gy	癒合した潰瘍、偽膜	経口摂取の維持困難

	Grade1	Grade2	Grade3	Grade4	Grade5
口腔粘膜炎	症状がない、または軽度の症状；治療を要さない	経口摂取に支障がない中等度の疼痛または潰瘍；食事の変更を要する	高度の疼痛；経口摂取に支障がある	生命を脅かす；緊急処置を要する	死亡
食道炎	症状がない；臨床所見または検査所見のみ；治療を要さない	症状がある；摂食/嚥下の変化；経口栄養補給を要する	摂食/嚥下の高度の変化；経管栄養/TPN/入院を要する	生命を脅かす；緊急の外科的処置を要する	死亡

有害事象共通用語規準 v5.0 日本語訳JCOG版より引用

図4 咽頭粘膜炎の例

Grade2

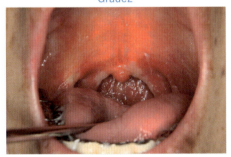

口蓋垂周囲に白苔を認める。

Grade3

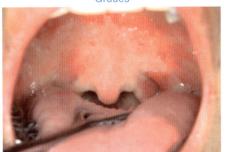

白苔が融合し広範囲に及ぶ。

粘膜炎への看護ケア

ケアのポイントは口腔の清潔と保湿、疼痛コントロールを図ること、栄養管理に努めることです。

【清潔】
- 治療前から歯科を受診し、口腔ケア指導を受けます。
- 汚れはブラッシングで落とします。歯ブラシは毛がやわらかくヘッドの小さいものを使用します。
- ブラッシングでは、歯ブラシが炎症部位にあたらないよう注意します。

【保湿】
- 含嗽は保湿にも効果があるため、1日8回以上行います。
- 含嗽は乾燥だけでなく、口腔がネバネバとしている不快感も改善させます。
- ゆっくりブクブクと20秒程度うがいして吐き出します。ガラガラうがいは誤飲防止のため推奨しません。
- 含嗽薬は、▼表6のような薬剤を使用します。

▼表6　放射線治療時の含嗽薬

含嗽薬	処方	使用方法
ハチアズレ®	ハチアズレ®5包を水500mLに溶解	1日8回程度、ゆっくりブクブクと20秒程度うがいして吐き出す
ハチアズレ®＋グリセリン	ハチアズレ®5包、グリセリン60mLを水440mLに溶解	乾燥予防目的で使用
ハチアズレ®＋グリセリン＋4％キシロカイン液	ハチアズレ®5包、グリセリン60mL、4％キシロカイン液（5or10or15mLを疼痛の程度に合わせ調整）を水500mLに溶解	粘膜炎で接触痛がある場合に常温で使用。ゆっくりブクブクと20秒程度うがいして吐き出す。痛いとき、痛みが予想される場合（食前、ケア前）に使用。効果は15～20分程度持続
塩化ナトリウム	塩化ナトリウム9gを1000mLに溶解	すべての含嗽剤がしみる場合に常温で使用

【疼痛コントロール】
- 3段階除痛ラダーを適用し、▼表7に示すような疼痛コントロールを行います。

【栄養管理】
- 栄養評価では、体重減少率やBMI（body mass index）、血液生化学データなどの客観的評価指標だけでなく、患者さんの主観も重要な要素として、課題を精査します。
- 必要エネルギー量は、基礎代謝量（basal energy expenditure：BEE）に活動係数（active factor：AF）とストレス係数（stress factor：SF）を乗じて求めます。

必要エネルギー量＝基礎代謝量（BEE）×活動係数×ストレス係数（SF）

表7　粘膜炎の疼痛コントロールの例

粘膜炎のGrade	対処
1	含嗽：症状が強くない時期から含嗽開始　ハチアズレ®水 グリセリン入りハチアズレ®水含嗽など（基本1日6～8回位をめどに）
2	含嗽＋鎮痛薬 ①鎮痛薬：定期で服用開始 アセトアミノフェン1200～3000mg/日（1日3回毎食前） ②咽頭痛が強い場合 アセトアミノフェン1200～3000mg/日（1日3回毎食前） 塩酸モルヒネ（オプソ®）15mg/日（1日3回毎食前） ハチアズレ®＋グリセリン＋局所麻酔薬入り含嗽水
3～4	含嗽＋鎮痛薬＋オピオイド ③経口摂取可能 アセトアミノフェン1000～4000mg/日 塩酸モルヒネ（オプソ®）15mg/日（1日3回毎食前） モルヒネ硫酸塩細粒20mg/日（1日2回12時間ごと） ④経口摂取不可 アセトアミノフェン1000～4000mg/日（1日4回） モルヒネ硫酸塩細粒40～120mg/日（1日2回12時間ごと） ハチアズレ®＋グリセリン＋局所麻酔薬入り含嗽水

大田洋二郎：浅井班プログラムに準じた頭頸部がんの化学放射線療法における口腔ケアの流れ．浅井昌大，全田貞幹，大田洋二郎，他編，頭頸部がん化学放射線療法をサポートする口腔ケアと嚥下リハビリテーション－厚生労働省がん研究助成金 がん治療による口腔内合併症の予防法及び治療法の確立に関する研究，オーラルケア，東京，2009：25．をもとに作成

- 経口摂取で必要エネルギー量が満たされない場合は、栄養補助食品や経管栄養、補液について検討します。
- 嚥下評価や、粘膜炎の疼痛コントロールの評価に基づいて食事形態を選択し、栄養補助食品の使用を検討します。

放射線性腸炎

小腸などの腸管は放射線感受性が高く、正常細胞が放射線治療による影響を受けます。腸の炎症により腸管壁の浸透圧が亢進し、多量の滲出液が腸管内に出ることで、下痢が生じます。

照射線量10～20Gy頃から発症し、治療終了後2～3週間で回復します。

発症頻度が高いため、出現を予測して対応し、治療の休止や中止の原因とならないよう、重症化させないことが大切です。

放射線性腸炎への看護ケア

❶ 脱水対策

- 下痢により脱水とならないよう、十分に水分を摂ってもらいます。
- 水分は、水のほか、経口補水液、スポーツドリンク、カフェイン抜きのソフトドリンクなど（糖分の摂りすぎに注意）を勧めます。

❷ 食事療法

- 温かく消化吸収がよいもの、栄養価が高いもの、残渣が少ないものを摂取してもらい

ます。控えたほうがよいものは、繊維が多いもの、脂っぽいもの、刺激物です。少量ずつ回数を増やして摂取してもらうとよいでしょう。

❸ 薬物の調整

- 軽症の場合は、乳酸菌製剤、収斂剤（タンニン酸アルブミン［タンナルビン®］）、吸着剤（天然ケイ酸アルミニウム［アドソルビン®］）などを使用します。
- 中等症以上の下痢（水様性下痢）や、軽症でも長期間下痢が持続する場合は、塩酸ロペラミド（ロペミン®）が有効です。

❹ 肛門周囲のケア

- 骨盤領域の放射線治療で外陰部や肛門周囲が照射部位の場合は、肛門周囲のケアが必要です。
- 清潔：温水洗浄便座を使用します。洗浄圧は弱くし、排泄物による化学的刺激物を除去します。
- 刺激を抑える：拭くときはこすらず、刺激が少ないように押さえ拭きします。
- 保湿：発赤、掻痒感、びらんなどの症状出現時は、清潔にしてから軟膏（白色ワセリン、アズノール・キシロカイン軟膏）を塗布します。

放射線宿酔

放射線宿酔とは、治療開始から数日までに現れる一過性の症状です。二日酔い症状、悪心・嘔吐、眠気、倦怠感などが出現します。

出現には個人差があり、必ず起こるものではありませんが、特に、腹部を中心に広範囲に照射された場合に発症しやすいといわれています。

照射部位のほかに、患者さんの放射線治療への受け止め方や、精神的不安が関与しているともいわれています。

- 特別に治療は行わないことが多いです。
- 悪心・嘔吐には、ドパミン受容体拮抗薬（メトクロプラミド［プリンペラン®］）などが処方されることもあります。効果が得られない場合は、5-HT$_3$受容体拮抗薬、グラニセトロン（カイトリル®）が処方されることもあります（▼表8）。
- まれに数週間にわたり、症状が持続することがあります。そのときはその他の要因がないか検討が必要です。

▼表8　放射線治療による悪心・嘔吐のリスク分類および治療法[2]

悪心・嘔吐のリスク分類（頻度）	放射線照射部位	治療方法
高度（>90%）	全身照射（TBI）、全リンパ節照射（TNI）	予防的5-HT$_3$受容体拮抗薬＋デキサメタゾン
中等度（60～90%）	上腹部、半身照射（HBI）、上半身照射（UBI）	予防的5-HT$_3$受容体拮抗薬±デキサメタゾン
軽度（30～59%）	頭蓋、頭蓋脊髄、頭頸部、胸部下部、骨盤	予防的または症状発現後5-HT$_3$受容体拮抗薬
最小度（<30%）	四肢、乳房	症状発現後のドパミン受容体拮抗薬または5-HT$_3$受容体拮抗薬

放射線宿酔への看護ケア

- オリエンテーションで、必ず起こる有害事象ではないことを伝えます。
- 症状が出現した場合も、数日で身体が慣れて自然に改善することを伝えます。
- 不安の要因を把握し、できる限り排除します。
- 患者さんが自己の思いを表出できるよう関係性を構築します。
- 患者さんの思いを傾聴し、そばで支え、患者さんが直面する問題に対して一緒に考えて解決できるよう支援します。
- 食事を工夫します。

倦怠感

　放射線治療における倦怠感とは、炎症により起こるもの、栄養障害や消耗によるものなどがあります。身体的および精神的側面を含むものです。

　照射が進行するにつれて増強し、しだいに臥床しがちになる症状であり、治療終了後2～3週間ほど継続します。

倦怠感への看護ケア

- 倦怠感の出現を予測し、エネルギーを適切に配分しながら、消耗を最小限にして生活できるように援助します。
- 症状コントロールを図り、少しでも良好な状態で治療に望むことができるよう調整します。

（中島貴子）

引用・参考文献
1）Zenda S, Yamaguchi T, Yokota T, e al. Topical steroid versus placebo for the prevention of radiation dermatitis in head and neck cancer patients receiving chemoradiotherapy: the study protocol of J-SUPPORT 1602 (TOPICS study), a randomized double-blinded phase 3 trial. *BMC Cancer* 2018：18：873.
2）日本癌治療学会編：制吐薬適正使用ガイドライン 第3版. 金原出版，東京，2023：92.
3）丹生健一，佐々木良平：カラーアトラス目で見て学ぶ！他職種チームで実践する　頭頸部がんの化学放射線療法. 日本看護協会出版会，東京，2015.
4）祖父江由紀子，久米恵江，土器屋卓志，他編：ベスト・プラクティスコレクション　がん放射線ケアガイド第3版. 中山書店，東京，2019.
5）大西洋，唐澤久美子，唐澤克之編著：がん・放射線療法2017改訂第7版. Gakken，東京，2017.
6）浅井昌大，全田貞幹・大田洋二郎他編著：頭頸部がん化学放射線療法をサポートする口腔ケアと嚥下リハビリテーション. オーラルケア，東京，2009.
7）青山寿昭ほか編著：頭頸部がんマスターガイド 患者さんと向き合う治療，患者さんと向き合う看護のためのアプローチ. メディカ出版，大阪，2021.

その5　放射線治療

5　有害事象 急性有害事象

3 ▶ 晩期有害事象

　晩期有害事象は、細胞そのものではなく、周囲の血管や結合織への放射線の影響によるものです（図1、表1）。放射線治療の治療成績向上とともに、晩期有害事象への対応がより求められるようになっています。

▼図1　血管結合織の経時的な照射後反応

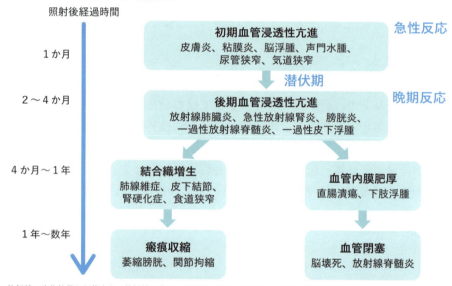

新部英男：放射線の生物効果と形態変化. 放射線腫瘍学, 新部英男編著, 講談社, 東京, 1988：20. をもとに作成

▼表1　臓器別晩期有害事象[1]

皮膚	色素沈着、色素脱出、毛細血管拡張、皮膚萎縮、後期難治性潰瘍、瘢痕、永久脱毛、皮膚の乾燥感	消化器	排便異常、出血、疼痛、潰瘍、穿孔、線維性狭窄、腸閉塞、直腸膀胱腟瘻
粘膜	線維化、瘢痕、潰瘍、口内乾燥症、味覚異常、慢性中耳炎、難聴	肝臓	中心静脈・亜小葉静脈の拡張、壁肥厚、類洞のうっ血、出血、線維化、容積の縮小
唾液腺	口内乾燥症、嚥下障害、味覚障害、睡眠障害、口内感染症、齲歯	腎臓	腎硬化症、悪性高血圧、貧血
甲状腺	TSHの上昇、T3の低下、心嚢液貯留、粘液水腫	膀胱	頻尿、出血性膀胱炎、尿閉、萎縮膀胱
		脳・脊髄	脳壊死、白質脳症、認知症、放射線線維症
肺	肺線維症、気管支狭窄	生殖腺	月経の一時停止、不妊、性ホルモン値の低下、去勢

 有害事象は、照射部位にしか発症しないため、照射部位とは異なる場所には起こりません。

ケアのポイント

　晩期有害事象は、症状に合わせて、ステロイド投与や高圧酸素療法などが適応される場合もありますが、難治性であり、患者さんのQOLの低下につながる可能性があります。確立されたケアがあまりないため、障害を受け入れて、生活にいかに適応させていく

か、患者さんとともに考えていく看護が中心となります（▼表2）。

　晩期有害事象は必ず発症する症状ではありませんが、一度発症すると回復が困難です。どのような症状が出る可能性があるのか、症状が出たときはどこを受診すればよいのか、どのような対処法があるのか、患者さんはわかりません。

　また、晩期有害事象は時間が経ってから出現するため、患者さんは説明をされても忘れてしまっていることがあります。また、治療終了後の短い診察時間の中では、悩みや不安を十分に表出することができていないかもしれません。

▼表2　晩期有害事象別の支援

皮膚障害	・皮膚萎縮や拘縮には、ほぐすようなマッサージやリハビリテーションを行う ・ボディイメージの変容への支援を行う ・スキンケアを行う	嚥下障害	・摂食嚥下リハビリテーションを行う ・開口障害は、放置しておくと永続性のものになるため、顎の筋肉の運動や、痛みが出ない範囲で口を開け閉めするなどのリハビリテーションを行う ・飲み物、食事を工夫する ・栄養状態や誤嚥の有無を評価する
脳萎縮	・家族と診察に来てもらう ・家族からの情報を参考に、安心・安全な生活・療養環境をつくる ・コミュニケーション、食事、排泄、清潔、睡眠など日常生活に対する援助を行う	直腸粘膜障害	・日ごろから排便習慣を整え、硬便や便秘にならないよう、排便コントロールを心掛ける ・出血の多くは軽症であるが、出血の回数、量が増加する場合は受診するよう説明する ・副腎皮質ステロイドを使用しても出血量が多い場合は、内視鏡的粘膜焼灼術（anti-reflux mucosal ablation：ARMA）が必要となることもある
放射線肺臓炎	・定期的に受診し、血液検査や画像検査を行う ・乾いた咳や発熱、胸痛、息切れなどの症状に変化があった場合は報告するよう指導する ・細菌性の肺炎とは対処方法が異なるので、他院を受診する際は、放射線治療後であることを医師に伝えるよう指導する ・副腎皮質ステロイドで治療を行う	リンパ浮腫	・複合的理学療法を行う ①用手的リンパドレナージ ②弾性包帯または弾性圧迫衣による圧迫療法 ③圧迫下での運動療法 ④スキンケア（蜂窩織炎の予防）
唾液腺障害	・含嗽や吸入、マスク着用により乾燥を防ぐ ・口腔保湿剤、唾液分泌促進剤、人工唾液などを使用する ・口腔の清潔を保持する ・定期的に歯科を受診し、齲歯や歯周病予防を継続して行う	性機能障害 （不妊）	・妊孕性の喪失や、妊孕性温存の手段、精子・卵子保存をするかなど、治療前にインフォームドコンセントする ・積極的な情報提供をする ・他の医療機関との連携を図り支援する

　そのため、<mark>看護師から声かけを行い、何かあれば相談にのることを伝えていくことで、晩期有害事象の早期発見につながります</mark>。

　治療によって起きた摂食嚥下障害、唾液腺障害、性機能障害などは生涯にわたって付き合っていかなければなりませんが、これらの晩期有害事象は、患者さんにとって受け入れにくいものでもあります。患者さんの心理反応を受け止めつつ、生活にどのように適応できるかを共に考え、支え、見守っていく必要があります。

（久保　知）

引用・参考文献
1）日本放射線腫瘍学会編：放射線治療計画ガイドライン2024年版. 金原出版，東京，2024：63-67.

> その5 放射線治療

⑥ セルフケアの支援

有害事象の予測とセルフケア支援

　放射線治療の有害事象は、その程度に差はあるものの、避けることはできません。有害事象が生活に及ぼす影響や、それを最小限にとどめるために支援していくことが必要です。有害事象を予測して患者さんの生活を支えるには、▼表1のような情報を把握しておく必要があります。

▼表1　把握すべき情報

- 予測される有害事象のリスクアセスメント
- 患者さんの生活内容
- 治療と社会生活の両立への思い
- 家族、会社の支援状況
- セルフケア能力

　患者さんが、有害事象のセルフケアを適切に行ってQOLを保ち、社会生活での役割を果たしながら、治療を遂行できるよう支援します。

■ デイサービスに通う患者の場合

近年、放射線治療を外来通院で受ける高齢の患者さんが増加しています。そのなかには、外来放射線治療に通いながら、デイサービスや訪問看護を利用している人もいます。

放射線治療担当の看護師は、患者さんの生活や社会的背景を理解し、治療に伴う有害事象の出現を最小限に抑えながら、治療が継続できるよう援助します。そのなかで、訪問看護ステーションや介護保険施設の看護師や、多職種チームと連携して、患者さんを支えることも求められます。

その窓口として、ケアマネジャーとは、今後一層の連携を深めていく必要があります。

［骨転移に対して放射線治療を受ける患者についての情報共有内容］
- 骨折のリスクやそれを回避する方法
- 食道粘膜炎が生じる部位の治療を受ける患者の場合は食事について
- 体につけた皮膚マーキングの保護について

（久保　知）

放射線性皮膚炎に対してのケア
～セルフケアを引き出す支援～

事例1

Aさん　70歳代　男性
下咽頭がん（StageⅢ）の化学放射線療法を行うため入院

下咽頭・頸部に対し根治目的での強度変調放射線治療（IMRT）、総線量70Gy/35frと、抗がん薬はTri-weekly CDDP（100mg/m²）を3コース行いました。

既往歴は、1型糖尿病、高血圧。ADLは自立していました。ケアの必要性を説明しても、面倒に感じて行動に移せないことが多くみられました。そのため、適切な時期にしっかり指導を行うことと、ケアの実施状況の確認が必要でした。

治療に合わせて、▼図1のような看護を行いました。

その後、Aさんは薬物療法を併用し、累積線量が増えるにつれて倦怠感が強くなり、セルフケアの実施は困難となりました。看護師が、頸部の観察、頸部洗浄・こまめな軟膏塗布などのケアや、症状マネジメントを行いながら治療完遂しました。

▼図1　Aさんの治療と看護

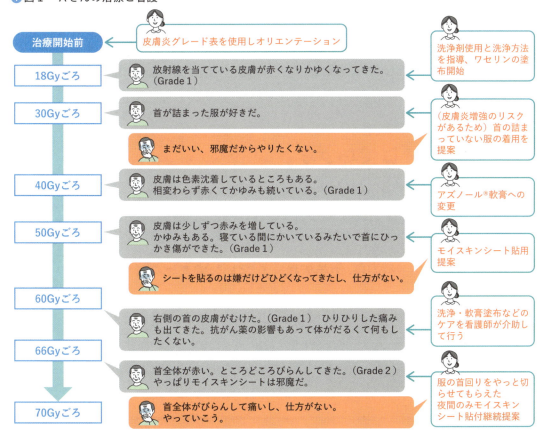

【Aさんに対する看護実践】

❶ 症状マネジメント

早期から掻痒感の症状があったため、ジフルプレドナート（マイザー®）軟膏など、適切な軟膏の選択と提案を行う必要がありました。

また、糖尿病の既往があるため、症状悪化や治癒にも影響することを考慮し、悪化予防の対応が必要でした。

❷ 指導方法の工夫

セルフケアを面倒に感じてしまい、行動に移せないAさんに対して、指導方法を工夫する必要がありました。

頸部が乾燥していてもあまり気にせず、看護師の提案するケアの受け入れがよくありませんでした。そのため、自身で鏡を見ながらケアしていけるよう、ケアの必要性や、「なぜこの方法をとるのか」について根気強く声をかけ続け、セルフケア能力を伸ばすかかわりを普段どおりに行っていました。

しかし、褒められる、認められることによって自信がつくというような反応が少なく、よりよい状態になりたいという意欲も低いと感じられました。そして、このような特徴をもつAさんの強みとなることを治療早期の時期に見つけることができないまま、治療が進んでいきました。

Aさんのセルフケア能力に合わせて調整する必要があったと振り返ります。また、スタッフ間でも、個別性のある指導について話し合い、共通理解をもっておく必要がありました。

口腔衛生に対してのケア
～セルフケア能力の変化に対応した支援～

事例2

Bさん　40歳代　女性
口腔底がん（StageⅣB）の手術後、化学放射線療法を行うため入院

口腔底、頸部に対しIMRT 66Gy/33frと、抗がん薬は、weekly CDDP（40mg/m²）１コースを行いました。

既往歴は、なし。ADLは自立しており、出現した症状に対して看護師に相談があり、指導に沿ってセルフケアを行えました。自尊心を守りながら、自立したケアが行えるように、治療に合わせて▼図2のような看護を行いました。

図2　Bさんの治療と看護

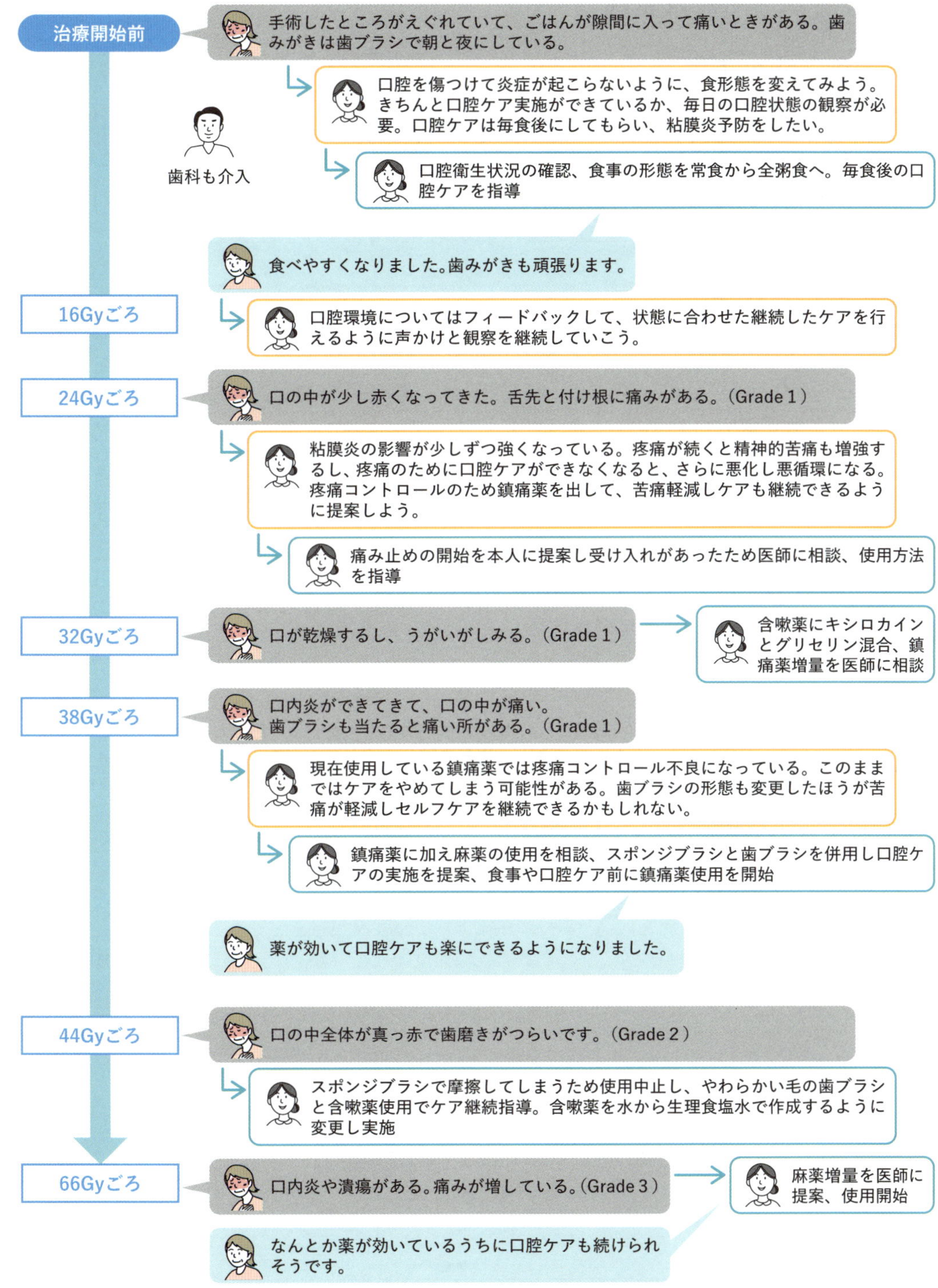

治療開始前

- 手術したところがえぐれていて、ごはんが隙間に入って痛いときがある。歯みがきは歯ブラシで朝と夜にしている。
  - 口腔を傷つけて炎症が起こらないように、食形態を変えてみよう。きちんと口腔ケア実施ができているか、毎日の口腔状態の観察が必要。口腔ケアは毎食後にしてもらい、粘膜炎予防をしたい。
  - 口腔衛生状況の確認、食事の形態を常食から全粥食へ。毎食後の口腔ケアを指導

歯科も介入

- 食べやすくなりました。歯みがきも頑張ります。

16Gyごろ
- 口腔環境についてはフィードバックして、状態に合わせた継続したケアを行えるように声かけと観察を継続していこう。

24Gyごろ
- 口の中が少し赤くなってきた。舌先と付け根に痛みがある。（Grade 1）
  - 粘膜炎の影響が少しずつ強くなっている。疼痛が続くと精神的苦痛も増強するし、疼痛のために口腔ケアができなくなると、さらに悪化し悪循環になる。疼痛コントロールのため鎮痛薬を出して、苦痛軽減しケアも継続できるように提案しよう。
  - 痛み止めの開始を本人に提案し受け入れがあったため医師に相談、使用方法を指導

32Gyごろ
- 口が乾燥するし、うがいがしみる。（Grade 1） → 含嗽薬にキシロカインとグリセリン混合、鎮痛薬増量を医師に相談

38Gyごろ
- 口内炎ができてきて、口の中が痛い。歯ブラシも当たると痛い所がある。（Grade 1）
  - 現在使用している鎮痛薬では疼痛コントロール不良になっている。このままではケアをやめてしまう可能性がある。歯ブラシの形態も変更したほうが苦痛が軽減しセルフケアを継続できるかもしれない。
  - 鎮痛薬に加え麻薬の使用を相談、スポンジブラシと歯ブラシを併用し口腔ケアの実施を提案、食事や口腔ケア前に鎮痛薬使用を開始

- 薬が効いて口腔ケアも楽にできるようになりました。

44Gyごろ
- 口の中全体が真っ赤で歯磨きがつらいです。（Grade 2）
  - スポンジブラシで摩擦してしまうため使用中止し、やわらかい毛の歯ブラシと含嗽薬使用でケア継続指導。含嗽薬を水から生理食塩水で作成するように変更し実施

66Gyごろ
- 口内炎や潰瘍がある。痛みが増している。（Grade 3） → 麻薬増量を医師に提案、使用開始
- なんとか薬が効いているうちに口腔ケアも続けられそうです。

【Bさんに対する看護実践】

❶ 指導方法の工夫

口腔の観察を毎日行い、含嗽薬や薬剤使用についての提案、使用方法の指導を行いました。口腔ケアの方法を確認し、使用している物品を口腔の状況に合わせて変更し、口腔粘膜炎を増強させないように、また口腔の清潔が保てるように支援しました。

❷ その後の経過

もともと、Bさんはセルフケア能力が高く、社会的役割遂行をきちんとしていきたいという思いももっていました。そのため、看護師のアセスメントや考えを本人と共有し、できるだけ自分でケアを進めてもらい、退院しても継続していけるよう、ケアの提案や、どのように進めていくかの相談を行いました。

治療が進むことで、身体的・精神的にもつらくなり、セルフケア能力が低下して、思うようにケアが進まないことがありましたが、Bさんのセルフケア能力を信頼し、看護を継続しました。何より、本人の「早くよくなって家に帰りたい」という強い気持ちが支えとなり、ケアを継続することができました。

2例を通し、あらためて患者さんのセルフケア能力やサポート体制などの背景の把握が大切であると感じました。患者さんは治療完遂し退院した後も副作用症状が続いていくため、患者それぞれに合わせたケア方法を入院中から一緒に練習し、継続できるようなかかわりが必要になります。
日々の治療のサポートを行いながら、患者さんとどのようにケアを行うか考えていくこと、患者さんのニーズをとらえ病棟スタッフだけでなく多職種で患者さんとかかわっていくことがQOLの維持向上につながります。

（川口真綾）

参考文献
1）内藤亜由美,安部正敏：改訂第2版 スキントラブルケアパーフェクトガイド 病態・検査・治療・予防・ケアがすべてわかる！, 学研メディカル秀潤社, 東京, 2019.
2）宗形康：がんサバイバーのための皮膚障害セルフケアブック. 小学館, 東京, 2022：40-45.
3）夏目長門, 池上由美子：治療を支えるがん患者の口腔ケア. 医学書院, 東京, 2017.

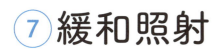

⑦ 緩和照射

　放射線治療の目的には、根治的治療と緩和的治療があります。
　緩和的治療は、がんによる症状を減らす、身体症状をコントロールする、QOLを維持または高めることが目的です。▼表1のような適応例と、▼表2のような症状・病態に対して行います。

▼表1　緩和的放射線治療の適応例

1．緊急照射　　2．骨転移
・脊髄圧迫　　　3．脳転移
・上大静脈症候群
・出血

▼表2　緩和的放射線治療により、緩和が期待できる症状・病態例

脳	頭痛、けいれん、神経症状	直腸	疼痛、出血、しぶり腹、直腸閉塞
頭頸部	疼痛、出血、嚥下困難、息切れ	骨	疼痛、脊髄圧迫による麻痺、病的骨折予防
肺	疼痛、咳嗽、血痰、閉塞性肺炎、出血、閉塞	皮膚・軟部組織	疼痛、出血
食道	嚥下困難、嚥下時痛、出血、閉塞	眼窩	疼痛、複視、視力低下、失明
婦人科	疼痛、出血、尿路閉塞、水腎症	脾臓・副腎等	疼痛、早期満腹感
泌尿器	疼痛、血尿、尿路閉塞		

Jones JA, Lutz ST, Chow E, et al. Palliative radiotherapy at the end of life: a critical review. *CA Cancer J Clin* 2014; 64: 296-310.

緊急照射

　がんにより急速に病状が進行し、その責任病巣が明らかであり、他の治療法と比べて放射線治療が症状の緩和に適していると判断された場合に適応されます。なによりも、早期の治療開始が望まれる緊急時に検討されます。

❶ 脊髄圧迫

　脊椎・脊髄転移による麻痺や不全麻痺などの脊髄圧迫症状を伴う場合、まずは手術を検討します。しかし、全身状態不良などで手術ができない場合には、次点として放射線治療を検討します。
　できる限り早期に照射を開始し、麻痺を回避する必要があります。麻痺が完成すると、治療が効きにくくなるため、なるべ

> 脊髄圧迫症状には、しびれ感、感覚麻痺、下肢の脱力感などがあります。そのような症状がある場合は主治医へ早急に報告しましょう。

く早期の治療開始が望まれます。

　緊急照射の目的は、腫瘍の縮小により脊椎の圧迫を解除し、神経症状を改善して生活レベルを改善することです。

　有害事象は、脊椎の照射部位によります。急性期有害事象として皮膚炎、悪心・嘔吐、倦怠感が生じます。頸椎では咽頭炎、胸椎では食道炎、胸腰椎移行部以下は消化器症状、下痢、腹痛などが出現します。

❷ 上大静脈症候群

　上大静脈症候群は、上大静脈の閉塞・狭窄による静脈血の還流障害です。症状には呼吸困難、頸静脈怒張、顔面浮腫、咳、上腕浮腫などがあります。

　肺がん、悪性リンパ腫などでみられます。症状緩和目的で30Gy/10回などで治療されます。

❸ 出血

　進行したがん患者の約10％で、何らかの出血が認められます。鼻出血、血痰、血尿、血便などがあり、腫瘍からの出血時には、緩和照射も有効です。

　治療効果は、照射開始後24～48時間で止血の効果が出現します。出血量が多い、時間がないようなときは内視鏡的止血術や画像下治療（interventional radiology：IVR）による止血方法が選択されます。

骨転移への緩和照射

　骨転移は、疼痛や麻痺、病的骨折の原因となりQOLを低下させます。

骨転移における放射線治療の役割
①疼痛の緩和・消失
②転移性脊髄圧迫による麻痺の予防・改善
③腫瘍の縮小・消失・骨再形成

❶ 治療回数

　放射線照射は、30Gy/10回、20Gy/5回、8Gy/1回などで行いますが、照射部位や患者さんの全身状態によって決まります。一方で、患者さんの疼痛やパフォーマンス ステータス（PS）などに配慮し、患者さんに負担をかけずに、短期間で治療を終えることも目標となります。

　分割回数による疼痛軽減効果に差異はなく、多くの場合は8Gy/1回で十分効果があるといわれています。

＊performance status（PS）：日常生活の制限の程度を示す（0：まったく問題ない～4：まったく動けない）。

❷ 疼痛緩和効果

　約60～70％の症例で、痛みの緩和が期待できます。鎮痛薬の増量なしに痛みが完全に消失するのは、20～40％程度と報告されています。

　鎮痛薬との適切な併用が必要となる場合があります。

❸ 疼痛緩和時期

　数日程度で疼痛緩和が認められることもありますが、3週間程度を要することが多いです。4～8週で効果が最大になると考えられています。

　そのため、放射線終了時に疼痛緩和が得られていない場合でも、その後に疼痛緩和効果の出現が期待できます。

　また、照射開始後一過性に疼痛が増悪する「フレア現象」を認めることがあります。照射を継続すると次第におさまりますが、一時的に鎮痛薬の増量等の検討が必要になります。

❹ 看護ケアのポイント

【疼痛緩和】

- 治療効果による痛みの軽減には時間がかかるため、薬物療法（鎮痛薬）を併用します。
- 照射時の体位保持ができるよう調整します。
- 治療時間の調整や照射時に合わせて、鎮痛薬を予防的に使用することも効果があります。
- まずは放射線治療計画のCT撮影時に、補助具の工夫や鎮痛薬の使用についてアセスメントします。治療室の看護師は担当看護師と情報共有し、移送、移乗の工夫も必要です。
- 状態によっては、なるべく時間をかけずに治療を行う工夫が必要です。時間的・身体的負担の少ない照射になるよう、スタッフ間で情報共有します。

【転倒予防】

- 骨折のリスクをアセスメントし、患者さんに状態を説明します。
- 安全で安楽な治療室への移動、治療台への移乗、治療体位を保持する方法を考慮します。

【皮膚炎のケア】

- コルセットを使用している場合は照射部位の皮膚とこすれていないか確認します。
- 湿布などの貼り薬、テープなどは照射部位に貼らないことを説明します。

【消化器症状（悪心、下痢）のコントロール】

- 制吐薬、整腸薬などを使用します。

脳転移への緩和照射

❶ 脳転移の特徴

　脳転移は、頭痛や悪心・嘔吐、麻痺などの自覚症状で見つかるほか、無症状でMRIによって見つかることもあります。治療は、手術、放射線治療（全脳照射、定位放射線治療、▼表3）があります。

　脳転移への緩和照射は、脳転移を抑えて症状や進行を遅らせることを目的に行います。

その5 放射線治療

⑦ 緩和照射

▼表3　脳転移の緩和照射における全脳照射と定位放射線治療

全脳照射	定位放射線治療
・脳全体に照射を行う ・照射線量は30Gy/10回程度 ・照射中の有害事象：悪心・嘔吐、浮腫の増悪による症状の増悪、脱毛など ・照射後の有害事象：脳萎縮や白質脳症による認知機能低下が起こることがある	・小さな領域に対し、細い高エネルギー放射線を集中的に照射する ・4個以下で頭蓋外病変がなく全身状態が保たれている場合が最もよい適応 ・照射線量は、20Gy/回や30Gy/3回、35Gy/5回などが用いられます。

日本放射線腫瘍学会緩和的放射線治療アドホック委員会監修: 緩和的放射線療法. 2018：41, 43. を参考に作成
https://www.jastro.or.jp/medicalpersonnel/juniordoctor/20180915_kanwa.pdf （2024.10.1アクセス）

❷ 有害事象

　全脳照射と定位放射線治療の共通した有害事象として、脳浮腫が治療開始後初期（特に2〜3日）に起こります。脳浮腫による頭蓋内圧亢進に伴う症状で頭痛、嘔吐、視力障害が出現することもありますが、治療後数時間たって出現する場合もあります。

　対応として、ステロイド療法と高張浸透圧利尿薬（グリセオール®、マンニトール）を投与します。

　皮膚炎では、発赤、掻痒感などが出現するため、必要があれば、ステロイド外用薬を使用します。

　脱毛は、全脳照射では頭部全体に生じますが、定位放射線治療は、照射部位に生じます。時期は、治療開始後2〜3週間後ぐらいから徐々に出現し、多くの場合は一時的であり、約2〜3か月後に発毛してきます。

　晩期有害事象は、全脳照射では認知機能の低下がみられることがあり、定位放射線治療は脳壊死が起こることがあります。

　脳壊死は照射後6〜18か月に5〜10％起こるといわれており、ステロイド治療や高圧酸素療法、手術の対応となります。

❸ 看護ケアのポイント

● 照射後、一過性に頭蓋内圧亢進症状が現れる可能性があることを説明しておきます。
● 照射直後はできれば安静臥床に努めることも説明しておきましょう。
● 異常があればすぐ知らせてもらうよう説明し、異常の早期発見に努めることが大切です。

（中島貴子）

引用・参考文献
1）日本放射線腫瘍学会：緩和的放射線治療に役立つコンテンツ　スライド「緩和的放射線治療」（2018年10月）
　　https://www.jastro.or.jp/medicalpersonnel/palliative/ （2024.10.1アクセス）
2）榮武二，櫻井英幸監修，磯部智範，佐藤英介編：放射線治療 基礎知識図解ノート 第2版. 金原出版，東京，2021.
3）Chow E, Wu JS, Hoskin P, et al. International consensus on palliative radiotherapy endpoints for future clinical trials in bone metastases. *Radiother Oncol* 2002; 64: 275-280.
4）Hartsell WF, Scott CB, Bruner DW, et al. Randomized trial of short- versus long-course radiotherapy for palliation of painful bone metastases. *J Natl Cancer Inst* 2005; 97: 798-804.
5）Chow E, Harris K, Fan G, et al. Palliative radiotherapy trials for bone metastases: a systematic review. *J Clin Oncol* 2007; 25: 1423-1436.
6）日本放射線腫瘍学会緩和的放射線治療アドホック委員会監修: 緩和的放射線療法. 2018.
　　https://www.jastro.or.jp/medicalpersonnel/juniordoctor/20180915_kanwa.pdf （2024.10.1アクセス）

その
6

症状マネジメント

治療や疾患により苦痛な症状が出現します。症状の緩和はがん治療においてとても重要で看護師の積極的なケアが必要です。患者さんの苦痛な症状をやわらげられるよう、症状の原因をアセスメントして効果的なケアにつなげることが大切です。

> その6　症状マネジメント

① 症状が起きている原因を考えるときのポイント

❶ 症状の原因は、がん自体であるとは限らない

症状の原因には以下のものがあります。
- がん自体によるもの
- 抗がん薬治療、あるいはその他の治療によるもの
- がんに関連した全身衰弱によるもの
- 合併症によるもの
- がんとは関係ない別の疾患

❷ 原因が1つでないことも多い

不眠・疲労・不安・抑うつは、すべての症状を強くします。

❸ 患者・家族が言語的・非言語的に気負いなく表現ができるように環境を整える

❹ 患者の苦痛をそのまま受けとめる

患者さんはわかってもらえないと思うと、症状を訴えなくなります。

❺ 五感をはたらかせて観察する

- 視覚（表情・態度・行動・動作・呼吸の状況・皮膚、粘膜の状態など）
- 聴覚（声の調子・呼吸音・心音・腸蠕動音など）
- 嗅覚（排泄臭、腐敗臭など）
- 触覚（皮膚温・腹部緊満感・浮腫など）

> 高齢患者さんから、「おなかが痛いと言っても誰もおなかを見ないし、聴診器を当ててくれたこともなかった。見てくれてありがとう」と言われたことがあります。
> 手当という言葉があるように、あたたかいソフトなタッチは患者さんの安心につながることもあります。

❻ 患者の苦痛を全人的にとらえる

さまざまな苦痛が相互に関連する全人的苦痛を抱えているため、身体的苦痛・精神的苦痛・社会的苦痛・スピリチュアルペインを把握します。

（美濃屋亜矢子）

その6 症状マネジメント

②疼痛

痛みとは

痛み（疼痛）は、組織の損傷や傷害の際に表現される不快な感覚および情動体験[1]と定義されています。身体の痛みだけでなく心理、社会的、スピリチュアルな要素などトータルペインとしてみていく必要があります。よりよいコントロールをするには、身体の痛みだけでなくその裏にあるトータルな痛みとして患者さんの痛みを信じ、話し合うところから始めましょう。

痛みのアセスメント

❶ 患者背景

痛みには感情体験もあります。疼痛体験、病気以外に経済的なこと、家族のこと、人間関係、身近な人のがん体験や死別体験など、適切な薬物療法をしていても難渋する痛みがあるときは特に注意して、患者背景をアセスメントしましょう。

看護師だけでは対応できない問題もたくさん出てくると思います。ソーシャルワーカーや心理士など、チームで対応できるよう橋渡しをすることが重要です。

❷ 痛みの特徴、出現部位

デルマトーム（p.101）を活用し、痛みの特徴を知ることも大切です。

「抗がん薬で指先はしびれているけれど、最近小指側だけがピリピリする」と言われたとき、デルマトームではC8に相当します。看護師との会話から頸椎の転移が見つかったりすることもあります。主病巣とは離れた場所の痛みやしびれも、デルマトームを知っておくことで患者さんの痛みを理解することができます。

❸ 痛みの因子

増悪因子と緩和因子を知ることも大切です。姿勢、動作など患者さんの痛みの特徴を知って増悪因子を減らし、緩和因子を増やす日常生活ができるような工夫を患者さんとともに考えます。

痛みのマネジメント

❶ 鎮痛薬の選択

複数の事前指示が出ている場合、痛みのアセスメントから最も効果的な薬を選びます（▼表1）。

（例）
- 骨転移の痛みのとき、弱オピオイドとNSAIDsの指示があれば、NSAIDsのほうが効果的です。
- 神経障害性疼痛ではないかとアセスメントしたとき、NSAIDsやオピオイドだけでは痛みがすっきり取れないときがあります。医師に鎮痛補助薬の開始について相談します。

▼表1　痛みの病態による分類

| 分類 | 侵害受容性疼痛 | | 神経障害性疼痛 |
	体性痛	内臓痛	
障害部位	皮膚、骨、関節、筋肉、結合組織などの体性組織	食道、小腸、大腸などの管腔臓器 肝臓、腎臓など被膜をもつ固形臓器	末梢神経、脊髄神経、視床、大脳（痛みの伝達路）
侵害刺激	切る、刺す、叩くなど機械的刺激	管腔臓器の内圧上昇 臓器被膜の急激な伸展 臓器局所および周囲の炎症	神経の圧迫、断裂
痛みの特徴	疼くような、鋭い、拍動するような痛み 局在が明瞭な持続痛が体動に伴って悪化する	深く絞られるような、押されるような痛み 局在が不明瞭	障害神経支配領域のしびれ感を伴う痛み 電気が走るような痛み
鎮痛薬の効果	非オピオイド鎮痛薬、オピオイドが有効 廃用による痛みへの効果は限定的	非オピオイド鎮痛薬、オピオイドが有効だが、消化管の通過障害による痛みへの効果は限定的	鎮痛薬の効果が乏しいときには、鎮痛補助薬の併用が効果的な場合がある

日本緩和医療学会ガイドライン統括委員会編：がん疼痛の薬物療法に関するガイドライン2020年版. 金原出版，東京，2020：23. より抜粋して転載

❷ 鎮痛の評価

　鎮痛の効果は、与薬した薬剤のTmax（最高血中濃度到達時間）をめやすにして評価します（▼表2）。

（例）
- MSコンチン®を与薬して1時後に効果を尋ねても、まだ最高血中濃度に達しておらず「効いていない」と評価されてしまいます。
- オプソ®を与薬して1時間後であれば、ちょうど効果を感じている時間のため適切な評価と考えられます。

！ 鎮痛薬と疼痛ケアの両方を実施することが重要

　指示簿に沿って鎮痛薬を与薬するだけではなく、痛いところに手を当てる、痛みについて話をする、つらいこと、困っていること、生活に支障があることについて話をするなど、ちょっとしたケアで、よりよいコントロールができます。
　患者さんの話をよく聞き、アセスメントすることは疼痛ケアとしても重要です。患者さんとの会話、薬物療法の副作用についてアセスメントしているとき、清潔ケアを行っているときなど、看護師がいち早く病気の進展や転移に気がつくときがあります。そしてケアだけでは痛みは軽減しません。適切に鎮痛薬を使用することが必要です。

▼表2 代表的な強オピオイド

一般名	商品名	投与経路	製剤としての Tmax（時）	製剤としての 半減期（時）	投与間隔
モルヒネ	MSコンチン®錠	経口	2.7〜±0.8	2.58±0.85	12時間
	モルヒネ硫酸塩水和物 徐放細粒分包	経口	2.4〜2.8	6.9〜8.7	12時間
	MSツワイスロン®カプセル	経口	1.9±1.3	ND	12時間
	パシーフ®カプセル	経口	速放部：0.7〜0.9 徐放部：8.4〜9.8	11.3〜13.5	24時間
	モルヒネ塩酸塩	経口	0.5〜1.3	2.0〜3.0	定期投与：4時間 レスキュー：1時間
	オプソ®内服液	経口	0.5±0.2	2.9±1.1	定期投与：4時間 レスキュー：1時間
	アンペック®坐剤	直腸内	1.3〜1.5	4.2〜6.0	定期投与：6〜12時間 レスキュー：2時間
	プレペノン注 モルヒネ塩酸塩注 アンペック®注	皮下/静脈内 硬膜内/クモ膜下腔	静脈内：<0.5	静脈内：2.0	単回・持続
オキシコドン	オキシコンチン®TR錠	経口	3.5±1.1	4.2±0.4	12時間
	オキノーム®	経口	1.7〜1.9	4.5〜6.0	定期投与：6時間 レスキュー：1時間
	オキファスト®	皮下/静脈内	−	3.3±0.8	−
フェンタニル	デュロテップ®MT	経皮	30〜36	21〜23	72時間
	ワンデュロ® フェントス®	経皮	18〜26	20〜26	24時間
	イーフェン®バッカル錠	口腔粘膜	0.59〜0.67	3.37〜10.5	4時間以上あけて1日4回まで
	アブストラル®舌下錠	口腔粘膜	0.5〜1.0	5.0〜13.5	2時間以上あけて1日4回まで
	フェンタニル注	静脈内/硬膜外/クモ膜下腔	静脈内：投与直後 硬膜外：<0.2〜0.5	3.65±0.17	静脈/硬膜外：持続 クモ膜下：単回
ヒドロモルフォン	ナルサス®錠	経口	3.3〜5.0	8.9〜16.8	24時間
	ナルラピド®錠	経口	0.5〜1.0	5.3〜18.3	4〜6時間
	ナルベイン®注	皮下/静脈内	皮下：0.083〜0.28	静脈内：2.5±0.36 皮下：5.1±3.5	単回・持続
メサドン	メサペイン®錠	経口	4.9±2.1	37.2±4.6	8時間

がん薬物療法については、WHO方式がん疼痛治療法が基本になります。2018年に7つの基本原則と推奨に改定されました。

1．**疼痛治療の目標**：患者にとって許容可能なQOLを維持できるレベルまで痛みを軽減する
2．**包括的な評価**：病歴・身体診察・心理的状況・測定ツールを用いた痛みの重症度などを評価し、再評価は定期的に行う（測定ツールは術後疼痛の管理の頁参照）
3．**安全性の保障**：オピオイドは適切かつ効果的に管理し、患者の安全を確保し薬物の転用リスクを減らす
4．**心理社会的ケア、スピリチュアルなケアの実践**：包括的な治療の中で必須の要素である
5．**鎮痛薬の普及**：いずれの国、地域でも使用できるべきである
6．**鎮痛薬の使用原則**：
　①**経口的に**；簡便で容量調節が容易で安定した血中濃度が得られます。経口投与ができないとき、その患者にとって最も簡便な方法にします。
　②**時刻を決めて**；持続性の痛みに対しては、血中濃度が安定するよう、鎮痛効果持続時間を考慮して投与時間を決め一定間隔で投与します。
　③**患者ごとに**；適切な投与量は、患者が納得するレベルまで痛みが取れる量です。突出痛や痛みの増強時にはレスキュー薬を使用します。効果が十分感じられ、眠気などの副作用が問題とならない定時投与量、レスキュー量を決定します。
　④**細かい配慮をもって**；患者とのコミュニケーションから信頼関係を築き、寄り添うことでよりよいコントロールが得られます。疼痛コントロールには神経ブロックや骨転移に対する放射線治療など、薬剤以外の方法もあります。
7．**がん疼痛治療はがん治療の一部である**：終末期か否かにかかわらずがん治療の一部として、抗がん治療と同時に疼痛治療を行う

！ オピオイドスイッチング

オピオイドスイッチングは、オピオイドの副作用のため鎮痛効果を得るだけのオピオイドを投与できないときや、鎮痛効果が不十分なときに投与中のオピオイドから他のオピオイドに変更することをいいます。

医師が指示を出しますが、最終的に患者さんに投与するのは看護師です。投与量の計算は自分たちでも必ず行いましょう（▽表3）。

特にトラマール®から強オピオイドに変わるときは注意が必要です。トラマール®150mgからオキシコンチン®の最小量、トラマール®150mgからMSコンチン®の最小量では量が足りず、患者さんは痛い思いをすることになります。

▽表3　換算表（めやす）

投与経路	静脈内投与・皮下投与	経口投与	直腸内投与	経皮投与
モルヒネ	10〜15mg	30mg	20mg	
コデイン		200mg		
トラマドール		150mg		
ヒドロモルフォン	1〜2mg	5mg		
オキシコドン	15mg	20mg		
フェンタニル	0.2〜0.3mg			0.2〜0.3mg

モルヒネ経口30mgを基準とした場合に、計算上等力価となるオピオイドの換算量を示す。

日本緩和医療学会ガイドライン統括委員会編：がん疼痛の薬物療法に関するガイドライン2020年版．金原出版，東京，2020：59．より転載

> **⚠ 非薬物療法**
>
> 非薬物療法には、放射線治療、神経ブロック、インターベンショナル・ラジオロジー（IVR）、疼痛ケアなどがあります。骨転移の体動時痛で生活に支障があるなど薬物療法だけではコントロールしきれないとき、他の治療を医師に相談してみましょう。
>
> また、看護師でできる疼痛ケアがあります。痛みのアセスメント（p.239）に記載したように、患者背景を知り、社会的な痛み、精神的な痛み、スピリチュアルな痛みにもアプローチします。
>
> 痛みが増悪しない体の動かし方やポジショニングなどを工夫したり、理学療法士に相談したりして患者さんの生活に活かします。痛みのある部位を確認する、手を当てる（タッチング）、マッサージをする、温罨法など看護師ならではのケアも重要です。

看護ケアのポイント

現在のがん治療は外来で行うことが多くなっています。手術のときとがん薬物療法の初回導入だけの入院で、在宅医療の導入も、緩和ケア病棟への調整も外来で行い入院しないことも珍しくありません。医師や薬剤師は、WHO方式がん疼痛治療法を基に、それぞれの視点から薬剤を提案しています。看護の視点では、患者さんの生活に合わせた鎮痛薬の選択を患者さんとともに考えることが重要です。基本プラスαで、看護の視点から医師に提案できることを考えましょう。

> **（例）経口的に**
>
> 経口ができなければ、パッチの使用を検討しますが、パッチにも1日タイプと3日タイプがあります。入浴のことを考えて1日タイプを選ぶことが多いと思いますが、高齢患者で、フルタイムの仕事をしている家族がパッチの交換を手伝う場合、訪問看護を導入するときなど、3日タイプのほうが確実に交換できるときがあります。

> **（例）時刻を決めて**
>
> 病院では、定時投与が9時・21時、10時・22時、6時・14時・22時など、看護師が与薬を忘れにくい時間に決まっていることが多いでしょう。しかし、自宅で過ごす患者さんにとっては忘れやすい時間帯です。
>
> フルタイムの仕事をしている患者さんであれば、むしろの朝食、夕食の時間を確認し、7時・19〜20時ぐらい、4時に起きて19時には寝るという習慣の高齢者患者さんであれば5時・17時ぐらいのほうが飲み忘れがないかもしれません。仕事や学校に行っていたら、1日3回のうち14時は多くの人が飲むことが難しい時間です。
>
> 貼付薬も、病院では貼り忘れの少ない昼間の時間に設定されていることが多いですが、家ではお風呂に入るときが忘れにくいでしょう。朝風呂派、帰宅後すぐ派、寝る前派と患者さんによって時間はまちまちです。また、痛みが安定している患者さんでは、「毎日貼り替えると毎日自分が"がんなんだ"と自覚をする。3日タイプだと真ん中の日は忘れていられるから3日タイプがいい」と言う患者さんもいます。

（新田都子）

引用・参考文献
1）日本緩和医療学会ガイドライン統括委員会編：がん疼痛の薬物療法に関するガイドライン2020年版. 金原出版，東京，2020：22.
2）日本緩和医療学会ガイドライン統括委員会編：がん疼痛治療の薬物療法に関するガイドライン2020年版. 金原出版，東京，2020：23，54-56，59.
3）中村巳保子：オピオイドの種類. 久保健太郎，濱中秀人，徳野実和，他編著，先輩ナースが書いた看護のトリセツ，照林社，東京，2022：311.
4）森田達也，木澤義之監修：緩和ケアレジデントマニュアル第2版. 医学書院，東京，2022.

その6 症状マネジメント ② 疼痛

| | | その6 症状マネジメント |

③ 呼吸困難

呼吸困難とは

呼吸困難は「呼吸時の不快な感覚」[1] です。主観的な体験のため必ずしも呼吸不全を伴わない（呼吸不全は$PaO_2 \leqq 60mmHg$）ところがポイントです。患者さんが息苦しさを訴えたとき、SpO_2が下がっていなくても、それはケアが必要な状態です。

また、すべての呼吸困難感が、がんが原因とは限りません（表1）。患者さんは、呼吸困難を感じるとがんの進行や悪化ととらえ不安になり、さらに呼吸困難感が増すこともあります。

呼吸困難の原因は、最近は免疫関連有害事象（immune-related adverse events：irAE）も多く、免疫療法終了後数か月経ってからも起こり得ます。患者さんの治療歴も確認するとよいでしょう。原因治療ができるに越したことはありません。

▼表1 呼吸困難感の原因

	局所における原因	全身性の原因
がんに関連した原因	肺がん、肺転移、胸膜腫瘍、胸水、心嚢水、心膜炎、気管・気管支狭窄、閉塞、上気道圧迫、上大静脈症候群、肺動脈腫瘍塞栓、腫瘍浸潤、胸壁浸潤、気胸、感染性肺炎、肺塞栓、肺全摘術、葉切除後、薬剤性肺炎、がん性リンパ管症、横隔膜神経麻痺	がん悪液質、腫瘍随伴症候群、ステロイド筋症、電解質代謝異常、貧血、過粘稠度症候群、横隔膜麻痺、腹水、肝腫大、腎不全、発熱、不安、抑うつ、精神的ストレス
がんとは関連しない原因	COPD気管支喘息、肺結核後遺症、間質性肺疾患、肺動脈奇形、うっ血性心不全、虚血性心疾患、不整脈	神経筋疾患、肝肺症候群、パニック発作、過換気、肥満

松田能宣：呼吸困難. 森田達也, 木澤義之監修, 西智弘, 松本禎久, 森雅紀, 他編, 緩和ケアレジデントマニュアル第2版. 医学書院, 東京, 2022：208. より引用

呼吸困難のアセスメント

呼吸不全なのか、呼吸困難感なのかをアセスメントします。呼吸不全であれば、酸素投与や、その方法、原因治療を確実に遂行することが必要です。もちろん並行して苦痛緩和も行います。呼吸困難感の場合は、指示があるからと酸素療法を開始し、正常値のSpO_2をめざして酸素量の増量や投与方法（カニューラや酸素マスクなど）の変更などを行っても、二酸化炭素がたまるだけということもあります。

その患者さんの、普段の（家での）SpO_2値、呼吸困難感による生活への支障（どんなことをどんなふうに行うと呼吸困難感が増すのか、どういった場合は楽なのか）、どの薬を使うと楽になるのか（例えば痛みでオピオイドが処方されていれば、レスキューを内服したときとそうでないときに差があるのか、抗がん薬の前投薬でステロイドが入ると

きに呼吸困難感も楽になるのかなど）を把握すると、次の手を考えるヒントになります。

呼吸困難のマネジメント

❶ 酸素投与

呼吸不全の場合、また指示があり有害にならなければ、酸素投与を行ってみます。

❷ 薬物療法

【オピオイド】

オピオイドレスキューを使用すると楽になるなら、オピオイドの導入を主治医と相談します。オピオイドはモルヒネが有効性を示唆する知見も多く報告されていますが、モルヒネ以外のオピオイドで呼吸困難感の緩和を感じている場合は、疼痛時に加え呼吸困難時にもレスキュー使用ができるように主治医と相談します。腎機能が悪く、モルヒネが使いづらい患者さんでも、使い分けができるようなら、疼痛時とは別に呼吸困難感のときはモルヒネと使い分けもできます。

看護師として、効果をアセスメントし、同じオピオイドでも何をどう使うか、患者さんの感じている効果と副作用、生活に合わせた選択を主治医と相談しましょう。

【ステロイド】

ステロイドは気道閉塞、上大静脈症候群、がん性リンパ管症による呼吸困難にはその使用が検討されます。長期投与の副作用が懸念されますが、予後と効果と副作用のバランスを考えて使用します。効果を感じていないのに漫然と投与されないようにアセスメントしたり、口腔カンジタ症（カンジダ性口内炎）など早期に発見できるように観察を続けることも大切です。

【ベンゾジアゼピン系薬】

ベンゾジアゼピン系薬も呼吸困難感を緩和する場合があります。特に終末期の患者さんには少量で早めに使用すると効果が高いことを多く経験しています。眠くならない程度のごく少量のミタゾラムを使うことで、外泊に行けるぐらい改善した患者さんもいました。ただし、2型呼吸不全の患者さんではCO_2ナルコーシスをきたす可能性があるため、使う場合には注意して観察します。

鎮静のためのミタゾラムとは分けて考える必要があります。

看護ケアのポイント

❶ 体位の工夫

頭側を挙上することを勧めることも多いと思いますが、患者さんが楽に感じる体位を一緒に見つけるような取り組みが必要です。

呼吸が苦しいと得手体位になりがちです。患者さんの得手体位での褥瘡のリスクをアセスメントし、WOCナース（皮膚・排泄ケア認定看護師）に相談などしながら、得手体位が安全に取れる工夫をします。

❷ 環境調整

特に室温と気流を工夫します。呼吸困難感があるとき、気温は低めのほうが楽に感じます。また、三叉神経の第2枝領域に風が当たると楽に感じます（▼図1）。ここに風が当たるような工夫をしましょう。

▼図1　風が当たると呼吸が楽に感じる部位

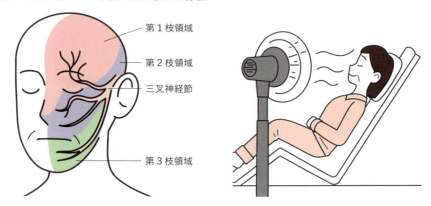

 何かしてあげたいと思っている家族にうちわで扇いでもらうのも、不安の軽減と合わせて効果的です。誰もがずっとそばに居られるわけではないので小型扇風機の活用など、実行できる方法を考えます。

❸ 活動の調整

動き方、食べ方、今日はどの活動をメインに行うかなど、患者さんと相談します。患者さんが生活のなかで何を大切にしているかをアセスメントし、自身で行うことと、他者に任せることを整理し、その患者さんが大切にしていることをできる工夫をします。

また、安静時は酸素は使用しないけれどトイレに行くときだけ酸素を使う、食事のときだけ酸素を使う、食事は咀嚼の回数を減らし息を止める時間を短くするためにやわらかいものにする、などの工夫も有効です。

（新田都子）

参考文献
1）日本緩和医療学会ガイドライン統括委員会編：進行性疾患患者の呼吸困難の緩和に関する診療ガイドライン2023年版．金原出版，東京，2023：15．
1）森田達也，木澤義之監修，西智弘，松本禎久，森雅紀，他編：緩和ケアレジデントマニュアル第2版．医学書院，東京，2022．
2）余宮きのみ：もっとうまくいく緩和ケア 患者がしあわせになる薬の使い方．南江堂，東京，2021．

その6 症状マネジメント

④吐き気、嘔吐、食欲不振

吐き気、嘔吐、食欲不振とは

吐き気（悪心）や食欲不振は患者さんの主観的な感覚であり、臨床では医療者の解釈が各々異なることがあります。そこで、医師、薬剤師、看護師などが協働して医療を提供する際には、定義や評価指標の共通認識をもち、患者さんの症状を観察します（▽表1）。

症状の定義
- 悪心（Nausea）　　　… むかむか感や嘔吐の衝動
- 嘔吐（Vomiting）　　 … 胃内容が口から逆流性に排出されること
- 食欲不振（Anorexia）… 食欲の低下

▽表1　評価指標

項目	Grade 1	Grade 2	Grade 3	Grade 4	Grade 5
悪心	摂食習慣に影響のない食欲低下	顕著な体重減少、脱水または栄養失調を伴わない経口摂取の減少	カロリーや水分の経口摂取が不十分；経管栄養/TPN/入院を要する	－	－
嘔吐	治療を要さない	外来での静脈内輸液を要する；内科的治療を要する	経管栄養/TPN/入院を要する	生命を脅かす	死亡
食欲不振	摂食習慣の変化を伴わない食欲低下	顕著な体重減少や栄養失調を伴わない摂食量の変化；経口栄養剤による補充を要する	顕著な体重減少または栄養失調を伴う（例：カロリーや水分の経口摂取が不十分）；静脈内輸液/経管栄養/TPNを要する	生命を脅かす；緊急処置を要する	死亡

有害事象共通用語規準v5.0日本語訳 JCOG版より引用

悪心・嘔吐のアセスメント

❶ 症状の機序と現れ方

悪心・嘔吐が出現するメカニズムは、中枢性と末梢性に分類することができます（▽表2、▽表3）。

表2　中枢性の悪心・嘔吐の特徴

原因		詳細
嘔吐中枢への直接的刺激	脳圧亢進	**脳の腫瘍（原発および転移を含む）、髄膜炎、脳出血**
	脳循環障害	脳梗塞、脳血栓、片頭痛
	中枢神経系への治療による影響	**頭蓋内への放射線治療**
第4脳室底の化学受容体引金帯（CTZ）への刺激	細菌毒性	エンドキシショック、食中毒など
	薬剤	**抗がん薬、麻酔、オピオイド、抗うつ薬など**
	代謝・内分泌異常	腎不全、肝不全、副腎不全 高Ca血症、低Na血症、DM性アシドーシス
大脳皮質への刺激	心理的な刺激	不快なにおい、音、光景、不安、恐怖

表3　末梢性の悪心・嘔吐の特徴

原因		詳細
腹腔の化学受容体刺激	腹部への放射線治療	
	抗がん薬	
	心疾患	うっ血性心不全、狭心症、心筋梗塞
	腹膜刺激症状（内臓神経反射）	腹膜炎、腸管穿孔、肝・膵・胆のう炎、水腎症など
	胃腸刺激（迷走神経反射）	炎症、潰瘍、がんなど
	消化管の運動異常（低下や亢進）	便秘、下痢、イレウス
	薬物による消化管への影響	消化管を刺激する薬物（NSAIDs、抗菌剤、鉄剤）
	手術操作による機械的刺激	
口腔・粘膜刺激	舌根や咽頭の刺激	咳、気道内分泌物の貯留、口腔ケアなどの刺激
前庭神経刺激	前庭神経刺激（内耳と脳をつなぐ神経）	乗り物酔い、頭位や体位で増悪、オピオイド

> **！　がんの病態やがん治療が関係している悪心・嘔吐の見きわめポイント**
> ・手術操作や麻酔薬等による術後の嘔気・嘔吐は術直後から起こり48時間以内に軽減する
> ・抗がん薬治療開始後24〜48時間ころから起こり2〜5日くらい持続する
> ・放射線宿酔　治療直後に出現し数日でおさまる人も入れば持続する人もいる
> ・オピオイド導入・増量時から1〜2週間くらい持続する

　治療時期との関係と経過を確認します。出現好発時期を超えても症状が続く場合や症状の強いときは、積極的に他の原因を疑いアセスメントを深めます。

❷ 悪心・嘔吐の性質や性状

悪心・嘔吐の性質や性状から病態を推測できます（▼表4、▼表5）。

▼表4　悪心の性質

悪心の性質	考えられる病態
入院したとたんに起こる	心理・精神的な影響
がん治療のことを考えると吐き気がする	過去の治療のイメージなど
食べる気になれない 見たくない、考えたくない	心理・精神的な影響 食物に対する嫌悪感
飲水に関係して生じる 食べた後に起こる、悪化する	消化管の蠕動運動低下 消化管の狭窄や閉塞 腸管や胸膜・腹膜への刺激
動くと起こる	脳腫瘍、メニエール
持続的に悪心を感じる	代謝・内分泌系異常など

▼表5　吐物の性状

吐物の性状	考えられる病態
食直後	咽頭や食道の狭窄や閉塞
食後8〜10時間後	胃の幽門部の狭窄や閉塞
多量の食物残渣	胃の蠕動運動低下による停滞
胆汁を含む多量の食物残渣	総胆管開口部より下の狭窄や閉塞
便の臭気あり、便汁様	小腸、大腸の狭窄や閉塞
血液まじり、コーヒー残渣	出血性潰瘍、食道静脈瘤破裂、消化管の腫瘍からの出血
空嘔吐、唾液のみ	頭蓋内圧亢進 悪心の副作用を伴う薬剤使用 放射線治療の影響

❸ 腹部のフィジカルアセスメント

腹部の視診・触診・打診・聴診など五感を駆使して観察を行います（▼表6）。

▼表6　腹部の観察ポイント

視診	腹部膨満感（肥満、腹水、鼓張、宿便など）　腹壁の膨隆
聴診	蠕動音亢進（15回/分以上）　腸蠕動運動低下（蠕動音3回/分以下） ＊揺水音（水がチャプンと跳ねる音）　→　イレウス疑い
打診	濁音　→　便の貯留　腹水貯留　　鼓音　→　ガスの貯留
触診	反跳痛　→　腹膜炎の疑い

❹ 検査データ

血液データ、画像データ（XP、CTなど）、超音波所見、消化管内視鏡、ECGなどを確認します。

❺ 患者さんの症状体験を理解する

患者さんの体験している症状を詳しく教えてもらうことで、症状をやわらげるための処置や薬剤選択のヒントになることを伝えます。また、患者さん自身が納得できる方法を医療者として考えたいことを伝えましょう。患者さん自身が苦痛をどの程度やわらげたいと考えているのか、どんな手段で緩和させたいと考えているかなど、可能な限り要望に応えられる方法を探ります（▼表7）。

▼表7　患者本人の体験を理解する

項目	確認の内容と方法
症状の詳細	症状の苦痛の程度（NRSやフェイススケールを活用） 症状が出現するタイミングなど自覚しているか？
日常生活への影響	食事や水分の摂取量 活動量と範囲の低下（臥床しがち） 身支度がととのえられているか 掃除、ベッドまわりのごみなどの片付け 調理や買い物など　家庭での役割を遂行できるか
社会生活への影響	他者との交流（医療者、家族、友人、職場など） 　症状の訴え、日常生活援助の依頼など
気持ちへの影響	症状が強く落ちこむ
価値観への影響	症状が強くて生きている意味が感じられない　など
症状の原因をどうとらえているか	がんの病状（例えば脳転移）などと関連づける がんの治療の有害事象と関連
対処方法についての考えや取組み	例：食べられるものを選んでいます。 　　早く楽になりたいから薬（制吐薬や緩下剤など）を使う　など 　　くせになりそうだから薬は極力使いたくない
苦痛緩和の目標っぽいもの	例：夜は眠れるようになりたい 　　多少の症状があってもよいが、家事はしたい 　　NRS 2〜3で過ごしたい　など
セルフケア能力に関すること	症状マネジメントを自己で行うことに対する意向、集中力や意識の状態、症状の強さや体調の変化、ADLや手の緻密動作など管理するための能力。利用できる社会資源の有無

悪心・嘔吐のマネジメント

❶ 薬物療法

原因に応じて、抗潰瘍剤の使用、代謝や電解質異常の補正などを行います（▼表8、▼表9）。対症療法として制吐薬も使用します。

作用機序が異なる薬剤を併用して使用することもあります。

表8 苦痛緩和のための臨床でよく利用する制吐薬の例

一般名（商品名）	薬の特徴	特徴的な副作用
アプレピタント（アプレピタントカプセル）	薬物療法の悪心に有効（NK1拮抗作用）	倦怠感や食欲不振
グラニセトロン塩酸塩製剤（カイトリル® アロキシ® グラニセトロン®）	薬物療法や放射線治療の悪心に有効	便秘
オランザピン（オランザピン）	中枢性の悪心全般に有効 眩暈や不安による悪心にも有効	強力な鎮静催眠作用 高血糖
プロクロルペラジンマレイン酸塩錠（ノバミン®）	中枢の嘔吐中枢D2遮断	アカシジアなどの錐体外路症状
メトクロプロラミド（メトクロプロラミド）	中枢性・末梢性D2遮断	アカシジアなどの錐体外路症状
ドンペリドン（ナウゼリン®）	上部消化管化学受容体に作用する制吐薬	アカシジアなどの錐体外路症状
ハロペリドール（セレネース®）	中枢の化学受容体や嘔吐中枢のD2遮断	アカシジアなどの錐体外路症状 血圧低下
ジフェンヒドラミンサリチル酸塩・ジプロフィリン（トラベルミン®） ヒドロキシジン塩酸塩（アタラックス®）	前庭神経のH1遮断	眠気、口渇
アルプラゾム（アルプラゾム）	大脳皮質：心因性、予期性の悪心・嘔吐に効果	眠気、筋弛緩作用
デキサメタゾンリン酸エステルナトリウム注射液（デキサート®）	制吐作用機序不明	吃逆
濃グリセリン・果糖注射液（グリセレブ）	高浸透圧による頭蓋内圧下降による脳浮腫の悪心	尿潜血反応、血尿、尿意

表9 薬剤の効果発現時間

一般名（商品名）	作用発現～持続時間
ドンペリドン（ナウゼリン®）	30分～12時間
メトクロプロラミド（メトクロプロラミド）	15分～5時間
プロクロルペラジンマレイン酸塩錠（ノバミン®）	30分～6時間
ハロペリドール（セレネース®）	30分～2時間
オランザピン（オランザピン）	5～24時間
ジフェンヒドラミンサリチル酸塩・ジプロフィリン（トラベルミン®）	1～12時間
ヒドロキシジン塩酸塩（アタラックス®）	不明
アルプラゾム（アルプラゾム）	1～12時間

! 錐体外路症状の対策

アカシジアをはじめとする錐体外路症状が発現すると、歩行や嚥下など広い範囲にわたり不随意運動が障害されます。患者さんは、足がムズムズしたり、ソワソワしじっと座れない状況になります。
対策①錐体外路症状を発現しやすい制吐薬の併用は控える、②悪心が緩和していたら制吐薬を休薬する、③症状が強いときは抗コリン剤（アキネトン®）を使用するなどが挙げられます。

薬剤の効果出現時間は、薬剤の効果判定や追加で使用するときに参考にします。

その6 症状マネジメント ④吐き気、嘔吐、食欲不振

❷ 非薬物療法（▼表10）

▼表10　薬以外の対策

食事の工夫	冷たくて口当たりのよい食品（ゼリー、豆腐など）	支持療法	深呼吸 ツボ（手首3横指下の内関を5分間押すとよい）
生活環境の調整	におい、清潔で静かな環境	精神的支援	症状に対する理解を促す セルフコントロール感が得られるよう支援する

看護ケアのポイント

❶ 苦痛緩和の方法に関する情報提供

症状の原因や推奨できる対処方法などに関する一般的な情報提供、アセスメント結果と症状に対する治療プランを提案します。

❷ 目標設定と方法についての話し合い

提案した治療プランをもとに、目標や対応策に対する患者さんの意向を確認します。患者さんの希望する目標が、機能や症状の状況から高いと判断した際は、目標設定を低い段階に設定し段階的に目標を上げていくことを提案します。

患者さんが制吐薬の使用は極力避けたいと希望する場合もあります。しかし、悪心のため飲水が行えず、脱水などによる生命を脅かす危険があると判断した際は、病状と治療計画について医師とともに説明し患者さんの同意が得られるよう努めます。

医師や家族などに説得され、仕方なくあきらめ治療に望んでいる患者さんも少なからずいます。看護師は、そのような気持ちに寄り添い、治療期間や効果を評価するめやすなどの補足説明し、つらい時期をともに乗り切れるよう支援します。

❸ 目標や対策の評価、修正

漫然と制吐薬などを使用しないような見直しや、症状が改善しない場合は、他の要因を検討し苦痛緩和に努めます。体調がすぐれないときには看護師が内服薬の管理をしますが、セルフケアするための気力や体力の回復を見きわめて、徐々に患者自身が管理できるよう方法を患者さんとともに考えます。

（井上さよ子）

引用文献
1）日本臨床腫瘍研究グループ：有害事象共通用語規準v5.0日本語訳 JCOG版．2022：10, 12, 26．より抜粋
　　https://jcog.jp/assets/CTCAEv5J_20220901_v25_1.pdf（2025.1.10アクセス）

参考文献
1）国立がん研究センター内科レジデント編：がん診療レジデントマニュアル第8版．医学書院，東京，2019．
2）門田和気編：がん患者の消化器症状マネジメント．がん看護 2008；13（2）．
3）高久史麿，矢崎義雄監修，北原光夫，上野文昭，越前宏俊編：治療薬マニュアル．医学書院，東京，2019．

| その6 | 症状マネジメント |

⑤ 口腔合併症

　がん治療中に生じるさまざまな口腔合併症は、重症化すると患者さんのQOLが低下し、治療が中断されるなど、治療計画どおりに進まないことで、予後に影響を与えることがあります。

　がん治療では支持療法の一環として、口腔衛生管理が必要です。適切な口腔衛生管理は、術後の創部感染や誤嚥性肺炎の減少、口腔粘膜炎の程度を最小限に抑えることができます。

　また、がん患者の口腔衛生管理には多職種連携が欠かせません。治療前・治療中・治療終了後も継続的に介入を行い、それぞれの職種が専門性を発揮することで、質の高いケアにつながり、がん治療を円滑に行うことができます。

周術期の口腔衛生管理の目的

　全身麻酔で手術を行うにあたって口腔衛生管理を行う目的には、①誤嚥性肺炎の予防、②口腔内創部感染の予防、③歯牙の破綻や誤飲の予防、の3つがあります。

❶ 誤嚥性肺炎の予防

　頭頸部がんや食道がんの手術では、手術操作による反回神経への影響により嚥下機能が低下することがあり、術後の誤嚥性肺炎の発症リスクが高くなります。また、長期的に人工呼吸器管理を行う場合には、人工呼吸器関連肺炎（VAP：ventilator-associated pneumonia）予防のためにも、口腔ケアが重要です。

❷ 口腔内創部感染の予防

　頭頸部がんの手術では、縫合部が口腔内細菌に曝露されるため、衛生状態が悪いと創部感染や瘻孔形成を生じやすくなります。

❸ 歯牙の破綻や誤飲の予防

　前歯に動揺歯を認める場合には、全身麻酔の挿管時に問題となることがあるため、術前に抜歯や固定を行う必要があります。

周術期の口腔衛生管理の流れ

　頭頸部がんの手術を例に、周術期の口腔衛生管理の流れを（▼図1）に示して解説します。

▼図1　頭頸部がん患者の周術期の口腔衛生管理

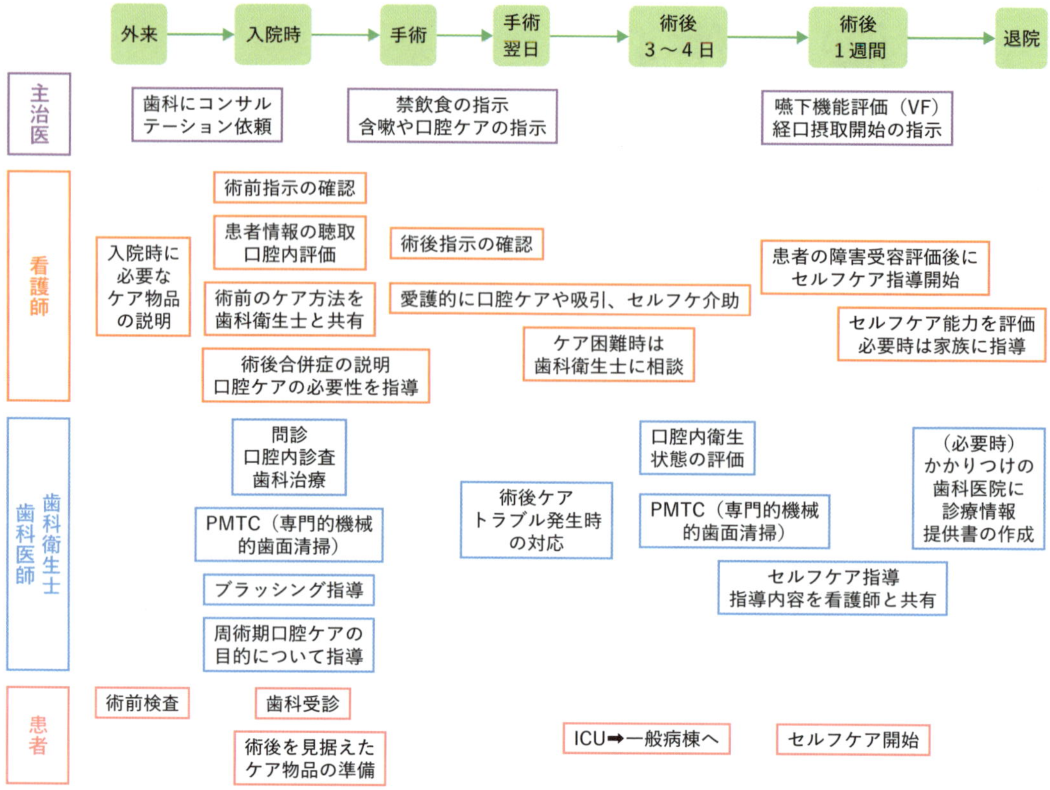

外来　→　入院時　→　手術　→　手術翌日　→　術後3〜4日　→　術後1週間　→　退院

主治医
- 歯科にコンサルテーション依頼
- 禁飲食の指示　含嗽や口腔ケアの指示
- 嚥下機能評価（VF）　経口摂取開始の指示

看護師
- 入院時に必要なケア物品の説明
- 術前指示の確認
- 患者情報の聴取　口腔内評価
- 術後指示の確認
- 術前のケア方法を歯科衛生士と共有
- 愛護的に口腔ケアや吸引、セルフケア介助
- 患者の障害受容評価後にセルフケア指導開始
- 術後合併症の説明　口腔ケアの必要性を指導
- ケア困難時は歯科衛生士に相談
- セルフケア能力を評価　必要時は家族に指導

歯科衛生士　歯科医師
- 問診　口腔内診査　歯科治療
- PMTC（専門的機械的歯面清掃）
- ブラッシング指導
- 周術期口腔ケアの目的について指導
- 術後ケアトラブル発生時の対応
- 口腔内衛生状態の評価
- PMTC（専門的機械的歯面清掃）
- セルフケア指導　指導内容を看護師と共有
- （必要時）かかりつけの歯科医院に診療情報提供書の作成

患者
- 術前検査
- 歯科受診
- 術後を見据えたケア物品の準備
- ICU➡一般病棟へ
- セルフケア開始

術前

❶ 入院時のアセスメント

　入院時の問診票をもとに、看護師が▼表1の内容について患者さんや家族から情報収集を行います。手術における口腔合併症について説明し、術前から口腔ケアが必要であることを指導しましょう。

▼表1　口腔に関するアセスメント

・開口量の程度	・乾燥の有無や味覚障害の有無
・腫瘍の大きさや出血の有無	・摂食嚥下機能評価（食事形態や摂取量、水分によるむせの有無）
・疼痛の程度や鎮痛薬の使用状況	・口腔粘膜炎の評価（口内炎や粘膜炎の有無、ヘルペスやカンジダなど）
・義歯の有無や使用状況、動揺歯の有無	・治療歴（頭頸部領域の放射線治療の有無や手術の既往）
・口腔衛生習慣（歯磨きの回数やケア物品）	

---

❷ 歯科受診

【歯科医師による専門的な口腔管理】

　問診により、歯科治療歴や現在の口腔衛生習慣について聴取します。う歯の応急的な治療や、挿管や手術操作により誤抜去されそうな動揺歯は、事前に抜歯や歯牙固定を行い、手術に影響しないようにします。

頭頸部がんの手術の場合は、欠損部位を覆うためのシーネ（補綴装置）や顎義歯も準備する必要があります。

【歯科衛生士による専門的なケアと指導】

　専門的機械的歯面清掃（PMTC：professional mechanical tooth cleaning）[Word]により、口腔内の細菌数を減少させる効果があります。

　またセルフケア指導に加えて、術後の状態を見据えたケア物品や術後の口腔衛生に関する支援について説明することで、治療に臨むという心構えやセルフケアに対する意欲にもつながります。

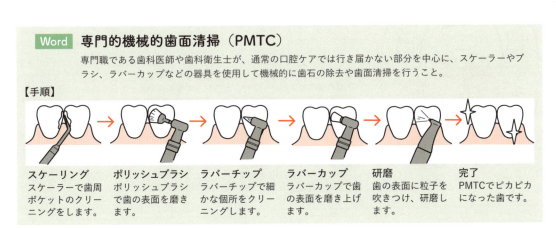

Word　専門的機械的歯面清掃（PMTC）
専門職である歯科医師や歯科衛生士が、通常の口腔ケアでは行き届かない部分を中心に、スケーラーやブラシ、ラバーカップなどの器具を使用して機械的に歯石の除去や歯面清掃を行うこと。

【手順】
スケーリング（スケーラーで歯周ポケットのクリーニングをします。）→ ポリッシュブラシ（ポリッシュブラシで歯の表面を磨きます。）→ ラバーチップ（ラバーチップで細かな個所をクリーニングします。）→ ラバーカップ（ラバーカップで歯の表面を磨き上げます。）→ 研磨（歯の表面に粒子を吹きつけ、研磨します。）→ 完了（PMTCでピカピカになった歯です。）

❸ 口腔ケア物品の準備

　頭頸部がんの手術では、創部の腫脹や皮弁のボリュームにより口腔清掃器具の挿入が難しくなることがあります。術後の状態を見据えて、口腔ケア物品（▼図3）を準備することが大切です。

▼図3　口腔ケア物品の例　　　　　　　　　　　　　　　　　　　　　　※写真は商品の一例

歯ブラシ	・ナイロン製や飽和ポリエステル樹脂（PBT）製でヘッドが小さく、厚みがないものがよい ・毛先は平坦でやわらかく、粘膜に触れても痛くないものを選択する	ヘッドが小さく厚みがないPBT製の毛先のやわらかい歯ブラシ タフト24 SS （写真提供：株式会社オーラルケア）
スポンジブラシ	・粘膜をケアするための用具 ・頭頸部がんの術後は、創部の保護や誤嚥性肺炎の予防のために、主治医が許可するまで含嗽が禁止になることが多い。そのため、歯石や粘稠痰、血餅、痂疲などの汚れを絡めとったり、口腔乾燥時に保湿剤を塗布する場合にも役立つ	スポンジは小さくやわらかいものを選ぶ スポンジブラシ ハミングッド （写真提供：白十字株式会社）
含嗽薬	・例①：術前の歯科受診時に、歯科医師によりベンゼトニウム塩化物製剤配合の含嗽薬（ネオステリン®グリーン）が処方される ・例②：術後や含嗽が困難な場合に、歯ブラシやスポンジブラシにネオステリン®グリーンをつけて使用する ・グルコン酸クロルヘキシジン配合の含嗽薬（コンクールＦ）での代用も可能	ネオステリン®グリーンうがい液0.2% （写真提供：日本歯科薬品株式会社）　コンクールＦ 院内の売店やドラッグストアで購入可能 （写真提供：ウエルテック株式会社）
歯みがき粉	・歯みがき粉の使用は基本的に不要 ・術後は創部の刺激になるため、含嗽ができない期間は使用を控える	

その6　症状マネジメント　⑤口腔合併症

歯ブラシは鉛筆を握るように持ち、歯と歯肉の間に歯ブラシを当てて、細かく小刻みに動かします。歯垢は含嗽では除去できないため、ブラッシングにより機械的に除去する必要があります。
　スポンジブラシは衛生面から1回ずつの使い捨てが基本です（▽図4）。

▽図4　スポンジブラシの使用方法

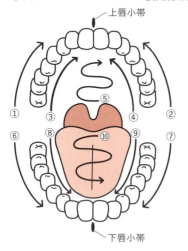

①スポンジブラシを湿らせて水分をしっかり絞る。
②図の順序でスポンジブラシを回転させながら奥から手前に汚れをかき集める。
③一順序ごとにスポンジブラシに付着した汚れを落として使用する（洗う用とマウスウォッシュを湿らせる用にコップを2つ準備しておくとよい）。

ポイント
・口唇内側を清拭する際は痛みを伴うため、上唇小帯・下唇小帯を通過せず、手前で止める。
・がん患者の口腔内は乾燥しているため、保湿剤で乾燥汚染物を軟化させている間に歯面清掃をし、粘膜清掃後に再度保湿するとよい。

術後

❶ 口腔ケア実施の指示確認

　頭頸部がんの手術の場合は、創部の保護や誤嚥性肺炎のリスクを予防するために、主治医に口腔ケアが実施可能か指示を確認します。
　再建手術の場合は、皮弁の血流障害を予防する観点から、形成外科医とともに、皮弁の色調やドップラー音を聴取します。皮弁を圧迫しない程度のケアが許可されることが多くなっています。

❷ ICUでの口腔ケア

　再建手術の場合は、皮弁の血流維持のために翌朝まで鎮静下におかれ、人工呼吸器管理となります。患者さんは仰臥位の状態のため、誤嚥性肺炎の予防のために、スポンジブラシの水分はしっかり切って、血餅や痂疲を除去します。
　咽頭部に貯留した唾液や粘稠痰は、吸引カテーテルチューブによって除去します。特に皮弁が生着するまでの1週間は、皮弁を圧迫しないように愛護的にケアします（▽図5）。

図5　皮弁がある場合の口腔ケア

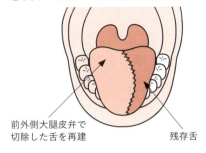

前外側大腿皮弁で切除した舌を再建／残存舌

ポイント
- 皮弁を圧迫しないように、スポンジブラシで奥から手前に向かって、やさしく清拭する。
- 食物残渣や汚れは皮弁と残存舌の境目にたまりやすい。
- 縫合部が離開しないよう、歯ブラシでは触れず、スポンジブラシでやさしく清拭する。
- 術直後は皮弁が大きいため、口腔内に収まらないことが多い。歯牙で皮弁が圧迫されている場合はバイトブロックやガーゼを挟んで対処する。
- 縫合糸が当たって気になるときは主治医に報告し、短く切ってもらうこともできる。

❸ 一般病棟での口腔ケア

　一般病棟に転棟後も、各勤務帯で口腔ケアを実施します。基本的にケア方法はICUでの口腔ケアと同様で、セルフケアが開始になるまで継続します。

❹ セルフケア指導

　頭頸部がんの手術は、機能障害だけでなく、容姿の変化による影響が非常に大きく、患者さんの受け入れには、時間を要します。
　鏡で自分の顔を見ることができているか、患者さんの表情や言動、夜間の睡眠状況などから障害受容の状況を判断し、セルフケア指導を開始することが重要です（▼表2、▼図6）。

表2　セルフケア指導の開始判断基準

①医師の許可があり、創部が安定している
②創部が安定しており、医師の許可がある
③離床が進み、ADLが自立している
④ボディイメージの受け入れができている

図6　セルフケア指導のポイント

①含嗽はガラガラうがいではなく、ブクブクうがいで行うように指導する。

含嗽の違い

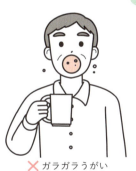
✗ ガラガラうがい

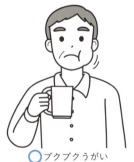
○ ブクブクうがい

②鏡を見せながら汚れが付着しやすい部位（歯と歯の境目、歯と歯肉の間、縫合糸周辺、皮弁と残存組織の境目）や、食物残渣がたまりやすい部位（歯牙や頬粘膜、口腔底、下唇と歯牙の間、麻痺や感覚が鈍い部分）を具体的に説明する。

磨き残しの多い部分

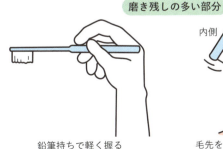
鉛筆持ちで軽く握る

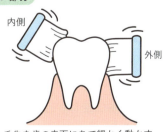
内側／外側
毛先を歯の表面にあて細かく動かす

薬物療法・放射線治療における口腔衛生管理の目的

　がん薬物療法・放射線治療における口腔衛生管理の目的は、①口腔内の感染を予防する、②口腔粘膜炎の重症化を防ぐ、③口腔内合併症に伴う苦痛を緩和する、の3点があります。

薬物療法・放射線治療における口腔合併症

❶ がん薬物療法による口腔粘膜炎

　がん薬物療法による口腔粘膜炎は、抗がん薬投与7～14日目に起こりやすく、10～12日目に症状のピークを迎えます。

　骨髄抑制に伴う好中球減少は、口腔粘膜炎の好発時期とほぼ同時期に出現しますが、感染がなければ2～4週間で改善します。

❷ 放射線治療による口腔粘膜炎

　放射線治療では頭頸部領域など口腔内に照射が当たる場合は、その範囲や線量によって口腔粘膜炎の重症度が異なります。口腔粘膜炎や味覚異常による食事摂取量の低下は低栄養を招き、がん薬物療法を併用している場合、口腔粘膜炎は強く出現します。

❸ 晩期障害

　味覚障害は、個人差もありますが、治療終了後半年～1年ほどで回復します。下顎骨に放射線を照射する場合や、ビネホスホネート製剤を使用する場合は、治療終了後数か月～数年後に骨髄炎を発症する可能性があります。

放射線治療の口腔衛生管理の流れ

　頭頸部がんの放射線治療を例として解説します。

❶ 放射線治療開始前（治療開始前から直前まで）

　頭頸部領域における放射線治療では、口腔内合併症は避けることができません。そのため、治療開始前からの歯科との連携が重要となります。

　晩期有害事象を予防するため、放射線治療開始前に、う蝕や歯周病を治療しておきます。

　放射線治療では、治療終了後の抜歯は顎骨壊死の誘因となるため、原則として禁止します。抜歯が必要な場合は照射開始2週間前までに済ませておく必要があるため、治療方針が決定次第、早めに歯科受診をすることが大切です。

　口腔衛生管理は、手術の場合と同様です。放射線治療で治療完遂するためには、口腔内環境を良好に維持できるかどうかが重要です。セルフケアが習慣化できるように、看護師は、歯科衛生士とともに口腔ケアの必要性について繰り返し指導を行います。

❷ 放射線治療中

　放射線治療中は、放射線宿酔による栄養摂取不良、唾液腺障害による口腔乾燥、粘膜炎の疼痛に伴う口腔衛生保持不良、薬物療法併用による有害事象の悪化、易感染状態により、カンジダ口内炎やヘルペスを発症するなど、口腔内粘膜が脆弱化します。口腔乾燥は粘膜が損傷しやすくなるため、含嗽を頻回に行い、湿潤状態を保つ必要があります。

　放射線治療では栄養管理も重要となるため、一時的な栄養経路の変更（胃瘻や経鼻胃管の使用）を行うこともあります。

> **！ 看護師の役割**
> - 口腔粘膜炎グレード、VASやペインスケールなどを用いて、粘膜炎の程度や痛みの状況を評価する
> - 含嗽薬の作成や使用方法の指導、鎮痛薬の使用方法について説明するなど、患者の能力に合わせたセルフケア指導を行う
> - 治療完遂に向けて励ますだけでなく、患者のがんばりを認めて労う

❸ 放射線治療後

　放射線による口腔粘膜炎は、治療終了後10日程度で症状が軽減し、1か月程度で治癒するといわれています。唾液腺障害（唾液腺への照射線量による）や味覚障害は機能回復に時間を要します。

　退院時には、かかりつけの歯科医院に対して診療情報を共有し、放射線治療後も晩期障害の予防を目的に定期的に歯科受診を継続することが大切です。

　口腔粘膜炎に対する口腔ケアのポイントについて、▼表3、4にまとめます。

▼表3　口腔粘膜炎に対する口腔ケアのポイント

口腔粘膜炎の好発部位を理解する	・がん薬物療法による口腔粘膜炎は、可動粘膜（口唇、頬粘膜、舌縁、舌腹、軟口蓋）に発症する ・頭頸部領域への放射線照射では、可動性のない角化粘膜（舌背、歯肉、硬口蓋）にも発症する。好発部位を理解することで日々の観察にも役立つ
粘膜を刺激しないケア物品を選択する	・歯牙には歯ブラシでのブラッシング、粘膜にはスポンジブラシでの清掃が基本。ただし、口腔粘膜炎発症時には、口腔粘膜にスポンジブラシを使用することは避ける ・歯ブラシを当てることができない場合は、綿棒を使用して歯面のみケアする方法もある
症状に合わせた含嗽薬・軟膏を使用する	・放射線治療中の含嗽には口腔内の清潔保持や、保湿により口腔粘膜を保護し、疼痛を緩和させる目的がある ・症状に合わせて、含嗽薬の処方を依頼する（一例：治療開始時にアズレンスルホン酸ナトリウム水和物・炭酸水素ナトリウム（ハチアズレ®）を処方） ・含嗽薬・軟膏の使用方法や用途は▼表4参照

> スポンジブラシによる摩擦は、日焼けした皮膚をタワシでこするようなイメージです。痛みにより歯磨きができないという理由でスポンジブラシを選択するのは間違った方法です。誤った選択は口腔粘膜を刺激し、粘膜炎を悪化させる場合があります。

▼ 表4　含嗽薬・軟膏の例

①の含嗽薬を基本とし、症状に合わせて②〜⑤を組み合わせて使用する。

	含嗽薬・軟膏	作成方法	使用用途
①	ハチアズレ®	ハチアズレ®5包（10g）を水500mLになるように溶かす	・一般的な軽度の口腔粘膜炎に使用 ・粘膜保護や創部治癒促進作用はあるが消毒作用はない
②	ハチアズレ®＋グリセリン	ハチアズレ®5包＋グリセリン60mLを水500mLになるように溶かす	・口腔乾燥に使用。保湿作用がある ・グリセリンにより味が甘くなる
③	ハチアズレ®＋グリセリン＋キシロカイン®	②の含嗽薬＋キシロカイン®必要量を水500mLになるように溶かす（キシロカイン®は痛みの程度に合わせて5〜15mLで調整）	・口腔粘膜炎の痛みや嚥下時痛に対して使用 ・食事の直前に使用すると接触痛を緩和する効果があるが、誤嚥に注意が必要
④	生理食塩水	食塩（NaCl）9gを水1,000mLに溶かす	・ハチアズレ®や水道水でも痛みを感じ、含嗽が困難な場合に使用。刺激の少ない含嗽が可能
⑤	アズノール®＋キシロカイン®軟膏	アズノール®軟膏5g＋キシロカイン®ゼリー1gを混和する	・口唇などの口腔粘膜炎や口内炎に有効 ・綿棒にとり、直接塗布する。持続時間は15分程度

大田洋二郎：浅井班プログラムに準じた頭頸部がんの化学放射線療法における口腔ケアの流れ. 浅井昌大, 全田貞幹, 大田洋二郎, 他編, 頭頸部がん化学放射線療法をサポートする口腔ケアと嚥下リハビリテーション—厚生労働省がん研究助成金 がん治療による口腔内合併症の予防法及び治療法の確立に関する研究, オーラルケア, 東京, 2009：26. をもとに作成

（井口未貴）

参考文献
1）長縄弥生：手術療法による口腔衛生管理, 放射線治療中の口腔衛生管理. 青山寿昭, 花井信広編著, 頭頸部がんマスターガイド—患者さんと向き合う治療, 患者さんと向き合う看護のためのアプローチ, メディカ出版, 大阪, 2021.
2）浅井昌大, 全田貞幹, 大田洋二郎編：頭頸部がん化学放射線療法をサポートする口腔ケアと嚥下リハビリテーション. オーラルケア, 東京, 2009：102.
3）山﨑知子編：超実践！がん患者に必要な口腔ケア—適切な口腔管理でQOLを上げる. 全日本病院出版会, 東京, 2020.
4）近藤晴彦監修, 鬼塚哲郎編：多職種チームのための周術期マニュアル4 頭頸部癌 第1版. メヂカルフレンド社, 東京, 2006.

| その 6 | 症状マネジメント |

⑥ 便秘・下痢

便秘・下痢とは

便秘は腸内容物の通過が遅延・停滞し、排便に困難を伴う状態[1] といわれ、下痢は排便回数の増加、または便の水分の増加、あるいはその双方が同時に起こることである[2] といわれています。

便秘と下痢は表裏一体であり、便秘の薬物療法で下痢になったり、下痢を繰り返していると聞いても、よくみると溢流性便秘であったりということもときどき遭遇します。便秘と下痢合わせて排便状況として包括的に観察、ケアしたほうがよい場合が多いと感じています。

便秘・下痢のアセスメント

❶ 排便状況

排便状況は人によってかなり個人差があります。もともと毎食後に軟便の排便がある人から、3〜4日に1回の排便の人もいます。最後に排便があったのはいつか、便の性状、回数、量、排便時の症状（痛み、力めない、息苦しい）、便の色、においなどです。それ以外にも、吐き気、排ガスの貯留、腹部の張り、鼓腸も観察しましょう。

❷ X線画像

看護師もX線画像を見ることは大切です。それが胸部の写真であったとしても、その下端に横隔膜が押し上げられるような、便やガスがたまった腸が写っていれば、主治医に「これは便がたまっていますか？」と声をかけてみることも必要です。そこから、腹部のX線撮影につながったり、便秘対策が強化されたりします。

> **❗ 下痢が続くときは便秘も疑う**
>
> 下痢が続くという患者さんの訴えの裏に便秘が隠れていることもあります。硬い便塊が腸内にあり押し出せず、そのまわりから水様便が出てくるときです。終末期で体力がなかったり、痛みや呼吸困難でいきむことができなかったりするときなどにみられます。そんなときもX線撮影で便秘を確認する必要があります。

❸ 食事の内容や量

食事の内容や量も訊くとケアに役立てることができます。検査で欠食する日が続いたり、薬物療法後で食事量が少なかったりして出ない場合もあります。

❹ 使用中の薬剤

便秘や下痢になるような薬剤を使用していないか（▽表1）、下剤であれば何をどれくらい使って排便があるのか、聞き取りましょう。

大腸がんの患者さんで内視鏡のレポートがあるときは、がんが腸のどれくらいを占めているのか（1/2周とか2/3周と表現されている）確認します。がんが腸の多くを占めている場合、刺激性下剤を使用すると腸穿孔を起こすこともあります。主治医に刺激性下剤を使用してよいかの確認が必要です。

下痢の場合は、薬剤性のものはないか、胃腸炎や*C.difficile*などの可能性はないかのアセスメントします。

▽表1　便秘の原因となる主な薬剤

分類	主な薬剤の例
オピオイド	モルヒネ、オキシコドン、メサドン、タペンタドール、ヒドロモルフォン、フェンタニル、コデイン、トラマドール
抗がん薬	ビンクリスチン、パクリタキセル、サリドマイドなど
制吐薬	グラニセトロンなどの5-HT$_3$受容体拮抗薬
抗コリン薬	スコポラミン、ブチルスコポラミン
抗てんかん薬	クロナゼパム、プレガバリン、カルバマゼピン

分類	主な薬剤の例
抗うつ薬	三環系抗うつ薬
抗精神病薬	フェノチアジン系抗精神病薬
制酸薬	カルシウム含有製剤、アルミニウム含有製剤
利尿薬	フロセミド、スピロノラクトン
鉄剤	硫酸鉄、フマル酸
降圧薬	カルシウム拮抗薬

日本緩和医療学会編：専門家をめざす人のための緩和医療学 改訂第3版. 南江堂, 東京, 2024：105. をもとに作成

便秘のマネジメント

原因となるものは何かをアセスメントします。終末期に近づくほど原因は1つではなく、絡み合っているのでどこから改善していくかを考え対策を考えます。マネジメントのカギとなるのは薬物療法です。患者さんの便秘をアセスメントし、便秘の状態に合わせて、医師や薬剤師と薬剤の使い方について相談していきます。

便秘の治療薬には大まかに浸透圧性下剤と分泌性下剤、胆汁酸トランスポーター阻害薬、刺激性下剤、座薬があります。これらの使い分けや、その人に合った使い方を排便状況に合わせて指導することが重要です。基本の使い方は、浸透圧下剤や分泌性下剤をベースに使用し、それでも出ないときに刺激性下剤を使用します。直腸内に便塊があって出せないようなときは、先に浣腸や座薬を使用して便塊を出すことが重要です。

オピオイド誘発性便秘症の場合は、それに特化したナルデメジンがあるので、使用していない場合は医師に相談してみましょう。オピオイドが原因と考えられる場合、レスキューが増えたときは便秘薬も増やす、逆にレスキューが減ったときや、ベースの薬を

減量したときは便秘薬も減量しないと下痢になります。きめ細やかな対応が必要です。

下痢のマネジメント

　下痢も原因となるものは何かをアセスメントします。便秘薬の効きすぎの場合も多いので、アセスメントを十分に行い、便秘薬の調整をしましょう。
　筆者がときどき経験するのは、下痢になりやすい抗がん薬を使用するときに、抗がん薬の前投薬としてステロイドが入った場合、ステロイドの効果で痛みがやわらぎオピオイドのレスキューが減ったところに抗がん薬の有害事象の下痢も重なるといったことがあります。そのような場合は、抗がん薬を行う週だけ下剤を減らし、翌週からは戻すなど、その患者さんにあった調整方法を患者さんと一緒に考えていきます。

看護ケアのポイント

❶ 皮膚の保護

　便秘でも、下痢でも、肛門の粘膜は荒れていないか、肛門が切れて痛みが出ていないか、皮膚のただれはないかなどもアセスメントし、皮膚の保護の方法を指導します。

❷ 水分や食事の調整

　患者さんが元気なころから取り入れている方法はないかなどもアセスメントします。

❸ 排便の環境調整

　排便の環境も整えましょう。患者さんの状態に合わせてできるだけトイレに楽に行けるように、プライバシーが守れるように配慮します。排便のためにいきむと呼吸が苦しくなるような場合、安静時の酸素と、体動時の酸素を分けて考えます。安静時は2L、体動時5Lなど、誰が介助してもわかるように明示しておく工夫もしています。

　排便をする体位も重要です。直腸の角度を排便がしやすい角度にするために、膝と腰を十分に曲げ、かかとを上げた姿勢で、前屈みに座って腹圧がかけやすい姿勢をとります（図1）。それでも出にくいときは、膝が臍より高くなるように足台を置くと出やすいときもあります。

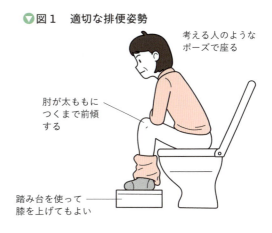

▼図1　適切な排便姿勢

（新田都子）

引用文献
1）日本緩和医療学会ガイドライン統括委員会編：がん患者の消化器症状の緩和に関するガイドライン2017年版．金原出版，東京，2017．
2）武田文和監訳：トワイクロス先生のがん患者の症状マネジメント 第2版．医学書院，東京，2010：126．
3）日本緩和医療学会編：専門家をめざす人のための緩和医療学 改訂第3版．南江堂，東京，2024：105．

その6 症状マネジメント

⑦不眠

不眠とは

不眠は入眠や睡眠の維持に関する障害によって苦痛を感じ日常生活および社会生活の遂行に悪影響を及ぼす状態のことです。不眠にはさまざまな要因があるので、その要因にアプローチしていきます。また、入院中夜眠れないときには、思いがけない理由もあります。患者さんの生活習慣を知ることが大切です。

不眠のアセスメント

「眠れない」と患者さんに言われたとき、「巡回に行ったときは寝ていたのに…」と思ったことはありませんか。人によっては寝てしまえば朝まで眠れるけれど寝つきが悪いことを「眠れない」と表現したり、寝つきはよく朝まで寝ているように見えても、ぐっすり寝た感じがしないことを「眠れない」と表現したり、さまざまです。どのように眠れないのかを確認しましょう。

不眠には▼表1の4つのタイプ[1] があるといわれています。

▼表1　不眠のタイプ

タイプ	特徴
入眠困難	寝つきに時間がかかる（おおよそ30分から1時間以上）
中途覚醒	寝ている途中で目が覚める（通常2回以上）
早期覚醒	通常の起床時間より早く目が覚め、以降眠れない
熟眠困難	ぐっすり眠れた気がしない

どのタイプなのかを聞き取りましょう。そして、不眠の要因も合わせて尋ねます（▼表2）。同室者のいびきであったり、抗がん薬の前投薬としてステロイドを使用していて眠れない場合であったりといったことは、なかなか要因を取り除くことは難しいですが、痛みが要因の場合、疼痛コントロールができれば眠りやすくなります。

▼表2　不眠の要因　5つのP

5つのP	例
身体的 physical	痛み、発熱、悪心・嘔吐、掻痒感、下痢、頻尿、消化管閉塞、咳、呼吸困難、倦怠感など
生理的 physiological	環境変化（入院など）、昼夜逆転、同室者の騒音など
心理的 psychological	不安、ストレス、同室者との関係性、ライフイベントなど
精神医学的 psychiatric	強度の不安、恐怖、抑うつ、せん妄、アルコール依存、精神疾患に伴う不眠など
薬理学的 pharmacological	ホルモン薬（ステロイド、甲状腺ホルモンなど）、中枢神経刺激薬、降圧薬、循環器病薬、消化性潰瘍薬、気管支拡張薬、認知症治療薬（コリンエステラーゼ阻害薬など）、抗パーキンソン病薬、免疫抑制剤、抗がん薬、嗜好品（カフェイン、ニコチン、アルコールなど）など

谷向仁：不眠. 森田達也, 木澤義之監修, 西智弘, 松本禎久, 森雅紀, 他編, 緩和ケアレジデントマニュアル第2版, 医学書院, 東京, 2022：312. より引用

不眠のマネジメント

　まずは不眠のタイプや要因、生活習慣を確認するところからはじめます。ある患者さんは、夜中に営業するラーメン屋に勤めており、入院中どうしても夜寝ることができませんでした。そのため、昼間の検査や治療の合間に睡眠時間を確保するように工夫をしました。要因になるもので、軽減したり、工夫したりできることは実施します。

　また、不眠のタイプによって、薬の変更なども医師や薬剤師と相談しましょう。寝つきがよく、早期覚醒で困っている患者さんに、睡眠導入剤を使用しても解決にはなりません。不眠のタイプに合わせ、翌日持ち越さないことが理想です。寝つきが悪い患者さんには超短時間作用型、中途覚醒や早期覚醒の患者さんには中時間作用型、長時間作用型のほうが向いています。せん妄のリスクが高い場合、ベンゾジアゼピン系睡眠薬は避け、メラトニン受容体作動薬、オレキシン受容体遮断薬のほうが向いています。どのタイプを使用しても、効果と翌日の持ち越し効果をアセスメントし、調整していくことが必要です。

　そして、薬物療法の前に、もしくは併用して生活の工夫をすることも重要です。

（例）
● 毎日できるだけ同じ時間に起きる
● 日の光を浴びる
● 昼寝は長く寝ない
● 適度な運動をする
● （カフェインに弱い患者さんの場合）就寝前のコーヒーや緑茶などを避ける
● 寝る前にリラックスできる時間をもつ（マッサージ、入浴、音楽など）
● 家であれば寝室の工夫（明るすぎない照明、静かな部屋、温度や湿度など）
● 入院時には自分の枕を持参する　など

（新田都子）

引用文献
1）谷向仁：不眠. 森田達也, 木澤義之監修, 西智弘, 松本禎久, 森雅紀, 他編, 緩和ケアレジデントマニュアル第2版, 医学書院, 東京, 2022：312.

その 6	症状マネジメント

⑧ スキントラブル

がん患者は、がんの治療やがんによるさまざまな症状により、スキントラブルを起こしやすくなります。

治療に伴うスキントラブル

❶ 手術時

離開創・瘻孔	・滲出液や排液の接触によって創周囲にスキントラブルを生じることがある ・特に消化酵素を含む排液は皮膚障害性が高く、容易にびらんなどを形成しやすいため、注意が必要
ストーマ周囲のスキントラブル	・排泄物や皮膚保護剤による接触性皮膚炎、ケア時の機械的刺激などを原因に紅斑やびらん、過剰肉芽などを形成することがある

❷ がん薬物療法時

手足症候群（HFS）	・手掌や足底に起こるびまん性の炎症性皮膚障害で、紅斑や皮膚の角化、落屑を伴う ・重症化すると水疱やびらんを呈し、歩行や把持動作が困難となり、日常生活に支障をきたす場合がある
ざ瘡様皮疹	・EGFR系阻害薬で起こりやすい丘疹。顔面/頭皮/胸部上部/背部に毛孔に沿った丘疹を呈する

※上記以外にも、皮膚の乾燥や脂漏性皮膚炎、爪周囲炎等を生じることがある。

❸ 放射線治療時

- 照射部位に放射線性皮膚炎を生じることがある。
- 急性症状は皮膚の菲薄や乾燥で、炎症を起こすと紅斑やびらんを形成して痛みを伴う場合がある。
- 晩期症状は色素沈着や萎縮、潰瘍などがある。

❹ 造血幹細胞移植時

- 移植片対宿主病（GVHD）に伴った皮膚症状がある。
- 初発症状は手掌や足底の紅斑が多く、重症例では全身紅皮症や水疱形成、表皮剥離を生じることがある。

❺ その他

がんの進行によって出現する症状が、スキントラブルを引き起こす場合があります。

浮腫・リンパ浮腫	・皮膚の菲薄やドライスキンにより損傷を受けやすくなる ・損傷を受けた皮膚は漏出液によって治癒しにくく、また浸軟によって周囲の皮膚も損傷しやすくなる。摩擦が起こる部位には水疱形成、感染を併発すると蜂窩織炎を起こすこともある
自壊創	・腫瘍が皮膚に転移または浸潤して体表面に露出した創傷で、がん性創傷とも呼ばれる ・乳がん・頭頸部がんでの発生が多く、腫瘍の壊死による滲出液で、周囲の皮膚に浸軟やびらんを生じることがある ・さまざまな症状（痛み・出血・臭気・感染・かゆみ）への対策も必要となる

※上記以外にも、がん性疼痛や呼吸困難、全身倦怠等による活動性の低下、がん悪液質症候群による低栄養などもスキントラブルを起こすリスク因子となる。

併発するスキントラブル

以下のスキントラブルに関してもリスク因子をもつ患者さんが多く、注意が必要です。

①褥瘡
②医療関連機器褥瘡（MDRPU）
③皮膚裂傷（スキン-テア）
④失禁関連皮膚炎（IAD）

発生例
- 呼吸困難により、起坐位以外の保持が困難で尾骨部にびらんを形成（褥瘡/終末期）
- 腹水や下肢の浮腫があり、膀胱留置カテーテルの固定部に水疱を形成（MDRPU/終末期）
- 末梢留置カテーテルの固定テープを交換する際に、表皮ごと剥離（スキン-テア/薬物療法中）
- 腫瘍の脊椎転移による直腸膀胱障害で失禁が続き、殿部にびらんを形成（IAD/薬物療法中）

スキントラブルへの対応

治療や経過によって出現する症状を予測し、予防的なスキンケアの指導とケアが継続できているかを評価することが適宜必要です。また、スキントラブルを生じた際には、治療的なスキンケアの提供や指導が必要となります。

各職種（各科の医師・各分野の専門/認定看護師・薬剤師・栄養士・理学療法士など）や、各サポートチーム（NST・緩和ケア・褥瘡対策など）と連携をとりながら、全身症状に応じた実施可能な局所ケアの方法や目標を検討しましょう。

（安形真由美）

参考文献
1）日本創傷・オストミー・失禁管理学会編：スキンケアガイドブック，照林社，東京，2017：125-155, 165-171, 202-268.
2）木下幸子，松原康美，関宣明，他：がん患者のスキントラブルの予防・対応. 内藤亜由美，安部正敏編，スキントラブルケアパーフェクトガイド－病態・予防・対応がすべてわかる！　学研メディカル秀潤社，東京，2013：192-209.
3）濱口恵子，本山清美編：がん化学療法ケアガイド改訂版. 中山書店，東京，2013：189-207.
4）松原康美，蘆野吉和：がん患者の創傷管理 症状緩和ケアの実践. 照林社，東京，2007.

その6 症状マネジメント

⑨ 喘鳴

喘鳴とは

喘鳴とは、何らかの原因によって気道が狭窄し、呼吸のたびに狭窄した気道を空気が通ることで「ゼーゼー」「ヒューヒュー」というような狭窄音が聴かれる状態のことをいいます。

> **喘鳴の原因**
> ①肺水腫、心不全などによる肺から気道への痰や分泌物の増加
> ②筋力低下による痰の喀出困難
> ③咽頭・喉頭反射の低下
> ④吐物の気道への流れ込み

死が差し迫った患者さんにおいては、これらの要因が複合的に影響して**死前喘鳴**^{Word}を発症していることが多いと考えられます。

> **Word　死前喘鳴**
> 死が差し迫った患者において、呼吸時に気道分泌物の振動運動により音が発生する状態。

喘鳴のアセスメント

原因を探り、多職種で検討します。

看護ケアのポイント

❶ 体位の工夫

患者さんの意識レベルが低下したり、患者自身で寝返りができなかったりする場合、喘鳴が軽減する位置を確認し、安楽枕などを用いて工夫します。

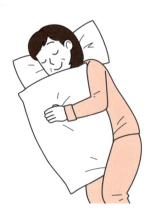

❷ 口腔・咽頭の吸引や保清

吸引は効果が限定的である一方で、行うことにより患者さんに苦痛を与える恐れもあります。

患者さんにとって吸引を行うことで得られるメリットがデメリットを上回るかどうかについて医療チーム内および家族とも相談しながら行うことが望ましいです。

その場合、家族が喘鳴をどのように感じているか確認します。「おぼれているようでつらい」「窒息している」「うなっていて聞いていてつらい」など苦痛に感じている家族が多くいることを理解したうえで、十分にコミュニケーションを図り、病状・病態・生命予後への情報を伝えながら家族のつらい思いを受け止めるようにしましょう。

死前喘鳴に対する直接的なケアではありませんが、口腔ケアを適切に行うことで口渇・口臭が軽減し家族や介護者の苦痛をやわらげる可能性があります。

❸ 輸液量について医師と相談する

気道分泌量は輸液量に影響されていると考えられ、日本緩和医療学会発行『終末期癌患者に対する輸液治療のガイドライン』では「生命予後が数日と考えられる終末期がん患者に気道分泌による苦痛を認めた場合、気道分泌による苦痛の緩和を目的として、輸液量を500mL/日以下に減量または中止する」が推奨レベルB（行うことを推奨する）となっています[1]。

❹ 痰の分泌物を抑制させる方法について医師と相談する

死前喘鳴に対する薬物療法として、分泌物産生の抑制を期待して抗コリン薬が使用されることがあります。ブチルスコポラミン臭化物（ブスコパン®）の皮下注射または持続皮下注射、スコポラミン臭化水素酸塩（ハイスコ®）の舌下投与または持続皮下注射は、有効性が明らかでないため、有害事象を観察して効果がなければ中止しましょう。

（美濃屋亜矢子）

引用文献
1）日本緩和医療学会「終末期における輸液治療に関するガイドライン作成委員会，厚生労働科学研究「第3次癌総合戦略研究事業QOL向上のための各種患者支援プログラムの開発研究」班：終末期癌患者に対する輸液治療のガイドライン．日本緩和医療学会，2007：28.

参考文献
1）武田文和監訳：トワイクロス先生のがん患者の症状マネジメント．医学書院，東京，2003：185-187.
2）恒藤暁：系統緩和医療学講座 身体症状のマネジメント．最新医学社，大阪，2013：185-190.
3）森田達也，木澤義之監修，西智弘，松本禎久，森雅紀，他編：緩和ケアレジデントマニュアル．医学書院，東京，2016：185-187.
4）津金澤理恵子：臨死期のケア．ナーシング・トゥデイ編集部編，一般病棟でもできる！終末期がん患者の緩和ケア，日本看護協会出版会，東京，2009：131-132.

> その6　症状マネジメント

⑩ せん妄

せん妄とは

　脱水や感染、貧血、薬物などの何らかの身体疾患または全身状態の変化に伴い一時的に意識障害や認知機能低下などが起こる状態のことです。幻視や妄想、興奮など華々しい精神症状から一見するとそわそわとしていて不安として見過ごしてしまうような症状までさまざまです[1]。せん妄は身体因子により生じる脳機能障害であり、身体的な治療が必要な病態です。

せん妄のアセスメント

❶ 入院時からアセスメントし、予防に努める

　準備因子を中心にせん妄になりやすいかどうかアセスメントします。
・70歳以上・認知症の既往、過去にせん妄のエピソードがあるか、脳血管障害の既往、ベンゾジアゼピン系睡眠薬の服用など
・視覚・聴覚障害の有無

【予防方法の例】
- 昼夜、日時のリズムをつける：朝は日の光を浴びるようにカーテンを開けて促す、時計・カレンダーの設置、日時を意識できるようなコミュニケーションを図る
- 眼鏡や補聴器の使用
- 安心できる環境の準備：自宅で愛用しているものをベットサイドに飾る

入院時にせん妄ハイリスクな患者さんの場合は、家族へ情報提供し、けっしてまれなことではないこと、連絡がつかなくなったり、電話口での様子がおかしく、不安に感じたときなどは、相談してほしいことを伝えておきます。

❷ あれ？いつもと違う？に気づく

・ぼんやりしていて視線が合わない
・寝ていることが多い
・会話がかみ合わない
・喜怒哀楽の感情が不安定となる
・いつもできていたことができない（携帯電話がかけられない、点滴などのルート類に注意が払えず、ぐちゃぐちゃになっている）など

❸ 日ごろの患者の様子と違うと思ったらせん妄を疑う

- ❷のような変化が数日で出現した
- 日内変動がある

　　　　　　　　　　　　　　　　　この2つは認知症との鑑別になる

- 血液データを確認し、脱水（経口摂取量の低下だけでなく、熱発や下痢、嘔吐に伴う脱水も注意が必要）感染・貧血、腎・肝不全など身体疾患・全身状態の変化がおきていないか確認する
- 患者さんの変化に気づいたあたりで内服薬が追加・増量などなっていないか確認する（オピオイド・抗コリン薬・H2ブロッカー・ベンゾジアゼピン系薬剤など）

看護ケアのポイント

　原因の特定がされ、原因に応じた治療が開始されたら、並行して環境調整を行います。意識レベルの低下や幻覚、情動・気分障害が原因で転倒転落リスクやルート類の自己抜去、他患者に影響を及ぼす危険性があります。

　やむを得ず、必要最低限の行動抑制を行う場合もありますが、そのときは、多職種で話し合って漫然と抑制を続けないようにします。

- ナースステーションに近い部屋への転室、離床センサーの設置、転落時のダメージを最小にするため低床ベッドや緩衝マットの使用
- 補聴器や眼鏡などいつも使っているものが使えるようにする
- カレンダーや時計で日時がわかるようにしたり、できれば朝の日の光を浴びる時間を確保したりする。ナイフやはさみなどの危険物になりえるものは看護師管理とする
- 点滴や経管栄養のチューブなどのルート類の整理（生命や治療への影響を多職種で考えて減らせるものは減らす、減らせない場合は、患者さんの視界に入らないように工夫する）

患者さんの正面に回り、目線を合わせて、低いトーンでゆっくり、はっきりわかりやすい言葉で話すと患者さんも落ち着いて聞いてくれることがあります。

がん看護のあるある Q&A

Q. がんがあるから、せん妄は治らない？
A. 原因治療を行うことで症状の改善を図ることが可能です。それは終末期せん妄でも同様です。

Q. 妄想を言わない、不安そうにしているのでせん妄ではない？
A. 活動がなく、一見静かに過ごしているように見えますが、起こしてたずねると会話がまったくまとまりのないことがあります。高い頻度で見過ごされやすい、低活動性せん妄のことがあります。

（美濃屋亜矢子）

引用文献
1）松島英介，野口海：7 せん妄への対応．小川朝生，内富庸介編，医療研修推進財団監修，これだけは知っておきたいがん医療における心のケア：精神腫瘍学ポケットガイド，創造出版，東京，2010：61.

その6 症状マネジメント

⑪ がん関連倦怠感

がん関連倦怠感とは

　がん関連倦怠感とは、がん自体とがんの治療による、苦痛を伴う持続的な身体的、感情的、認知的倦怠感あるいは消耗状態で、身体活動の程度に関係なく、生活機能を妨げる症状と定義しています[1]。

　腫瘍そのものが原因の場合と別の原因によって生じている場合があります。

> 別の原因の例
> 貧血、感染症、電解質異常、薬剤、抑うつや睡眠障害、脱水、筋力低下など

> 病期を問わず、高頻度にみられる症状であることを理解しましょう。

がん関連倦怠感のアセスメント

❶ 倦怠感の有無と程度を確認する

　積極的に倦怠感の有無を評価し、患者さんが経験している倦怠感はどのようなものか理解します。

- 倦怠感の強さ・程度 →「倦怠感の強さや程度はどのくらいですか？」
- 倦怠感の経過 →「いつから始まり、どのように変化しましたか？」
- 倦怠感に影響する因子 →「倦怠感を強く感じたり軽く感じたりするのはどんなときですか？」
- 倦怠感に随伴する症状 →「倦怠感に伴うそのほかの症状はありますか？」
- 倦怠感に伴う日常生活への影響 →「倦怠感があることで食事・移動・排泄・清潔行動・仕事・家事・睡眠などにどのような支障がありますか？」

❷ 原因を探り、治療を検討する

　倦怠感を改善させることが可能な原因を探り、可能な範囲で治療を多職種と検討します。

- 血液データからわかるもの：貧血、脱水、電解質異常、感染症、代謝内分泌異常
- 使用薬剤：抗がん薬（投与何日目に倦怠感が増したり軽減してくるか知り、それに合わせて予定を立てる）、睡眠薬（眠気が遷延していないか確認し、量や内服時間の調整を行う）
- 抑うつや睡眠障害：希死念慮や無価値観は倦怠感には認められない症状なため、それらの症状がある場合はうつ病を疑い、専門科の受診を考慮する
- 筋力低下：栄養科、リハビリテーション科と患者さんの状態を見直し患者さん・家族とともに生活に取り入れられそうな行為を一緒に考える

看護ケアのポイント

体力を温存した日常生活が送れるように支援します。

❶ 情報提供

起床時は特に体が固まっていることが多いため、ベッドの上で軽いストレッチをしてから次の行動に移るといいことを伝えます。

患者さんの希望する行動に優先順位をつけてもらい、生活動作すべてを自身で行わず、他者に指示を出して代行してもらうことも方法の1つと知ってもらいましょう。

❷ ケアの時間調整

患者さんが気持ちいい、安心と感じられるケア・時間を提供するよう心がけましょう。

- 倦怠感が少ない時間を患者さんと話しながら把握し、その時間帯にケアなど計画する
- ケアの事前準備は万端に、患者さんの状態に応じてスタッフ数を整え、短時間でできるように調整する

❸ 環境調整

エネルギーを消耗する活動が少なくなるように環境を調整します。患者さんがやりづらくなったことやできなくなったことを代わりにやるのではなく、負担の少ない方法や環境調整を患者さんと一緒に検討することが大事です。

- ベッドの高さを調整する。膝が直角になる高さよりも少し高めにすることで立ち上がりやすくなる
- 電動ベッドの起き上がり機能やベッド柵を使用する
- 周囲の物の配置を工夫する。患者さんが少ないアクションで物が取れるようにする

がん看護のあるある Q&A

Q. 倦怠感はがまんするしかない？

A. いいえ、治療可能な原因もあります。また、多職種が共同して取り組むことで、軽減を図ることもできます。

（美濃屋亜矢子）

引用・参考文献
1）NCCN Clinical Practice Guidelines in oncology（NCCN Guidelines®）. Cancer-Related Fatigue Version 1.2017.
2）神谷浩平：倦怠感. 森田達也, 木澤義之監修, 西智弘, 松本禎久, 森雅紀, 他編, 緩和ケアレジデントマニュアル, 医学書院, 東京, 2016：205.

その6 症状マネジメント ⑪ がん関連倦怠感

その6　症状マネジメント

⑫ 薬物以外の対処法

がん患者の苦痛は▼図1で表されるように4つの側面が影響を及ぼしています[1]。

▼図1　トータルペインを構成する4つの因子[1]

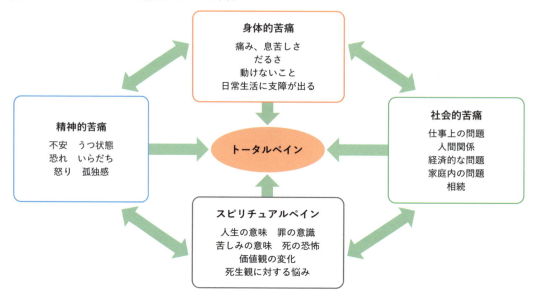

患者さんにとってはつらいと感じる症状であっても医療者から大したことないととらえられてしまうと、患者さんは「この人にはわかってもらえない、理解してもらえない」と思い、訴えるのをやめてしまうこともあります。

医学的に症状の原因が見つからなくても、患者さんが苦痛を感じているのは事実であるため、看護師は患者さんの訴えに耳を傾け、それを信じて、理解的態度で接することが大切です。そして▼図2で表されるように、閾値を低下させる因子を少しでも減らして、閾値を上昇させる因子を少しでも増やしていくようなかかわりをしましょう。

▼図2　痛みの閾値に影響する因子

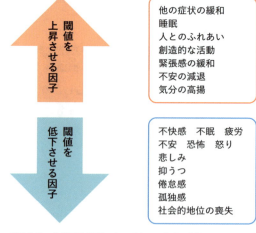

武田文和，的場元弘監訳：トワイクロス先生の緩和ケア　QOLを高める症状マネジメントとエンドオブライフ・ケア．医学書院，東京，2018：82．をもとに作成

日常生活への援助

❶ 基本的ニーズの充足への援助

食事、排泄、睡眠・休息、清潔、移動など、可能な限り患者さんの望むスタイルで行えるように工夫しましょう。

看護師は、患者さんのためを思って、先回りして援助しがちなことがあります。そのほうが看護師にとっても時間の短縮になる場合もあり、看護師は無意識のうちに患者さんのできる力を奪ってしまっていることがあります。他者の援助を多く必要とする状況は、自己コントロール感を低下させることになります。

しかし、病状が進行しどうしても他人の援助を受けなくてはいけない時期が来ます。そのときも、他者にしてもらっている感を減らす工夫として何気なく身の回りを整えたり、時間を見計らって訪室するなどができます。

❷ 快適さの確保

清潔、マッサージ、体位の工夫、温罨法、外気や日光に当たる、散歩する、楽しい会話など、患者さんが感じる快を一緒に見つけましょう。ただ自分の話を一生懸命聴いてくれる相手がいるだけで救われる患者さんもいます。

「痛みはどうですか？」「ご飯はどのくらい食べましたか」など看護師が聞きたいことを一方的に聞く会話になっていませんか？　患者さんから「来る看護師、来る看護師いつも同じことしか話さない」と言われたことがあります。入院期間が長くなると、患者さんにとって医療者の単一な会話が苦痛になっていることもあります。病気を意識させない会話も心がけましょう。

検査の結果など、悪い情報は伝えても、いい情報は後回しになりがちです。いい情報も早く伝えてあげたいものです。

多職種との連携

院内にはさまざまな専門職やチームがあります。それぞれ専門的な知識や技術をもっているため、まず、院内のそういったリソースを看護師が知る必要があります。

そのうえで、患者さんの苦痛や生活面、心の支援のために連携を組むため、相談できる場をもつことが重要です。

ここで注意が必要なのは、多くの人がそれぞれに患者さんにはたらきかけるのではなく、情報を共有し、ケアの方向性を決める必要があります。その中心には患者さん・家族がいることを忘れてはいけません。その視点をいつも見失わないようにするのもチーム医療における看護師の役割といえます。

（美濃屋亜矢子）

引用・参考文献
1）恒藤暁：最新緩和医療学．最新医学社，東京，1999：7．
2）武田文和監訳：トワイクロス先生のがん患者の症状マネジメント．医学書院，東京，2003：17-19．
3）森田達也，白土明美：エビデンスからわかる 患者と家族に届く緩和ケア．医学書院，東京，2016．

緊急性・重症度の判断　タイムリーな医療・看護提供を実現する

臨床推論❗

　臨床推論とは、医師が臨床現場で起こる事象に対して、考えられる疾患（鑑別診断）を挙げ、==治療や診断を決定する思考過程==のことをいいます。

看護師が行う臨床推論

　看護教育では「肺炎」患者さんは「発熱する」「痰がでる」と疾患が決まっていて、あとはどう看護するのかという教育が大半です。しかし、臨床現場では、「発熱した」「痰がでている」患者さんに対して「肺炎」を疑い、早期に対応する能力が求められます。

　臨床推論を活用して、医師の思考過程にはたらきかけた報告や情報伝達が、タイムリーな対応や的確な医療・看護の提供につながります。

医師が行う臨床推論　➡　診断して治療を決定する

看護師が行う臨床推論　➡　緊急度や重症度を判断して看護介入を決定する

緊急性・重症度の判断に役立つ発症様式（ONSET）

　突然発症する病態は以下のものがあり、発症様式の問診が重要です。看護師の報告の仕方によって、医師の指示や対応は変わってしまいます。

　発生様式（ONSET）を確認し、突然・急性の場合はすぐに医師に報告します（▼図1）。

▼図1　発症様式（ONSET）の確認

突然　数分以内
- 裂ける/ねじれる：大動脈解離、腸捻転
- 裂ける：クモ膜下出血、出血、気胸
- 閉塞する：心筋梗塞、肺梗塞
- 穴が開く/貫く：十二指腸潰瘍、穿孔、外傷

急性　数分～数十分
- 感染症など

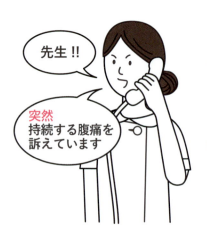

（深堀慎一郎）

参考文献
1）卯野木健：クリティカルケア看護入門　声にならない訴えを理解する. ライフサポート社, 神奈川, 2011：38.

その
7

がんリハビリテーション

がんリハビリテーションの目的は、患者さんがその人らしく、満足して生活を送れるようにすることです。治療をしてもQOLを維持できるよう、患者さんが持つ力を維持、向上できるように支援することが大切です。

① がんリハビリテーションとは

　がんリハビリテーションとは、がんや、がんの治療による体への影響に対する回復力を高め、残っている体の能力を維持・向上させるために受ける医療です。

　2021年のがん全体の10年生存率は約58.3％[1]であり、現在は、がんを患ったら、がんと共生する時代となっています。

　しかし、がんやがん治療による体への影響（▼表1）は、家事や仕事、学業などの社会生活へ支障をきたすこともあります（▼図1）。

　このように、体の機能に不自由さを感じながらもがんと共生していく人が増えています。がん自体や治療のみならず、症状の緩和や心理面、生活にも関心が向けられ、QOLを改善するためにがんリハビリテーションが注目されるようになりました。

▼表1　がんやがん治療の過程で生じる体への影響

がんそのものによる体への影響		・骨への転移による痛みや骨折 ・脳腫瘍による麻痺や言語障害や嚥下障害 ・脊髄・脊椎腫瘍による麻痺や排便排尿障害 ・腫瘍が末梢神経を巻き込むことによるしびれや筋力の低下 ・悪液質（がんの組織がほかの正常組織が摂取しようとする栄養を奪ってしまう）による体の衰弱 ・がんによる認知機能の低下
がんの治療の過程で生じる体への影響	手術によるもの	・胸やおなかの手術による肺炎などの合併症（※1） ・乳がんの手術によるリンパ浮腫、蜂窩織炎、肩関節の機能障害 ・頭頸部がん（鼻、口、あご、のど、耳などのがん）の手術による嚥下障害や発声障害 ・頭頸部がんの手術によって頸部リンパ節を切除した後に起こる肩関節の機能障害 ・腕や脚（四肢）のがんの手術による機能障害 ・腕や脚（四肢）を切断した場合（※2） ・婦人科のがんや泌尿器のがんの手術後の排尿機能の障害
	薬物療法や放射線治療によるもの	・だるさ、倦怠感 ・しびれや筋力・体力の低下

※1 呼吸リハビリテーションを行う
※2 義手や義足を使ったリハビリテーションを行う

国立がん研究センターがん情報サービス編集委員会：がんとリハビリテーション医療．がんと療養208 第2版．2021：1．より引用
https://ganjoho.jp/public/qa_links/brochure/pdf/208.pdf（2024.10.7アクセス）

▼図1　がん治療後や治療中によく聞かれる日常や社会生活での困りごと

肺がんの手術をして、2か月くらい休んで今は仕事に戻っています。宅配の仕事をしています。重い荷物を持つと傷が痛んだり、息切れを感じます。仕事を続けられるか自信がありません。

治療のあとはだるくて2～3日は寝込みます。体力が落ちてしまい、家事も休み休みにしかできません。料理することが楽しみでしたが家族のお弁当も準備できなくなり、申し訳なく思います。

病期別のがんリハビリテーション

がんのリハビリテーションは、4つの段階に分けられます。

❶ 予防的リハビリテーション

がんと診断されたあと早期に開始されるリハビリテーションです。手術や薬物療法などの前、もしくは後にすぐ施行されます。

術後肺炎などの合併症や、治療による体力低下や関節拘縮などの予防が目的です。

❷ 回復的リハビリテーション

治療開始以降の機能障害や、能力低下が残っている患者さんに対して最大限の機能回復を図ることが目的です。

❸ 維持的リハビリテーション

がんが増大し、機能障害が進行しつつある患者さんに対して効果的な手段により、セルフケアや移動能力を増加させます。

例えば自助具の使用や動作のコツなどの指導を行います。また、拘縮、筋萎縮、筋力低下、褥瘡のような廃用症候群を予防することも含みます。

❹ 緩和的リハビリテーション

終末期の患者さんに対してそのニーズを尊重しながら、身体的・精神的・社会的にもQOLの高い生活が送れるように援助することが目的です。

上記の分類は、がんのリハビリテーションの流れを病期別に示しているため、末期がんに限定していないWHO（World Health Organization；世界保健機関）の緩和ケアの定義とは異なります。
しかし、診断時からリハビリテーション医療の視点でかかわり、患者さんのQOLを高めることにはたらきかけていることに相違はありません。

安全面での配慮

リハビリテーション開始前から、がんや治療による貧血や血小板低下などで身体に負担がかかっている患者さんは少なからずいます。訓練中に息切れや出血などを生じることもあるため、リハビリテーションを中止するめやすも提示されています（▼表2）。

▼表2　がん患者におけるリハビリテーションの中止基準

1. 血液所見：ヘモグロビン7.5g/dL以下、血小板50,000/μL以下、白血球3,000/μL以下
2. 骨皮質の50％以上の浸潤、骨中心部に向かう骨びらん、大腿骨の3cm以上の骨病変などを有する長管骨の転移所見
3. 有腔内臓、血管、脊髄の圧迫
4. 疼痛、呼吸困難、運動制限を伴う胸膜、心嚢、腹膜、後腹膜への浸出液貯留
5. 中枢神経系の機能低下、意識障害、頭蓋内圧亢進
6. 低・高カリウム血症、低ナトリウム血症、低・高カルシウム血症
7. 起立性低血圧、160/100mmHg以上の高血圧
8. 110分/以上の頻脈、心室性不整脈

辻哲也編：がんのリハビリテーションマニュアル 周術期から緩和ケアまで 第2版. 医学書院，東京，2021：34. より引用

多職種協働で行うがんリハビリテーション

各々の専門とする知識と技術を出し合い、がんと共存する生活に不自由さを感じながらも、自分らしさが感じられる生活を実現するための方法を探ります（▼図2）。

多職種で話し合うことで、1人だけでは思いつかないことも実現でき、患者さんの希望を叶えるための選択肢を広げることも可能になります。

▼図2　がんリハビリテーションにかかわる医療職と各々の視点

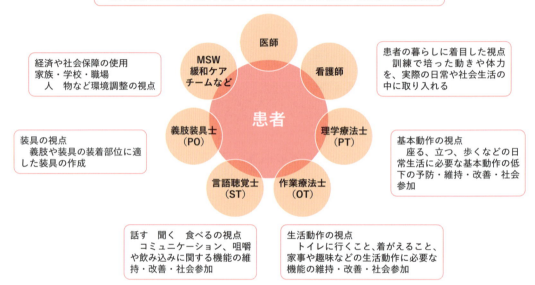

PT：physical therapist、OT：occupational therapist、ST：speech language-hearing therapist、PO：prosthetist and orthotist、MSW：medical social worker

がんリハビリテーションの進め方

がんリハビリテーションを行う患者さんは、倦怠感があったり、自身が望む生活と実際の機能とのギャップがあったりすることで、苦しむ場面が多々あります。そのような患者さんの身体の状態をアセスメントしつつ、気持ちにも寄り添うことが大切です。

生活動作を細かく分け、身体機能に見合った目標を、段階的に設定します。

（例：寝返り→長座位→端座位→立位→車椅子への移乗）

失敗体験を極力減らしながら、段階的に進めるよう、患者さんとともにリハビリテーションの方法や目標を設定します。このプロセスは、患者さんが少しずつ現実を受け止め、がんと共存して自分らしく生きることにつながります。

（井上さよ子）

引用・参考文献
1) がん研究振興財団：がんの統計2021 全国がんセンター協議会加盟施設における10年生存率（2004〜2007年診断例）．2021：34．
2) 辻哲也編：がんのリハビリテーションマニュアル 周術期から緩和ケアまで 第2版．医学書院，東京，2021：34．
3) 国立がん研究センターがん情報サービス編集委員会：がんとリハビリテーション医療．がんと療養208 第2版．2021：1．
https://ganjoho.jp/public/qa_links/brochure/pdf/208.pdf（2024.10.7アクセス）
4) 寺崎明美編：対象喪失の看護−実践の科学と心の癒し．中央法規出版，東京，2010．
5) 矢ヶ崎香編，日本がん看護学会監修：サバイバーを支える 看護師が行うがんリハビリテーション．医学書院，東京，2016．

その7 がんリハビリテーション

② がんリハビリテーションにおける看護師の役割

　Fialka-Moserらは、がんのリハビリテーションを、「がん患者の生活機能とQOLの改善を目的とする医療ケアであり、がんとその治療による制限を受けた中で、患者に最大限の身体的、社会的、心理的、職業的活動を実現させること」[1]と定義しています。

　さらに、がんのリハビリテーションは、主治医の指示のもと、リハビリテーション科医の指示により、PT、OT、ST、看護師のコアメンバーと、その他、がん患者特有の問題に対処するさまざまな専門家、MSWや臨床心理士からなるチームとして提供されるとしています。

対象となる障害

　がん患者は、がんの進行もしくはその治療の過程で、高次機能障害、発声障害、摂食嚥下障害、運動麻痺、不動や悪液質の進行により、筋萎縮、筋力低下、拘縮、神経障害性疼痛、四肢長管骨や脊髄の切迫骨折、病的骨折、上下肢の浮腫など、さまざまな機能障害が生じます。

　これらの障害によって、移乗動作や歩行、ADL、IADL（instrumental activities of daily living；手段的日常生活動作）に制限を生じ、QOLの低下をきたす恐れがあります[2]。

病期による分類

　がんのリハビリテーションは、予防的、回復的、維持的および緩和的リハビリテーションの4つの段階に分けられます[3]（p.239参照）。

　がんの治療に伴って、機能喪失や、ボディイメージの変容、ADLへの障害などが生じることが予測されます。それに対して看護師は、手術や放射線治療、がん薬物療法の開始前から機能回復へのアプローチを行い、リハビリテーションやイメージングのサポートを行うことが求められます。

❶ 問診・アセスメント

　問診を実施し、アセスメントを行います。これにより、患者さん・家族の生活背景を把握し、持病や慢性疾患の有無など、がん治療に影響を及ぼす因子の抽出を行うことができます。

❷ 栄養状態や体力・筋力のアセスメント

　がん治療に耐えられるだけの栄養状態や、体力、筋力などがあるかを、多角的に把握しておく必要があります。

　例えば、栄養管理シートで栄養状態を把握し、ボディインデックスで水分量や筋量などを測定するなど、状態を把握しておきましょう。

❸ 多職種と連携したリハビリテーション

　治療後の社会復帰に向けて、疾患のみに視点を置くのではなく、患者1人1人の生活面、家族構成、社会的役割、仕事への影響などトータルマネジメントし、早くからのリハビリテーション介入に、多職種と協働していく必要があります。

　例えば、乳がんや婦人科がんなどの手術を受けた患者さんで、リンパ浮腫を発症する場合があります。施設によっては、医療徒手リンパドレナージ（manual lymph drainage：MLD）のセラピストが担当する、リンパ浮腫外来などがある場合もあります。その場合は、看護師が、複合的理学療法（complex physical therapy：CPT）によるスキンケアや、MLD、圧迫療法、圧迫下による運動療法の指導や施術を担当することもあります。

　看護師は、基本的なコミュニケーションスキルを身につけ、患者さん・家族への声かけを積極的に行います。
　がんのリハビリテーションでは、時にはつらい現実と向き合うこともあります。患者さんの一番身近でサポートする、看護師ならではの緻密な観察や状況・状態の把握を心がけましょう。

（永田智子）

引用・参考文献
1）日本リハビリテーション医学会がんのリハビリテーションガイドライン策定委員会：がんのリハビリテーションガイドライン．金原出版，東京，2013．
2）日本がんリハビリテーション研究会：がんのリハビリテーションベストプラクティス．金原出版，東京，2015．
3）国立がん研究センターがん情報サービスganjoho.jp ホームページ
　https://ganjoho.jp/public/dia_tre/treatment/rehabilitation/index.html（2024.10.7アクセス）

その7 がんリハビリテーション

③ 周術期リハビリテーション

リハビリテーションの目的

　周術期とは、患者さんが手術を決定したときから、実際手術を受け、手術侵襲から回復するまでの期間（術前・術中・術後）を指します。その期間に行われるリハビリテーションは、術後早期離床や呼吸器ケアを行うことで呼吸器合併症を予防し、全身状態を回復させることを目的として行われます。

　がん患者が受ける手術には、根治・再建・症状緩和・検査（診断）といった目的があります。また、原疾患の進行度によっては、術前にがん薬物療法や放射線治療を受けていることがあり、術式にも個人差が生じます。周術期には、個人差についての情報を把握することが、非常に重要です。

手術侵襲の影響

　手術記録を確認すれば、術式や麻酔時間、出血量などの情報を把握することができ、身体的な侵襲をある程度予測することができます。しかし、それだけの情報では、患者さん個人にどのような身体的・精神的侵襲が加わるのかを把握することは困難です。

　個々の患者さんへの手術侵襲・回復過程に影響を与える要因（▼表1）について考えましょう。

▼表1　手術侵襲・回復過程に影響を与える要因

・年齢	・術前治療の有無・内容・残存する有害事象
・身体的機能：術前検査結果・口腔衛生状態・栄養状態　など	・手術目的
・既往歴	・手術に対する思い（術前IC［インフォームド・コンセント］の反応、心理精神状態）
・喫煙歴	

多職種連携

　周術期においても、医師、看護師、歯科医、歯科衛生士、薬剤師、管理栄養士、理学療法士（PT）、言語聴覚士（ST）など、多職種で包括的にかかわります。

　そのなかで看護師は、患者さんが手術を決定する外来から、病棟、手術室、集中治療室と継続的にかかわるため、調整役も担います。

　何よりも大切なことは、患者さん自身が、医療従事者のサポートを得ながら主体的に参加することです。

施設によっては、多職種で連携したアプローチができないこともあるかもしれません。環境の整っている施設でも、そうでなくても、周術期の患者さんと、より長い時間かかわる場面があるのは看護師です。看護師の知識と技術があれば、患者さんに提供できる援助が多くあることを忘れないでください。

時期に応じた介入

❶ 術前、術後、退院時の経過に合わせた介入

緊急手術を除き、術前からの介入が大切になります。患者さんが、術後の状態をイメージできることと、どのような経過をたどり回復していくのかを知ることから始まります。

予測される術後合併症を予防するために、術前術後を通し、患者さんが自主的に取り組めるようにはたらきかけます（▼表2）。

▼表2　時期ごとの介入と方法

時期	目的	方法（評価と教育・訓練）
術前：評価と説明	・術後の状態や経過をイメージすることができ、手術・周術期を自主的にとらえるようにする ・必要なリハビリテーションについて理解し取り組んでもらう	・評価（p.●、▼表1） ・援助・教育 外来、病棟、手術室、集中治療室 クリニカルパスを用いたオリエンテーション、呼吸方法、含嗽、排痰、咳嗽方法、離床方法 術式や患者に合わせた機能訓練（運動、呼吸訓練、摂食嚥下訓練）
術後：当日〜数日（術式や全身状態により変動あり）	・呼吸器合併症予防（無気肺、肺炎） ・早期離床	・評価：手術情報収集（術式、出血量、麻酔など術中情報）、意識レベル、バイタルサイン、検査結果、疼痛の程度、合併症の有無・程度 ・援助・教育 積極的な疼痛コントロール 呼吸サポート：口腔ケア、換気を促す（体位変換、腹式呼吸）、気道浄化（ハフィング、咳嗽指導、必要時には吸引） 患者の全身状態 安静度に応じた離床の促進：体位変換、ベッドアップ、端座位、立位、歩行
退院時	退院指導	・評価：術後検査データ、身体機能、合併症の有無 ・援助・教育 術式に応じた退院後の療養生活上の留意点について、外来連携や社会サービス調整

入院期間短縮のため、術前日の入院となる場合もあります。その場合、入院処理と並行した術前準備に追われ、患者さんと同じく、看護師もあわただしくなります。しかし、看護師は、あわただしくなることが、事前にわかっているはずです。情報提供だけで終わらないよう、患者さんの評価・援助の方法を考えていきましょう。

❷ 術前からの評価

周術期のがん患者では、術前治療が行われていることがあり、残存している有害事象の理解が必要です。低栄養や皮膚障害、末梢神経障害などが生じ、身体機能が低下していることが予測されます。術前から、▼表3のようなポイントを確認しておきましょう。

加齢により身体機能が低下していることや、複数の既往をもっていることも少なくないため、周術期の身体的侵襲の影響と合わせ、患者さんの全身状態を複合的に評価する必要があります。原疾患によるがん疼痛の有無・程度への理解も重要です。

284

▼表3　術前からの評価ポイント

末梢神経障害	・歩行時の足底の感覚（スポンジの上を歩いていると表現されることもある） 　→離床への影響を考慮する ・手先のしびれ→術後は靴の脱着に配慮する
筋力・栄養状態	・治療前後での体重の変化 ・食形態の把握
有害事象	・術前放射線療法や過去の治療により残存している有害事象 　→照射野となった皮膚・組織が術野に影響を及ぼしていないか確認する ・気道分泌物の変化の有無

❸ 術後の看護のポイント

積極的な術後疼痛コントロールのめやすの1つは、腹式呼吸が阻害されないことです。ただし、患者さんが訴える疼痛が正常な術後痛なのか、合併症を疑う疼痛なのか、原疾患によるがん疼痛なのか、ベッドサイドでのアセスメントを忘れないようにしましょう。

無気肺になりやすい肺の部位（背部や肺底部）を理解し、有効な換気を導くことも大切です。咳嗽指導では、創部への緊張を緩和するような姿勢（前屈み・創部圧迫）を示しましょう。また、残存する有害事象を理解して、安全に離床できる履き物を選択することも大切です。

● 臨床でよく聞かれる患者の言葉

「先生にすべてお任せします」

前述のとおり、がん患者の手術目的には個人差があり、手術に対する患者さんの思いもさまざまです。医師の力だけでは、手術による侵襲から早期に回復することはできません。患者さんが、周術期のリハビリテーションに主体的に参加していけるように、術前からかかわっていくことが大切です。

「痛いから体を動かしたくない」
「安静にしていたほうが早くよくなる」

このような場合にも、術前から患者さんの認識を把握し、周術期への理解を深めていくことが大切です。なぜリハビリテーションが必要なのかを理解してもらいましょう。そのうえで、積極的な術後疼痛コントロールと、疼痛閾値を低下させない、安楽を保つ援助を考えます。手術の目的が症状緩和である場合は、患者さんが訴える痛みが、術後疼痛なのか原疾患によるがん疼痛なのかを鑑別する必要があります。

（白川由佳）

参考文献
1）日本がん看護学会教育・研究活動委員会コアカリキュラムワーキンググループ編：がん看護コアカリキュラム日本版―手術療法・薬物療法・放射線療法・緩和ケア．医学書院，東京，2017．
2）鎌倉やよい，深田順子：周術期の臨床判断を磨く－手術侵襲と生体反応から導く看護．医学書院，東京，2011．
3）日本呼吸ケア・リハビリテーション学会呼吸リハビリテーション委員会：呼吸リハビリテーショマニュアル－運動療法．照林社，東京，2007．

その7　がんリハビリテーション

④ 薬物療法・放射線治療の リハビリテーション

リハビリテーションの目的

「がんのリハビリテーション診療ガイドライン」では、薬物療法・放射線治療中もしくは治療後の患者さんに対して運動療法を行うと、行わない場合に比べて身体活動性や身体機能、QOLだけでなく、有害事象や倦怠感、心理面の改善が期待できるため、強く勧められるとされています。

薬物療法や放射線治療中、後の患者さんには▼表1のような有害事象が認められます。晩期反応は急性反応とは異なり、不可逆性で回復が困難といわれています。また、これらの治療を受けている患者さんの約80％が、がん関連倦怠感（CRF）［Word］を経験すると報告されています。

▼表1　がんの薬物療法・放射線治療によって生じる有害事象

薬物療法		悪心・嘔吐、骨髄抑制、末梢神経障害、筋肉痛、関節痛
放射線治療	急性有害事象	放射線宿酔、血管透過性の亢進による脳や気道の浮腫、皮膚炎、粘膜障害、喉頭浮腫
	晩期有害事象	神経系（脳壊死、末梢神経障害）、リンパ浮腫、骨障害、口腔、唾液腺障害

> **［Word］ CRF（cancer-related fatigue）**
> NCCN（National Comprehensive Cancer Network；全米総合がんセンターネットワーク）のガイドラインによると、「がんや治療に伴う永続的、主観的な疲れであり、肉体的、精神的、感情的な側面を持っている感覚で、エネルギーが少なくなっている状態」と定義されます。がん患者の1/3が治療終了後も約5年間もの間、疲労を感じていたという報告があります。

有害事象のほか、がんによる疼痛や栄養障害、精神的要因も相まって、日中の活動量の低下により廃用症候群に陥り、QOLを低下させる可能性があります（▼図1）。

がん薬物療法が適応となる患者さんは、PS（performance status、パフォーマンス ステータス、p.234参照）0〜2程度をめやすとしており、治療の継続・完遂のためにも積

▼図1　有害事象に伴うQOL低下

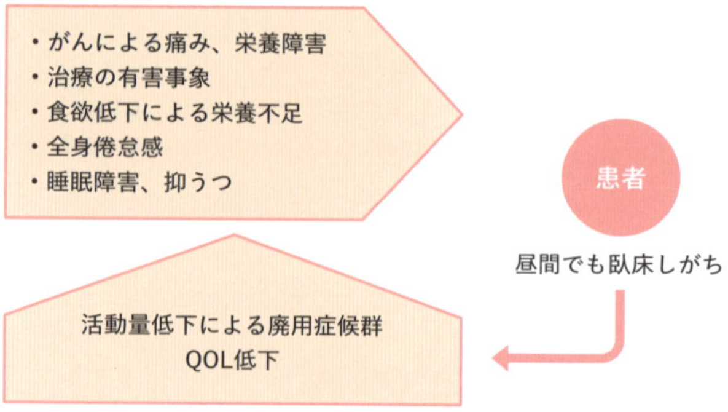

- がんによる痛み、栄養障害
- 治療の有害事象
- 食欲低下による栄養不足
- 全身倦怠感
- 睡眠障害、抑うつ

患者

昼間でも臥床しがち

活動量低下による廃用症候群 QOL低下

極的なリハビリテーションを行い、機能障害やADL低下を予防することが重要です。また、リハビリテーションを行うことで有害事象、不安、抑うつを改善できれば、患者さんの自己コントロール感を高め、治療へのモチベーションを維持することにつながります。

リハビリテーションの目標

がん治療が根治をめざしている場合と、延命や症状緩和を目的としている場合で、リハビリテーションのゴールは異なります。そのため、現在のがんの病状・病期や治療の目的を確認することが重要です。

- 根治目的 ➡ ADL向上を目的とした回復的リハビリテーション
- 延命・症状緩和目的 ➡ 緩和的リハビリテーション

治療期間は長期となることも多く、その障害は重度なものとなることもあります。これにより患者さんのADLは段階的に悪化するため、がん薬物療法や放射線治療の治療期間中から、リハビリテーションを並行して実施します（▼図2）。

▼図2　薬物療法・放射線治療が実施される患者のADL変化

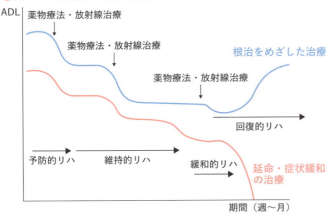

宮越浩一：化学療法・放射線療法，造血幹細胞移植に対するリハビリテーション治療．がんリハビリテーション実践マニュアル，宮越浩一編，メディカルレビュー社，東京，2021：161．より引用

がんのリハビリテーションは、単に術後の機能回復のリハビリテーションだけでなく、診断直後からの能力低下の予防、余命の限られた時期の機能維持、緩和期のQOL維持向上も大きな役割です。

看護のポイント

❶ 治療開始前の評価

治療開始前には、患者さんの特性や治療内容などを詳細に評価・把握します。これにより、どの時期にどんな副作用が出やすいのかを予測することができ、有害事象や倦怠感のケアにつなげていくためのステップとなります。評価項目は、▼表2を参考にしてください。

❷ 治療中・治療後の症状アセスメント

定期的なスクリーニングとアセスメントを行います。スクリーニングやアセスメント

には、BFI（brief fatigue inventory；簡易倦怠感尺度）や、CFS（cancer fatigue scale）といった評価尺度を用いて、全身倦怠感の有無や程度を定期的に評価します。

有害事象についてはNCI-CTCAE（米国国立がん研究所の有害事象共通用語規準 National Cancer Institute - Common Terminology Criteria for Adverse Events）のグレードを評価し、減量、休薬、中止を判断する基準とします。

特に、医療者は神経障害の評価を過小評価しやすいため、患者さんの不快やつらい体験をていねいに聞き取り、適切なケアを行っていきます。

また、▼表3に挙げた、中止を考慮すべき状態に注意し、患者さんと相談しながら可能な範囲のリハビリテーションを取り入れることが重要です。

❸ セルフケア支援

近年、標準治療の確立と支持療法の進歩により、がん薬物療法や放射線治療は、主に外来で実施されています。そのため、下記の内容のような生活指導や、自宅で自主的にリハビリテーションができるように工夫したセルフケア支援が大切になります（▼表4）。

▼表2　患者特性・治療内容の評価項目

年齢	–
併存疾患の有無	脳血管疾患や循環器疾患、糖尿病など
身体機能	治療前の生活習慣、ADLレベルなど
精神・心理機能	不安、抑うつなど
栄養状態	食事摂取量、体重減少など
治療内容	抗がん薬の種類、投与期間など

▼表3　リハビリテーション中止を考慮すべき状態（緊急性の高い場合）

新規に発生した不整脈	抗がん薬による急性心毒性の可能性
急速に発症した呼吸困難	肺血栓塞栓症、過敏反応やインフュージョンリアクション（infusion reaction：IR）、抗がん薬による間質性肺炎の可能性がある

▼表4　セルフケア支援の具体例

情報提供	・治療前のオリエンテーションを行う ・副作用出現のタイミングについて説明する
活動と休息のパターン調整	・副作用の出現時期、程度などを日記やメモにする
サポート体制の構築	・家族や周囲、職場の上司の協力や理解を得る ・仕事を調整する
気分転換	・アロマテラピー、散歩など好みの活動を促しリラクセーション効果を得る
運動療法	・ウォーキング、水泳、ヨガなど有酸素運動を促す
補完代替療法	・マッサージや気功など心地よいという方法で行う
早期発見・対応に向けた教育	・知識を提供し、セルフモニタリングについて指導する
専門家への橋渡し	・自助具の選択等はPTと連携する

（青木智子）

参考文献
1）矢ヶ崎香編：看護師が行うリハビリテーション. 医学書院，東京，2016.
2）宮越浩一編：がんリハビリテーション実践マニュアル. メディカルレビュー社，東京，2021.
3）辻哲也編：がんのリハビリテーション. 医学書院，東京，2018.
4）日本がんリハビリテーション研究会編：がんのリハビリテーションベストプラクティス. 金原出版，東京，2015.
5）石川朗，種村留美編：がんのリハビリテーション. 中山書店，東京，2020.

その7 がんリハビリテーション

⑤ 進行がんに対するリハビリテーション

リハビリテーションの目的

　進行がんの患者さんに対しては、Dietz分類の維持的〜緩和的リハビリテーションが適応となります。ADLの維持・改善や、QOLの向上が目的であるため、生命予後を考慮したリハビリテーションの目標を設定し、患者さんや家族の希望に配慮したプログラムを、多職種で検討することが重要です。

　進行がんによる衰弱のため、多くの場合、ADLは不可逆的に低下しており、リハビリテーションによる機能改善は困難となります。それでも、患者さんのQOLを維持するためのリハビリテーションが必要となります。

　終末期においても、食事や排泄などは、患者さんが自分で行いたいという希望が多く聞かれます。このようなADLを、安全に、苦痛なくできるよう、動作指導や、環境調整が必要です。

進行がんの患者と家族の理解

　治療中の時期も、治療が難しくなり緩和的治療が中心となった時期も、リハビリテーションは、患者さん・家族のQOLの維持・改善に大きな役割を担います。

　進行がんの患者さんは、亡くなる2〜3か月前まではADLが保たれていますが、その後は身体症状が経時的に増加し、さまざまな症状が重複して認められるようになります。そのため、患者さん・家族の希望を尊重しながら、機能障害や運動機能低下の影響を改善して症状緩和を図り、身体機能やADLをできる限り長く維持するかかわりが重要となります。

　リハビリテーションを行う際は、患者さんと家族の全人的苦痛（▼図1）を包括的にアセスメントし、多職種のチームでかかわることが重要です。

▼図1　がん患者が抱える全人的苦痛（トータルペイン）

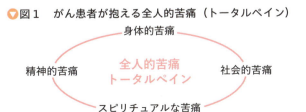

生命予後を考慮した目標設定

　がんのリハビリテーションでは、進行度、機能障害、動作能力の程度に応じてリハビリテーション目標を設定します。特に、進行がんにおいては、患者さんの生命予後を考慮した目標設定が必要です。

　緩和ケアが主体となる時期のリハビリテーションでは、その病期・病態に応じた対応が求められます（▼表1）。そのため、患者さんとその家族が病気と向き合い、そのときどきの状況下で自分らしい生活を取り戻すことが目標となります。

▼表1　末期がん患者のリハビリテーションの内容

生命予後が月単位	
ADL・基本動作・歩行の安全性の確立、能力向上	1．残存能力＋福祉機器（車椅子、杖、手すり、自助具など）の活用 2．動作のコツの習得
廃用症候群の予防・改善	3．廃用による四肢筋力低下および関節拘縮の維持・改善
浮腫の改善	4．圧迫、リンパドレナージ、生活指導
安全な栄養摂取の手段の確立	5．摂食・嚥下面のアプローチ（代償手段主体）

生命予後が週・日単位	
疼痛緩和	6．物理療法（温熱、冷却、レーザー、TENS*など）の活用 7．ポジショニング、リラクゼーション、（補装具、杖）
浮腫による症状緩和	8．リンパドレナージ主体
呼吸困難感の緩和	9．呼吸法、呼吸介助、リラクゼーション
心理支持	10．アクティビティ、日常会話や訪問そのもの

辻哲也：進行がん・末期がん患者におけるリハビリテーションの概要．がんのリハビリテーションマニュアル 周術期から緩和ケアまで，辻哲也編，医学書院，東京，2011：259．より引用
＊TENS：transcutaneous electrical nerve stimulation、経皮的電気刺激治療

緩和ケア・在宅支援におけるリハビリテーション

　近年では、在宅医療の推進によって、病院だけでなく、自宅で療養するがん患者も増えています。患者さんが希望する療養の場で過ごせるよう、在宅支援においても、リハビリテーションは重要な役割を担っています。

　がんが進行していくと、患者さんは、これまで自身でできていたことが、困難となっていきます。自宅での生活を継続するためには、患者さんのADLの維持を図り、ADLが徐々に低下するなかで、家族とともに、どのように介護していくかを想定しながら準備する必要があります。

　患者さんと家族のさまざまなニーズに対し、療養場所を問わず、適切なリハビリテーションを継続的に提供できるよう、地域連携が求められています。

低栄養とリハビリテーション

　高齢者を含む成人の栄養障害の原因として、①急性疾患（外傷、侵襲、手術、重症感染症、熱傷）、②慢性疾患（悪液質、慢性感染症、慢性臓器不全、がん）、③社会生活環境（飢餓、摂食障害）の3つがあります。

　がん患者における低栄養は、患者さんの身体活動やADL、QOLを低下させるだけでなく、根治を目標としたがん治療に際し、その耐容性を著しく低下させ、予後悪化の原因となります。

！ がん悪液質

　がん悪液質とは「通常の栄養サポートでは完全に回復することができず、進行性の機能障害に至る。骨格筋量の持続的な減少（脂肪量減少の有無にかかわらず）を特徴とする多因子性の症候群」と定義されています。

　がん悪液質は前悪液質、悪液質、不応性悪液質のステージがあります（▼図2）。前悪液質では、早期の治療的介入により、身体機能の回復が可能です。不応性悪液質では、緩和的なリハビリテーションや栄養管理が必要です[2]。

▼図2　悪液質のステージ

前悪液質 （pre-cachexia）	悪液質 （cachexia）	不応性悪液質 （refractory cachexia）
・体重減少 ≦ 5 % ・食欲不振 ・代謝変化	・①体重減少 ≧ 5 %、 　②BMI < 20で 　　体重減少 > 2 %、 　③サルコペニアで 　　体重減少 > 2 %、 　のいずれか ・食事量減少 ・全身炎症	・がん悪液質の 　さまざまな状態 ・異化状態かつ 　治療抵抗性 ・PSの低下 ・生命予後 < 3 か月

※不応性悪液質の診断基準として、悪液質の診断基準に該当する、生命予後が3か月未満である、PSが3か4である、抗がん剤治療の効果がない、異化が進んでいる、人工的栄養サポートの適用がない、が含まれている。

島崎寛将，山崎圭一：身体症状．対象となる患者の抱える痛みや苦しみ．緩和ケアが主体となる時期のがんのリハビリテーション，島崎寛将，倉都滋之，山崎圭一，他編，中山書店，東京，2013：39．より引用

（山口真澄）

引用文献
1）辻哲也編：がんのリハビリテーションマニュアル 周術期から緩和ケアまで．医学書院，東京，2011：259.
2）石川朗，種村瑠美編：リハビリテーションテキスト がんのリハビリテーション．中山書店，東京，2020：108.

参考文献
1）辻哲也編：がんのリハビリテーション．医学書院，東京，2018.
2）辻哲也編：がんのリハビリテーションマニュアル 周術期から緩和ケアまで．医学書院，東京，2011.
3）石川朗，種村瑠美編：リハビリテーションテキスト がんのリハビリテーション．中山書店，東京，2020.
4）島崎寛将，倉都滋之，山崎圭一，他編：緩和ケアが主体となる時期のがんのリハビリテーション．中山書店，東京，2013.
5）日本がんリハビリテーション研究会編：がんのリハビリテーションベストプラクティス．金原出版，東京，2015.

| その7 | がんリハビリテーション |

⑥ がん患者の摂食嚥下 リハビリテーション

がん患者の摂食嚥下障害

　がん患者における摂食嚥下障害には、①がんの進行による影響、②手術や化学放射線療法などの治療による影響の2つの原因があります。

❶ がんの進行による影響

　摂食嚥下関連組織で腫瘍が増大すると、摂食嚥下障害や通過障害を引き起こします（▼表1）。例えば、脳腫瘍による摂食嚥下障害は、中枢性の障害で脳血管疾患と類似した症状になります。また、病状の進行は悪液質にもつながり、骨格筋減少が摂食嚥下機能の低下につながります。

▼表1　腫瘍による摂食嚥下機能への影響

脳の腫瘍	・腫瘍の位置や大きさにより摂食嚥下障害が生じる ・中枢性の神経麻痺が中心であり、脳血管疾患に類似した障害が生じる ・腫瘍が縮小すると障害は軽減することがあるが、増大すると障害範囲も広くなる
呼吸器のがん	・呼吸状態の悪化による呼吸回数の増加は、呼吸と嚥下のタイミングを狂わせる
悪液質	・骨格筋を減少させ、嚥下関連筋群の筋肉も減少し機能低下につながる
頭頸部の腫瘍	・腫瘍により、通過障害や組織の機能障害が生じる

❷ 治療による影響

　手術においては、摂食嚥下関連組織の切除、神経麻痺、再建による形態の変化が原因として考えられます。また、化学放射線療法では、嚥下関連組織への照射による粘膜炎、唾液減少、筋の萎縮・線維化などが原因として考えられます（▼表2）。

　手術による摂食嚥下障害は、頭頸部がんや食道がん手術後に多く、切除部位によって障害を予測することが可能です。

▼表2　がんの治療が摂食嚥下機能に及ぼす影響

手術	頭頸部がん	形態変化（欠損と再建）、神経麻痺、嚥下関連筋群の喪失
	食道がん	手術操作による神経麻痺、頸部郭清
化学放射線療法	頭頸部がん	嚥下関連組織の粘膜炎、筋の萎縮・線維化、唾液の減少

頭頸部がんの手術による摂食嚥下障害

❶ 舌がんの手術

　舌がんでは舌と舌骨上筋群の切除（▽図1）により、食塊形成、喉頭挙上の障害が予測されます。切除範囲（舌部分切除、舌半側切除、舌亜全摘、舌全摘）によって障害も異なり、年齢や舌骨上筋群の切除範囲によって、喉頭挙上術を併用します。

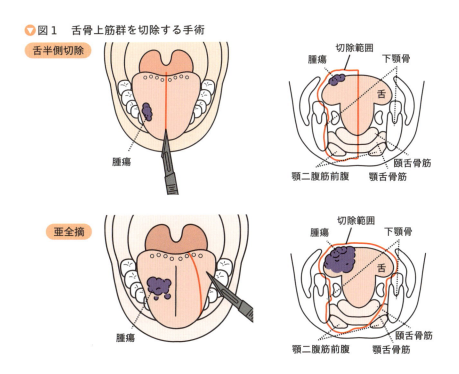

▽図1　舌骨上筋群を切除する手術

❷ 中咽頭がんの手術

　咽頭は、上咽頭、中咽頭、下咽頭に分けられます（▽図2）。
　中咽頭には多くの部位が含まれ、部位ごとに役割が異なるため、切除部位によって障害が異なります（▽表3）。主に反射の惹起、嚥下圧、食道への送り込みの障害が予測されます。

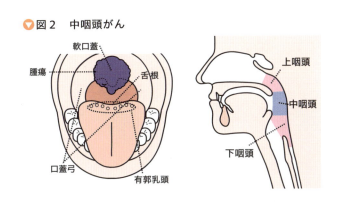

▽図2　中咽頭がん

▼表3　中咽頭の切除部位と障害

部位	障害
上壁（軟口蓋、口蓋垂）	発声時に声が鼻に抜ける開鼻声
前壁（舌根、喉頭蓋谷）	構音の障害、嚥下圧低下、食塊の口腔保持に障害、舌運動低下
側壁（口蓋弓、口蓋扁桃）	嚥下反射の惹起の遅延
後壁	嚥下圧低下

❸ 頭頸部がん手術後の評価

　頭頸部がんの手術により切除と再建を行った場合は、口腔内の構造が変化し、時間の経過に伴い、皮弁の浮腫の状況も変化します。そのため、口腔内の評価は定期的に行う必要があります（▼図3）。

▼図3　頭頸部がん術後の口腔内アセスメント方法

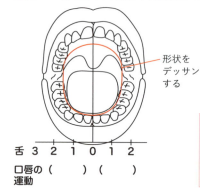

形状：皮弁や口腔内の様子をデッサンして示す。
舌：左右の動きを0～3で示す。
口唇：左右の麻痺の有無を示す（○、×）
軟口蓋：発声時に動く方向を記す。

❹ 頭頸部がん手術後の摂食嚥下訓練

　摂食嚥下訓練には、間接訓練と直接訓練があります。
　頭頸部がん手術後の間接訓練について、▼表4にまとめます。
　舌がん、中咽頭がんの手術後は食塊の送り込みや嚥下反射の惹起の障害が予測されます。そのため、直接訓練としては、経口摂取開始はとろみの付いた液体かミキサー食で開始し、ゼリー、ソフト食のように段階的に形態を上げることを推奨します。
　食形態の特徴として、流動性は送り込み、まとまりは口腔内保持と残留、咀嚼回数は咀嚼の代償が考えられます（▼表5）。

表4　頭頸部がん手術後の主な間接訓練

アイスマッサージ	・嚥下反射や、口腔内の知覚に効果が期待できる ・口腔内全体をアイス綿棒でマッサージし、舌、口唇、頬、咽頭の伸展や圧迫により刺激を与える 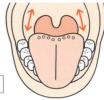 （咽頭は矢印の部分）
舌の運動	・切除範囲によって可動範囲が異なるため、可能な範囲で行う ・舌の可動範囲拡大、筋力強化が期待できる **挺舌運動** 舌をできるだけ前方に突出させる ＊出ない場合はできるだけ前方に動かす **後退運動** 舌の先をのどの奥のほうまで移動させるような感じで後退させる **側方運動** 麻痺（皮弁）がある場合、舌圧子や指で左右に向けて押す **舌の圧迫** ティースプーンやアイス綿棒で舌を下方に強く圧迫する 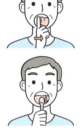
口唇の運動	・麻痺を認める場合、口唇の運動性を向上させる目的で行う ・口唇に力を入れて強く閉じ、口唇をすぼめて口先を尖らせ、前方に突き出す （ウの形をつくり、10秒を10回ほど繰り返す） ・口角を引き上げて、口唇を真横に引く （イの口の形をつくり、10秒を10回ほど繰り返す） 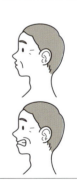

表5　食形態の特徴

	流動性	まとまり	咀嚼が少ない
とろみ水	◎	▲	◎
ミキサー食	○	△	○
ゼリー	△	○	△
ソフト食	▲	◎	▲

＊4種の中の順位：◎○△▲の順にすぐれている。

食道がんの手術による摂食嚥下障害

　食道がんの手術後は、縦隔リンパ節郭清の影響による反回神経麻痺などにより、摂食嚥下障害が起こる可能性があります（▼図4）。

▼図4　反回神経麻痺（左）による嚥下障害

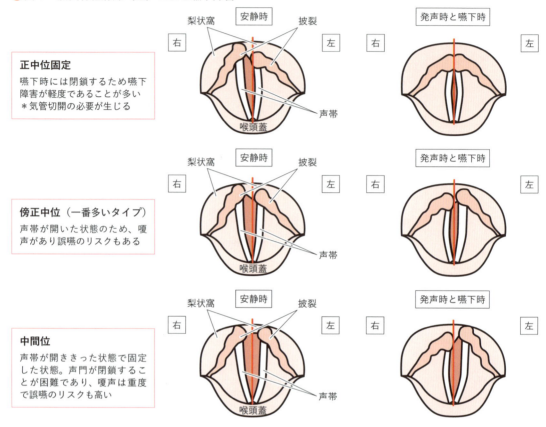

正中位固定
嚥下時には閉鎖するため嚥下障害が軽度であることが多い
＊気管切開の必要が生じる

傍正中位（一番多いタイプ）
声帯が開いた状態のため、嗄声があり誤嚥のリスクもある

中間位
声帯が開ききった状態で固定した状態。声門が閉鎖することが困難であり、嗄声は重度で誤嚥のリスクも高い

❶ 声門閉鎖の評価

　反回神経麻痺の評価として、最長持続発声時間（MPT：maximum phonation time、▼表6）の計測で、発声能力をある程度知ることができます。発声は呼吸機能の影響を大きく受けますので、呼吸機能と合わせて確認する必要があります。

▼表6　最長持続発声時間

1．発声時の母音は／a／とする
2．測定は3回続けて行い、最大値を採用する
　　＊持続時間が40秒以上の場合は休止時間をおき、数回深呼吸を行う
3．声の高さは自然な発声とする
4．声の強さも自然な発声
5．体位は立位でも座位でもよい
6．持続発声の高さを記録することが望ましい

成人の平均は20〜30秒程度です。10秒以下の場合は誤嚥をしやすい傾向にあり、5秒以下は特に注意が必要です。

❷ 食道がん手術後の摂食嚥下訓練

反回神経麻痺に対して、間接訓練として、声門閉鎖訓練を行います（▼図5）。
軟口蓋を挙上や、声帯の内転を改善することを目的とした訓練です。
直接訓練は、障害に対して嚥下方法、食形態で代償する場面が多くなります。
嚥下方法の「息こらえ嚥下」（▼表7）は、反回神経麻痺に効果的です。

▼図5　声門閉鎖訓練

Lifting exercise（リフティング訓練）

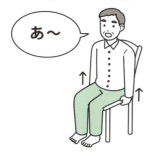

椅子に腰掛け、両手で椅子の座板を持ち上げるようにして力を入れ、強い声を出す。

Pushing exercise（プッシング訓練）

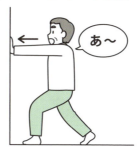

上肢で壁を押しながら力を入れて、強い声を出す。

＊上記を5〜10回程度、3〜5回/日程度で行う。

水分は、改訂水飲みテスト（▼表8）などで評価しながら進めることを推奨します。
嚥下機能にもよりますが、最初は咽頭通過の速度の速い水分は誤嚥しやすいため、増粘剤を使用します。増粘剤を使用する場合は、濃度を決めて使用すると、作る人による変化を防止できます。

▼表7　息こらえ嚥下

嚥下前に息をこらえることで声門閉鎖を意識し、嚥下を強調することによって、誤嚥を防止する。

【方法】
①口に食べ物を含む（咀嚼して飲める状態にする）
②鼻から息を吸い、息をこらえる（2〜3秒）
③その状態で嚥下する（ゴックン）
④嚥下後に意識的に強い呼気を行う（ハー）

▼表8　改訂水飲みテスト

【方法】
・冷水3mLを口腔底に注ぎ、嚥下を指示する。
・咽頭に直接水が流れこむのを防ぐため、舌背ではなく口腔底に水を注ぐ。
・評価点が4点以上であれば、最大でさらにテストを2回繰り返し、最も悪い場合を評価点とする。
・評価不能の場合は、その旨を記載する。
・また、実施した体位などの情報も記載する。

【評価基準】
1．嚥下なし、むせる and/or 呼吸切迫
2．嚥下あり、呼吸切迫
3．嚥下あり、呼吸良好、むせる and/or 湿性嗄声
4．嚥下あり、呼吸良好、むせなし
5．4に加え、反復嚥下が30秒以内に2回可能

頭頸部がんの化学放射線療法による摂食嚥下障害

　頭頸部がん患者への化学放射線療法は、嚥下関連組織が影響を受けるため、摂食嚥下障害のリスクが高くなります（▼表9）。
　急性期有害事象は、口腔咽頭粘膜炎、唾液減少、嚥下関連筋群の線維化、皮膚炎、味覚障害などがあります。また、晩期有害事象は、嚥下関連筋群の線維化による萎縮や神経障害などが原因になります。

▼表9　有害事象が嚥下機能に及ぼす影響

有害事象	嚥下機能への影響
口腔咽頭粘膜炎	粘膜炎により、口腔咽頭粘膜の知覚が低下する
嚥下関連筋群の萎縮・線維化	筋肉の萎縮や線維化は筋力低下につながり、嚥下圧の低下や喉頭挙上が不良になる
唾液減少	唾液減少により食塊形成に影響を与える

化学放射線療法後の嚥下訓練

　化学放射線療法による摂食嚥下障害は、有害事象の進行が主な原因となるため、有害事象が進行した場合の多くに疼痛を伴います。治療中の間接訓練は苦痛が強いため、無理に行わず、症状が緩和してから行います。
　治療中は嚥下機能に問題がなければ、できるだけ経口摂取を継続することが重要です。筋肉の萎縮や線維化により、喉頭の挙上位置の低下や、口腔咽頭機能の低下が考えられます。そこで、喉頭を挙上させる舌骨上筋群の強化を目的とした訓練、喉頭挙上訓練（嚥下おでこ体操、▼図6）を行います。また、炎症で咽頭の感覚が低下している場合は、息こらえ嚥下（p.257、▼表7）が効果的です。

▼図6　嚥下おでこ体操

額に手を当てて抵抗を加え、臍をのぞきこむように強く下を向くようにする。
・持続訓練：ゆっくり5つ数えながら持続して行う
・反復訓練：1から5まで数を唱えながら、それに合わせて下を向くように力を入れる

①おでこに手の付け根を当て、手とおでこを押し合う
②おへそをのぞき込むように、おでこを下方向へ 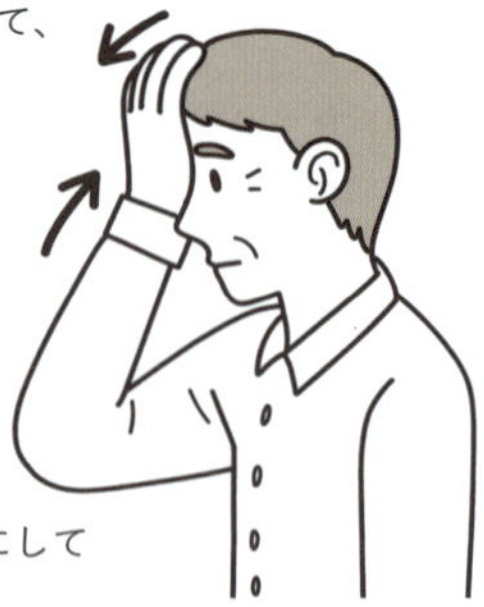
③喉仏周辺に力が入るようにして5秒間キープする

毎食前や空き時間に5〜10回行う

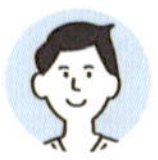

顎の下を指で触れると筋肉の収縮を確認することができます。即時効果もあるため食前での実施が効果的です。適宜、強度や頻度を調節して行います。

悪液質による摂食嚥下障害

がんによる摂食嚥下障害は、腫瘍増大による狭窄や閉塞、腫瘍の浸潤による神経麻痺、悪液質による骨格筋減少などが原因となります。

特に悪液質は、進行がん患者でよくみられ、がん患者の50～80％で発症するとされます。従来の栄養法では改善が困難な骨格筋の喪失を特徴とし、がん患者の重度の嚥下障害と関連するといわれています。

倦怠感や治療に伴う有害事象など、リハビリテーションの妨げとなる問題もありますが、リハビリテーションは効果的であるとされています。早期から経口摂取を開始し、継続することが効果的と考えられます。

しかし、進行した悪液質の場合、運動療法を行うことで消耗を悪化させるリスクがあるため、見きわめが重要になります。

> 退院後にも機能は変化するため外来でのサポートは重要です。手術後の場合は、創部の浮腫は時間をかけて回復するため、退院後に機能が変化することがあります。
> また、化学放射線療法の場合は、晩期障害により機能が低下することがあります。機能に合わせた食形態を摂取する必要があるため、外来でも評価を行うとよいでしょう。食事摂取量、発熱の状態、体重などは特に注意したいところです。

（青山寿昭）

参考文献
1) 摂食嚥下リハビリテーション学会医療検討委員会：訓練法のまとめ（2014年版）. 日摂食嚥下リハ会誌 2014；18（1）：55-89.
2) Wakabayashi H, Matsushima M, Shimizu Y, et al. Skeletal muscle mass is associated with severe dysphagia in cancer patients. *J Cachexia Sarcopenia Muscle* 2015; 6:351-357.
3) Fearon K, Strasser F, Baracos V, et al. Definition and classification of cancer cachexia: an international consensus. *Lancet Oncol* 2011; 12: 489-495.
4) 青山寿昭編：まるごと図解摂食嚥下ケア. 照林社, 東京, 2017：104-115.
5) 青山寿昭編：頭頸部癌マスターガイド. メディカ出版, 大阪, 2021.

⑦ 骨転移患者への リハビリテーション

骨転移は、どの種類のがんでも起こりうるもので、疼痛や病的骨折、脊髄圧迫などにより、QOLを大きく損なう可能性があります。そのため、症状の出現を早期にキャッチして診断と治療につなげることで、骨折のリスクや脊髄圧迫による機能障害を最小限に食い止めることが可能です。

脊髄神経の筋肉支配とADL

脊髄神経から枝分かれした神経は、各々特定の筋肉が運動するように作用して、ADLを可能にしています（▼図1、各脊髄神経が支配する感覚領域についてはp.101を参照）。

医師の記録で「C7の骨転移」といった記載が見られますが、脊髄神経と対応する動作（p.302・303の▼表1）を理解しておくと、脊椎への転移部に応じて、出現する機能障害が特定できます。これにより、患者さんの生活のなかでの困りごとを意図的にみることに役立ちます。

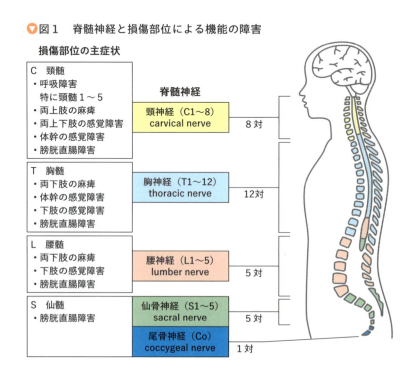

▼図1 脊髄神経と損傷部位による機能の障害

疼痛コントロール

骨転移では、痛みの状況に応じて鎮痛薬を使用していくことが重要です。

安静時には痛みを伴わなくても、多くの場合は、体動時に突出痛を認めます。そのため、リハビリテーションの30分～1時間前に予防的にレスキューを使用し、痛みを抑えた状態でリハビリテーションができるよう、理学療法士（PT）とリハビリテーションの時間を相談します。

骨折の予防

転移部位、疼痛、造骨性や溶骨性などの骨変化から骨折リスクは評価できます。医師や理学療法士に骨折リスクと注意が必要な動作を確認し、患者さんとも共有し、実際の生活の中に取り入れ予防に努めます。

❗ 脊椎に転移があるときの注意点

病巣部をねじらない

- 寝返りは、脊椎に回旋や屈曲が加わらないよう、肩・足・腰を一緒に動かす
- 起き上がりは、いったん横向きになって足をベッドから垂らしてから起き上がる
- 立ち上がって向きを変えるときは小刻みに足を動かし体全体の向きを変える
- 椅子はやや高めのほうが立ち上がりやすい

体幹を過度に前後屈しない

- ベッドから起き上がるときは無理せず、ギャッジアップする
- 前屈してものを取らないようにする
- 洗面時にはかがまず、洗面台に対して椅子に座るなどして座高を低くする
- 浴室のシャワーフックの位置や石けんなど前屈しない場所に配置する
- 靴下をはくときは、まわりの人の力を借りるようすすめる

コルセットを着用し、体重の支持や運動を制限する

- 圧迫が不快なときは、臥床中外すことも可能だが、起き上がるときには着用するよう指導する

❗ 上肢に転移があるときの注意点

病巣部をねじらない

- 重い戸を閉めたり、背中やお尻をかいたり、トイレのあとに後ろからお尻を拭くなどの動作は控える（転移のない上肢で行う）
- 服装は伸縮性のある前開きのものにする

過荷重に注意する

- 起き上がるときは転移のない上肢で体を支える

その7 がんリハビリテーション ⑦ 骨転移患者へのリハビリテーション

> **⚠️ 骨盤転移（荷重がかかりやすい臼蓋転移）や下肢に転移があるときの注意点**
>
> **過荷重に注意する**
>
> ・臼蓋に転移があるときは上肢と健側下肢（非転移側）で起き上がり、患側（転移側）の股関節への荷重を避ける
> ・車椅子移乗や歩行時の方向転換は、小刻みにゆっくりステップする
> ・ゆっくりと小股で歩く
> ・二足一段での階段昇降を行う
> ・歩行器や杖を使用する

生活環境の確認と、日常生活での工夫

❶ 脊髄圧迫の神経損傷による機能障害を認めるとき

　例えば、C6〜C7の損傷ではペットボトルなどの容器からコップに注いだり、ドアノブを回すことが難しくなります（▽表1）。ドアノブがある場合は、可能なら交換するか、周囲の人に手伝ってもらう方法を検討することもあります。

　例えば、L2〜L4の損傷では階段を上ることが難しくなります（▽表1）。どの程度の段差なら乗り越えることができるか、通院や自宅で階段を使用する場面があるかなどを確認しておきましょう。

　ほかには、L4〜S1の損傷ではつまずきやすくなるため、足をしっかり上げることを意識できるように指導し、足の装具を作成する場合もあります。

　脊髄神経が支配している筋肉やADLを参考にすると入院時から退院後の生活で予測される困りごとを予測でき、早期からの退院後の生活を見据えた支援につながります。

▽表1　脊髄神経が支配する筋肉とADL

主な末梢神経		脊髄神経	筋支配	ADLの例
上腕の帯筋	腋窩神経	C5〜C6	三角筋	・側方にあるものに手を伸ばす ・物を上に持ち上げる
			小円筋	・髪のブラッシング（後ろにとく、かき上げる）
	肩甲下神経	C5〜C7	大円筋	・トイレのときお尻を拭く
屈筋上腕	筋皮神経	C5〜C6	上腕二頭筋	・物を拾い上げる ・食べ物を口に運ぶ
伸筋上腕	橈骨神経	C7〜C8	上腕三頭筋	・ドアを押し開ける ・物干しざおに洗濯をかける
前腕の屈筋	正中神経	C6〜C7	円回内筋	・ペットボトルなどの容器からコップに注ぐ ・ドアのノブを回す
			橈側手根屈筋	・包丁を使う
		C7〜T1	浅指屈筋	・キーボードのタイピング
		C7〜T1	深指屈筋	・重いスーツケースを運ぶ
		C8〜T1	深指屈筋	・包丁を使う
伸筋前腕の	橈骨神経	C6〜C7	腕橈骨筋	・窓を拭く
			手根筋群	・タイピング
			総指伸筋	・掌に物を乗せて運ぶ
他	正中神経	C8〜T1	母指対立筋	・母指と他の指でもの（大豆など小さな物）をつまむ

主な末梢神経		支配脊髄神経	筋支配	ADLの例
下肢帯	腰神経叢の枝	L2〜L4	腸骨筋	・階段を上がる
	下殿神経	L4〜S2	大殿筋	・歩く　階段を上がる ・正座した状態から立ち上がる
大腿伸筋	大腿神経	L2〜L4	大腿直筋	・正座した状態から立ち上がる
			外内側広筋	・階段を上がる
筋内転	閉鎖神経	L2〜L4	薄筋	・正座をする
大腿屈筋	長頭：脛骨神経	L5〜S2	大腿二頭筋	・股関節安定を保ち、膝を曲げたり外旋する
	短頭：総腓骨神経	L4〜S1		・歩行時に体幹が前方に曲がるのを防ぐ
	脛骨神経	L4〜S2	半膜様筋	・あぐらや正座から立ち上がる
下肢伸筋	前脛骨筋	L4〜S1	深腓骨神経	・つま先が地面をこすってつまずかないように歩く
下肢の屈筋	脛骨神経	L4〜S2	腓腹筋	・高いところにあるものをつま先立ちになって取る
			ヒラメ筋	・姿勢を維持する　長時間の立ち仕事ができる
		L5〜S2	長趾屈筋	・自転車のペダルを踏みこむ

❷ 上肢や下肢に骨転移を認めるとき

【上肢】

- 装具や三角巾による固定
- くしやドライヤーなどは、なるべく患側（転移側）を使用しない。必要に応じて健側上肢での動作練習をする。
- 背中を洗う際は、柄つきブラシや介助を検討する。

【下肢】

- 歩行器や杖の使用
- 段差の解消
- 椅子やベッド、靴ベラの使用

（井上さよ子）

参考文献
1）石井直方監修，山口典孝，左明著：動作でわかる筋肉の基本としくみ．マイナビ，東京，2011.
2）日本がん看護学会監修，梅田恵，樋口比登実編：がん患者のQOLを高めるための骨転移の知識とケア．医学書院，東京，2015.
3）辻哲也編：がんのリハビリテーションマニュアル 周術期から緩和ケアまで 第2版．医学書院，東京，2021.

その7 がんリハビリテーション ⑦ 骨転移患者へのリハビリテーション

その7 がんリハビリテーション

⑧ 脳転移患者へのリハビリテーション

脳転移による体への影響

　脳転移を起こしやすいがんは、肺がんが一番多く、次いで乳がん、結腸がん、胃がんなどでも発生を認めることがあり、全がん患者の20〜40%[1]に脳転移が生じるといわれています。

　転移は、1か所だけでなく多発性に生じることがあります。腫瘍の大きさや転移の部位により症状が異なり、けいれん発作、認知や意識の障害、四肢麻痺、嚥下障害、失語症や構音障害、複視や視野障害など多彩です。

中枢神経の構造と機能障害

　脳は中枢神経と呼ばれ、大脳皮質（脳の表層を覆うしわ）と、間脳、小脳、脳幹、大脳皮質内側部の領域で構成されています（▼図1）。

　脳転移では、がんが転移している部位によって、出現する機能障害や症状はある程度予測することができます（▼図2、表1）。

▼図1　中枢の構成と各部分の機能障害

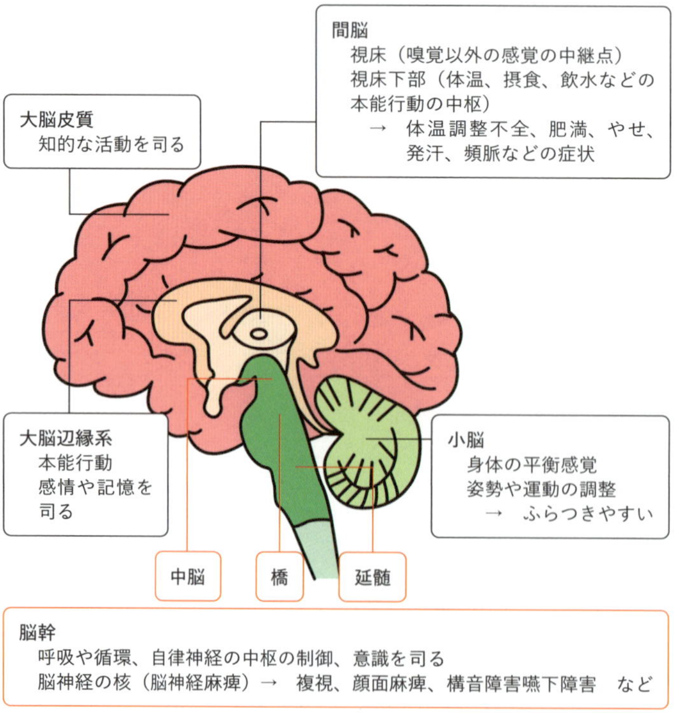

間脳
　視床（嗅覚以外の感覚の中継点）
　視床下部（体温、摂食、飲水などの本能行動の中枢）
　→　体温調整不全、肥満、やせ、発汗、頻脈などの症状

大脳皮質
　知的な活動を司る

大脳辺縁系
　本能行動
　感情や記憶を司る

小脳
　身体の平衡感覚
　姿勢や運動の調整
　→　ふらつきやすい

中脳　橋　延髄

脳幹
　呼吸や循環、自律神経の中枢の制御、意識を司る
　脳神経の核（脳神経麻痺）→　複視、顔面麻痺、構音障害嚥下障害　など

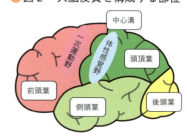

▼図2　大脳皮質を構成する部位

304

表1　大脳皮質の障害と症状

障害部位	症状	説明または具体例
前頭葉	片麻痺（運動障害）	・左右どちらかの片側のみの、上下肢が麻痺する
	運動性失語症	・主に左側の障害で多い ・人の言葉や文字を理解はできるが、自分が言いたいことは言えない
	排尿中枢の障害	・夜間頻尿、尿意の切迫感
	記憶障害	・失見当識（日付や曜日、場所がわからない） 【記憶の種類】 ・即時記憶：どこに物を置いたかを忘れる、何度も同じことを聞くなど ・出来事の記憶：昼ご飯を食べたことや、家族の面会があったことの記憶が抜け落ちる ・意味の記憶：ものや言葉の意味を忘れてしまい、「あれ」とか「それ」などの表現が多い ・手続き記憶：箸やスプーンの使い方や自転車の乗り方など体で覚えた記憶
	注意障害	・例：集中できずキョロキョロしている、不要に動き回る、ぼんやりして指示が入らない
	性格や意欲の変化	・例：子どもっぽい言動、怒りっぽい、やる気がないようにみえる、1つのことにこだわる
	遂行機能障害	・目標達成にむけて必要な方法を用いて計画的に行動する力が損なわれる ・例：1日のスケジュールが立てられない、1日の中で臨機応変のある対応が取れない
側頭葉	感覚性失語	・例：内容のつじつまがあわない、言語や文章の理解が不良、錯語
	聴覚障害	・両側の聴覚が障害されて聴こえなくなる
頭頂葉 （右：右側の転移 左：左側の転移で出現）	感覚障害	・転移巣の反対側の体性知覚、表在覚、温痛覚、深部覚の障害、しびれや知覚鈍麻 ・例：温度を感知しにくく熱傷や凍傷が生じやすい、寝ているときに患側が体の下になっていても気づかない
	左半側空間失認 右	・左の空間が認識しにくい ・例：右ばかり向いている、左側にあるものによくぶつかる、左側のものを食べ残す
	着衣失行 右	・例：衣服を見ても着方がわからない
	ゲルストマン症候群 左	・失読（字が読めない）、失書（字が書けない）、失計算（計算ができない）
	地誌的見当識障害 左	・例：知っている建物や風景がわからない、進む方向がわからない、病室がわからない、知っている場所でも道に迷う
	観念失行 左	・複雑な動作ができない、人から命令されると同様の動きができない ・例：歯ブラシを渡して「使ってみてください」と言っても使い方がわからない
後頭葉	視野障害（半盲）	・例：障害側とは反対側の視野が欠けてしまう
	失認	・物体失認（何を見ているかわからない）、相貌失認（よく知っている人の顔がわからない）
	幻視や錯覚	・実際には見えないものが見えてしまう

　MRIの画像などを使い病巣部位と出現しやすい症状や機能障害を説明してもらうと患者さんの病態理解につながります。また、今までにない症状や生活動作に変化を認めた場合は、すみやかに医師に報告することで脳転移の早期発見につながることもあります。

脳転移の治療

脳に転移したがんの大きさや個数により、手術、放射線治療、がん薬物療法などの治療方法を検討します（▼表2）。

▼表2　脳転移の治療と特徴

内容	適応	特徴
手術	・がんの大きさが直径3cm以上で、がんによる神経症状が強い ・術後3か月以上の生存が期待できる	・確実に病巣をとることができる ・全身麻酔のリスクや出血など全身への負担が大きい
放射線治療	・全脳照射：多数の脳転移がある、がんが大きく手術が行えない部位にある	・照射部位のみ影響で、手術より体の負担が小さい ・脳全体に放射線を当てるため、脳浮腫や宿酔などの有害事象が生じやすい
	・定位照射：がんが小さく（1～3cm以下）で少数（1～4個以下）	・全脳照射に比べて副作用が少ないが、治療後、照射部位以外に転移を認める可能性がある
がん薬物療法	・腫瘍の局所のコントロールができている場合	・原発巣に対して使用する薬剤
症状緩和主体の治療、けいれん発作の再発予防	・脳浮腫が強いときは、手術や放射線治療に伴う浮腫の予防を行う ・けいれん発作の再発予防	・浸透圧利尿薬、副腎皮質ステロイド、抗けいれん薬 ・手術や放射線治療との併用もある

脳転移のある患者に対する看護とリハビリテーション

❶ 生命に影響する症状と対応

脳は、頭蓋骨に囲まれた狭いスペースにあるため、浮腫が生じると、脳全体が圧迫されます。この状態を頭蓋内圧亢進といい、頭痛や吐き気・嘔吐などの症状や、血圧上昇や徐脈など、バイタルサインの変化を認めます。

最初は意識が薄れたり、片側のひきつけを起こしたりする、局所的な症状にとどまりますが、持続すると、意識を失い、全身が硬直してけいれんすることがあります。

あらかじめ、医師に頭蓋内圧亢進やけいれん発作のリスクの有無を確認し、早期発見と早期対応ができるように備えましょう。

❷ 転倒リスクへの配慮

四肢の運動障害や感覚障害、視野障害が生じると、転倒リスクが高くなります。そのため、オーバーテーブルはストッパーの固定を確実に行う、緩衝マットを使用するなど、環境整備に努めます。

また、麻痺側の巻き込みや、擦過傷や内出血がないかなども観察しましょう。

❸ 不安や混乱の緩和

運動機能や認知や記憶および言語障害によって、患者さんは、ADLが思ったように行

えなくなったり、思いを伝えにくくなったりして不安を抱き、混乱しがちです。患者さんに接するときは、▼表3のような点に留意しましょう。

▼表3 患者の不安や混乱を緩和するポイント

・時間に余裕をもって1日の行動スケジュールをたてる
・集中できるよう静かな環境を整え、騒音をたてない
・一度にたくさんのことを説明せず、目を見て、ゆっくり、しっかり話す
・日常生活のなかでは、"できる部分"に着目する（例えば、起き上がりや端座位の動作には介助が必要でも、車椅子に座れるのであれば、座位を保持して1人で過ごせる時間をつくれる）

❹ 退院後の生活を考えたケア

治療後に症状や機能障害が改善する場合もありますが、障害を抱えた状態で退院する場合も多くあります。そのため、家族に、患者さんの病状や、自身でできるADLと援助が必要なADLについて説明し、自宅の環境を調整する必要があります。

入院時から、可能な限り自宅での生活を意識した働きかけを行いましょう。

❺ 障害の特徴に応じたリハビリテーション

障害の特徴に応じて、理学療法士や作業療法士による訓練を行います。訓練の様子を共有し、訓練で行えることを、日常の生活動作に取り入れます（▼表4）。

▼表4 機能障害に応じたリハビリテーション

多職種との協働	障害の状態	訓練を取り入れた日常生活の支援
理学療法士（PT）など	運動障害	・関節拘縮予防 ・ADLの拡大 　臥床→端座位→移乗→立位→歩行 　食事の姿勢保持　自力で食べる工夫
	感覚障害	・注意喚起 　患側上下肢の位置に注意する 　熱傷予防（湯たんぽ　洗面等水温調整）
作業療法士（OT）	記憶障害	・ものの置く場所は決めておく ・1日のスケジュールをパターン化する
	空間無視	・空間無視がない健側に食器を置く
	失行	・失行を認める手順を示し反復する ・鏡を見ながら歯磨きや更衣を行う
言語聴覚士（ST）	言語障害	・「はい」「いいえ」で答えられる質問 ・表情やそのときの状況も観察する ・運動性失語・・単語カードの利用 ・感覚性失語・・絵のカードの使用

（井上さよ子）

引用文献
1）静岡県立がんセンター：学びの広場シリーズからだ編15　がんの脳への転移と日常生活. 2021：1
https://www.scchr.jp/cms/wp-content/uploads/2021/03/brain_meta-8.pdf（2024.10.16アクセス）

参考文献
1）静岡県立がんセンター：学びの広場シリーズからだ編15　がんの脳への転移と日常生活. 2021
https://www.scchr.jp/cms/wp-content/uploads/2021/03/brain_meta-8.pdf（2024.10.16アクセス）
2）波多野武人編：まるごと図解 ケアにつながる脳の見かた. 照林社，東京，2018.
3）稲川利光監修，新貝尚子，森田将健編：徹底ガイド！高次機能障害―ひと目でわかる基礎知識と患者対応―. 総合医学社，東京，2016.

その7 がんリハビリテーション ⑧ 脳転移患者へのリハビリテーション

⑨ 乳がん患者へのリハビリテーション

乳がん患者へのリハビリテーションは、①患側上肢の可動域回復、②早期の社会復帰（自信回復）、③リンパ浮腫の予防、を目的に行います。

乳がんの術後は、肩関節の外転方向と屈曲方向に可動制限が生じやすくなります（▼図1、▼表1）。

▼図1　肩関節の可動域

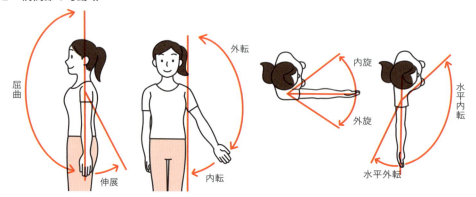

▼表1　肩関節の運動障害の原因とメカニズム

原因	障害のメカニズム
術後疼痛による安静	術後には創部の疼痛があるため不安感が生じ、肩関節の稼働制限が生じる
軟部組織の癒着	創部の治癒過程では、術後2～3週で軟部組織の短縮が生じて瘢痕拘縮が始まり3か月ほど持続される。その間、肩関節の運動制限が制限される
皮弁間張力	乳がんの手術では、皮膚も含めて切除されるため、皮膚に余裕がないと皮膚の両端が引っ張られるような感じが生じる
腋窩のつっぱり感	腋窩リンパ節郭清後は、腋窩創部の突っ張り感を生じて、肩関節の運動障害を生じる
腋窩ウェブ症候群（AWS）	手術侵襲によって、術後2～3週から上腕や腋窩の表在にある静脈やリンパ管に生じた血栓や繊維化で、前胸部や腋窩、上腕から前腕の方向に索状が触れひきつれや痛みを生じて肩関節の稼働制限が生じる

辻哲也：がんのリハビリテーションマニュアル 周手術期から緩和ケアまで．医学書院，東京，2013：120．より引用
＊AWS：Axillary web syndrome、腋窩ウェブ症候群

乳がんの治療は、術後の乳房の喪失や変形、リンパ浮腫を生じるなど、ボディイメージの変容を伴います。患者さんの心理面にも配慮しながら、リハビリテーションに向けた情報収集を行っていきます（▼表2）。

▼表2　リハビリテーションに向けた情報収集

手術前	・術式 ・患側上肢の可動域（患者と一緒に確認し、記録に残す） ・肩関節周囲炎や肩関節疾患の有無 ・社会背景、役割（術後のリンパ浮腫予防のための指導の参考にする） ・表情の変化、不安に感じていること	手術後	・創部痛の程度 ・鎮痛薬の使用状況と効果 ・創部の治癒過程、創部周囲の変化の有無

リハビリテーションに向けた支援

❶ 目標の共有

まずは患側上肢を動かしてよい状態であることと、リハビリテーションの目標について説明します。患側上肢の可動域は、術前の状態まで回復することを伝えて、リハビリテーションの目標を共有しましょう。

術後、残存乳房や胸壁鎖骨上を含めた放射線治療が行われる場合には、仰臥位で両側上肢を挙上外転した体位で行われます。患者さんには、放射線治療が継続でき、放射線が正しく当てられるよう、患側の肩関節の可動域の回復をめざすことを伝えます。

❷ 疼痛コントロール

術後、創部痛がある場合は、リハビリテーションへの意欲の低下につながる可能性があるため、医師の指示のもと、鎮痛薬を使用します。

❸ 不安への対応

術後は創部の疼痛やひきつれがあることから、患者さんは「創が開かないか不安」「腕は安静にしたほうがいい」と感じ、リハビリテーションをためらう場合があります。

看護師は、患者さんが不安に感じていることは何か、どうしてそう思うのかを確認していき、誤って認識している部分があれば修正をして、リハビリテーションへの意欲が高まるよう支援していきます。

はじめてリハビリテーションをするときは、看護師、またはPTが付き添い、上肢の挙上は疼痛が強く感じない程度から開始してよいことを伝えます。

術後リハビリテーションの方法

❶ ドレーン挿入中

ドレーン挿入中は、漿液量の増加を避けるため、肩関節の可動域は90度までとします（▼図2）。肩関節を90度、肘関節を伸展した状態を保ちながら、屈曲方向と外転方向にリハビリテーションを行います。

▼図2　ドレーン挿入中のリハビリテーションの例

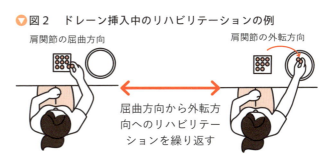

肩関節の屈曲方向　　　肩関節の外転方向

屈曲方向から外転方向へのリハビリテーションを繰り返す

❷ ドレーン抜去後

　入院期間の短縮に伴い、乳がんの術後も早期からの社会復帰が可能になっています。患側上肢の挙上制限により、洗濯物を干す、車を運転するなどの日常生活に影響があるため、患者さん自身が継続できるリハビリテーションの方法を、一緒に考えましょう（▼図3）。

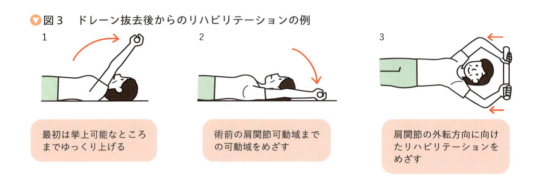

▼図3　ドレーン抜去後からのリハビリテーションの例

1　最初は挙上可能なところまでゆっくり上げる

2　術前の肩関節可動域までの可動域をめざす

3　肩関節の外転方向に向けたリハビリテーションをめざす

退院後のリハビリテーション

　術後2～3週間ごろから、創部の瘢痕拘縮が生じたり、AWS（p.268、表1参照）を併発して、痛みやひきつれを感じて肩関節の挙上が困難になったりする場合があります。肩関節の可動域が一度改善しても、術後2～3か月程度は肩関節の屈曲方向、外転方向のリハビリテーションを継続するよう説明します。

　退院後はじめての外来受診では、患肢の肩関節可動域の回復状態を確認します。患者さんによっては、創部の痛みやひきつれを感じ、思うようにリハビリテーションが進まないことがあります。まずは創部が治癒過程をたどっていることを伝えて、患者さんが取り組んできたリハビリテーションの方法や、肩関節の可動域がどこまで回復できているかについて説明し、支持的にかかわります。

　患者さんがどのようなことでリハビリテーションに支障をきたしているか確認をして、自身で取り組める方法を一緒に考え、リハビリテーションへの意欲が保てるようサポートしていくことも大切です。また、必要時はPTへつないでいきます。

（田崎智子）

参考文献
1）辻哲也：乳がんの特徴・治療・リハビリテーションの概要. 辻哲也編, がんのリハビリテーションマニュアル 周手術期から緩和ケアまで, 医学書院, 東京, 2013：117-125.
2）田尻寿子, 辻哲也：乳がん周手術期リハビリテーション. 辻哲也編, がんのリハビリテーションマニュアル 周手術期から緩和ケアまで, 医学書院, 東京, 2013：126-136.
3）武石優子, 阿部恭子：手術療法時のケア. 阿部恭子, 矢形寛編, 乳がん患者ケアパーフェクトブック, 学研, 東京, 2017：143-156.
4）山本優一：リハビリテーションの継続とセルフケア支援. 阿部恭子, 矢形寛編, 乳がん患者ケアパーフェクトブック, 学研, 東京, 2017：223-230.

その
8

ライフステージに合わせた生活支援と治療の継続

がん患者さんそれぞれに生活があり、それに合わせて治療を行っています。がんと共に生きる患者さんの個々のライフステージにあわせ、その人らしい生活ができるよう支援することが大切です。

> その8 ライフステージに合わせた生活支援と治療の継続

① 家族看護

家族看護の対象者

患者さんの年齢、発達過程によって家族看護の対象者は変化していきます。例えば、小児がんの家族であれば、きょうだい、両親、祖父母、成人期であれば配偶者、子どもなどが挙げられます。

「家族」とはどこまでを示す存在なのでしょうか。

> **家族の概念**
> - 「自分たちは家族なのだ」と、お互いが認識している人々
> - 情緒的な強いつながりにより、相手に何か大変な状況が起こった場合、ともに揺らぎあう関係にある人々
>
> これら家族には2側面があるとされています。
>
> - 患者さんにケア（情緒的支援、経済的支援、意思決定の責任の共有など）を提供する側面
> - 「第2の患者」として精神的ケアを必要とする側面

なぜ家族看護が必要なの？

家族の1人ががんになった場合、==さまざまな影響が家族全体の変化につながります==。そのため、家族が抱える困難を把握して、患者さんとともにケアを提供していきます。

> **事例**
>
> **患者：Aさん　30歳代　女性　乳がん手術のため1週間の入院**
> **家族：夫（30歳代）、子ども（7歳、5歳）　4人暮らし**
>
> 入院中は義母が子どもたちの面倒をみてくれていますが、子どもたちははじめてお母さんと離れる生活で元気がありません。この状況にあるとき、Aさんの夫は、Aさんの病状、治療の経過と今後の予測、治療費、子どもたちへの影響など、多くの不安を抱えながら、仕事やこれまでどおりの社会生活を継続しなければなりません。また、子どもたちも、幼いながらにお母さんが家にいない不安、お母さんに何かが起きている怖さなども感じています。子どもたちに母親の代行役割を担う義母も、これまでとは異なる生活環境や育児にかかわる身体的、精神的負担が生じます。
> このように、Aさんのがん発症は、家族全体へと波及していくため、家族へもケアの目を向ける必要があります。

情報収集とアセスメント

　がん告知を受けて揺らぐ家族に対しても情報収集、アセスメントを行うことで、患者さんへのケアが広がります。

> **！ 家族アセスメントの視点**
> - 家族構成
> - 家族の発達段階
> - 家族の役割や勢力関係
> - 家族の人間関係・情緒的関係
> - 家族のコミュニケーション
> - 家族の対処方法
> - 家族の適応力や問題解決能力
> - 家族の資源
> - 家族の価値観
> - 家族の希望、期待
> - 家族の日常生活、セルフケア

> **！ 家族から必要な情報を得るためのコツ**
> - 家族に対する援助の意思を明確に伝えましょう
> - 家族の反応からも必要な情報を引きだしましょう

> **！ 得た情報を適切にアセスメントするためのコツ**
> - 多様性を認めましょう
> - 援助者の「家族イメージ」から離れます
> - 決めつけず、柔軟に修正しましょう
> - 他職種からの情報を活用しましょう

> **！ 患者と家族の孤立**
>
> 患者さんと家族はお互いを思うあまり本音が言えずに距離ができてしまうことがあります。患者さんや家族の想いをつなぐ役割が担えると、より患者さんの気持ちに添えるケアにつなげられます。
>
>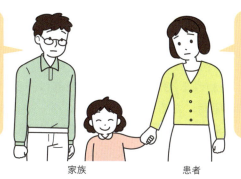

その8　ライフステージに合わせた生活支援と治療の継続　① 家族看護

ライフステージから考えるがん患者の家族

❶ AYA世代のがん患者家族の特徴

　AYA世代（思春期・若年成人：Adolescent and Young Adult→p.322参照）は心理社会的に親から自立を果たそうとする時期ですが、がんの罹患や長期にわたる治療で親への依存を余儀なくされる傾向にあります。

　一方、20～30代の若年成人がん患者には子育て中の人も少なくありません。欧米ではがん患者やその家族の個別ニーズに応じたチャイルドサポートが取り組まれています。

❷ 壮年期のがん患者家族の特徴

　壮年期は働く世代といえます。社会的立場もありながら、家族には高校生、大学生といった高額な教育費が必要となる年代の子どもがいたり、介護が必要な高齢の親がいたりします。治療に専念できる環境について一緒に考え、経済的負担の軽減や家族の介護支援等も情報提供が重要になることがあります。

❸ 高齢がん患者家族の特徴

　日本の全世帯の約半数に65歳以上の人がいる現状で、高齢のがん患者さんにおいても、老々介護、高齢独居の患者さんが増えています。治療の進歩によりがん薬物療法も高齢がん患者が外来で実施している状況も増えています。高齢者は予備力、記憶力の低下がみられ、サポートが必要となることも多くあります。地域包括医療に参画しながらがん治療を継続できるように連携が必要な場合があります。

　また、認知症のあるがん患者には代理意思決定者が必要なこともあります。家族が代理意思決定者となった場合は、家族とともに、患者さんの最善について検討できるように支援をしましょう。

がんはさまざまな年代の人が罹患します。また、がん種によっては、長期にわたる治療経過をたどる患者さんもいます。ケア対象者の成長発達過程や社会的背景にも目を向けて支援内容を考えてみましょう。

がん患者の子どものケア

　AYA世代（p.322）といわれる39歳までのがん患者は、日本の第１子平均出産年齢が30.7歳とされる昨今、育児期にある世代でもあります。さらに、第２子出産や、その子どもたちが成人を迎えるまでを育児期とすると、50歳前後までの患者さんの多くは育児をしながらがん治療を受けていると考えることができます。さらには、▼図１のグラフを見ると、女性においては、育児期に罹患率が増加しており、乳がんや子宮頸がんの罹患率の上昇に影響していると考えられます。

▼図1　年齢階級別がん罹患率推移

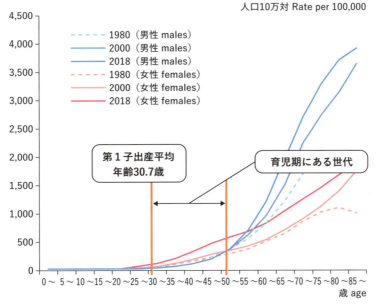

がん研究振興財団：年齢階級別がん罹患率推移（1980年、2000年、2018年）がんの統計2022．より
https://ganjoho.jp/public/qa_links/report/statistics/pdf/cancer_statistics_2022_fig_J.pdf（2023.1.21アクセス）

　がんと診断された患者さんは、子どもに、病気について話すべきか、話して子どもは大丈夫なのか悩むことが多いです。
　がんの治療は何らかの外見の変化を伴う治療も多くあります。子どもはそのような親のちょっとした変化も「あれ？」と気づきます。しかし、変化に気づきながらも、説明を受けていないことで、聞いてはいけないこと、もしかして自分は知ってはいけないことなのではと子どもながらに不安を抱くことがあります。しっかり説明をして、お互いに隠しごとがない状態で治療が受けられれば、不安要素が減らせるのではないでしょうか。

> **子どもと話をするポイント**
> ・がんは家族全員の問題として考え、子どもに対していつもオープンに話しましょう。
> ・子どもは、次第にどんな変化があっても話を聞けるようになります。
> ・治療計画が、日常生活にどのような影響を及ぼすか、子どもに知らせますが、可能な限り普段どおりの生活を保つように努めましょう。
> ・可能ならば、少なくとも一度は、子どもを病院に連れてきてもらうように伝えましょう。子どもは、病院にいるとき父親や母親が、どんなところで何をしているのか実際に見ることで理解でき安心します。
> ・子どもが何を知っていて、どう理解しているのか知ることが大切です。
> ・子どもが病気について聞いてくるときは、家族（患者）が情報の発信源になれるよう支援しましょう。
> ・治療を受けるために最善の場所にいることを説明しましょう。
> ・「死んじゃうの？」と聞くのは素直な気持ちです。「死なない」という約束はせず、そのかわりに、そうならないことを強く望み、長く生きるために医師の治療を受けてがんを克服しようとしているのだと子どもに伝えましょう。

> **❗ 3つのCを念頭に置いて話をしましょう**
>
> それはCancer（がん）という病気。それはCatchy（伝染）しない。
> がんは、あなたが思ったことや、やったこと、やらなかったことがCause（原因）ではありません[1]。子どもは、自分が何かをしたから、父親や母親ががんになってしまったと責めることがあります。そうではないことをしっかりと伝えるようアドバイスをしましょう。

　入院治療で母親役割、父親役割が担えず自己嫌悪に陥ってしまうこともあります。会えないときでも子どものことをしっかり考えているというメッセージを、子どもとの交換ノートにしてみることをお勧めします。まだ文字の読めない小さい子どもにはイラストでもかまいません。

　がんになった親をもつ子どもへの支援としてキッズプログラムを行っている施設もあります。がんについて勉強をした後、病院探検に出かけます。父親、母親がどんな病気で、どんな治療を受けているのか、実際に見て、聞いて、体験してもらうプログラムです。一緒に参加した子どもどうし、「自分だけではないんだ」と連帯感が得られる効果もあります。そのほかにもCLIMB®プログラム（がんの親をもつ子どもへのサポートグループ）などもあります。

支援に悩んだときには、NPO法人Hope Treeから多くの情報が得られます。患者さんにも紹介することができるサイトです。医療者や患者さんを対象とした講習会なども開催されています。

（柴田亜弥子）

引用文献
1）ホープツリー（がんになった親を持つ子どもへのサポート情報サイト）：がんになった親と子どものために．
　　hope-tree.jp/information/cancercare-for-kids-01/（2023.1.21アクセス）

参考文献
1）法橋尚宏：新しい家族看護学 - 理論・実践・研究．メヂカルフレンド社，東京，2010．
2）伏見真由，山崎智子：国内の質的研究におけるがん患者と死別する家族の体験の統合．家族看護学研究 2019；24（2）．
3）西山みどり：高齢がん患者の意思決定支援．がん看護 2020；25（3）：238-241．
4）内閣府：令和6年版高齢社会白書
　　https://www8.cao.go.jp/kourei/whitepaper/w-2024/zenbun/pdf/1s1s_03.pdf（2024.12.13アクセス）
5）がん研究振興財団：がんの統計2022．
　　https://ganjoho.jp/public/qa_links/report/statistics/pdf/cancer_statistics_2022_fig_J.pdf（2023.1.21アクセス）
6）ホープツリー（がんになった親を持つ子どもへのサポート情報サイト）：https://hope-tree.jp/hope-tree/（2023.1.21アクセス）
7）大沢かおり：がんになった親が子どもにしてあげられること．ポプラ社，東京，2018．
8）厚生労働省：令和2年度版厚生労働白書　出生順位別にみた母の平均年齢の推移．
　　https://www.mhlw.go.jp/stf/wp/hakusyo/kousei/19/backdata/01-01-01-10.html（2023.1.21アクセス）

その8 ライフステージに合わせた
生活支援と治療の継続

② 妊孕性について

妊孕性とは、妊娠するために必要な能力をいいます。女性の子宮や卵巣、男性の精巣といった臓器だけではなく、排卵や月経、勃起や射精能力といった妊娠に必要な現象や機能も含みます。

なぜがん・生殖医療が必要なの？

がん・生殖医療とはがん患者の診断・治療・生存状態を鑑み、個々の患者さんの生殖能力にかかわる選択肢、意思および目標に関する問題を検討する生物医学、社会科学を橋渡しする学際的な1つの医療分野[1]とされています。

- がん治療前に妊娠するために必要な能力（妊孕性）を温存する**妊孕性温存療法**
- がん治療後の妊娠を補助するための**がん治療後の生殖医療**

がん治療の進歩によって、近年では、がんを克服し、新たな未来へ希望を見出せる患者さんが増えてきました。しかし、がん治療は、妊孕性に影響を及ぼすことがあります。がん治療を受けた後、将来自分の子どもをもつ可能性を残すために、卵子や精子、受精卵を凍結保存するなどのがん・生殖医療という選択肢が加わってきました。患者さんが最良な選択ができるよう、適切なタイミングで、情報提供を行い、意思決定支援につなげましょう。

男性がん患者の妊孕性温存

❶ 射精が可能な場合

治療開始前に精子の凍結保存を行います。

【適応】①精巣摘除により精子形成の場がなくなる場合
②抗がん治療によって精子形成が障害される場合
③手術により精路閉塞が起こり閉塞性無精子症となる場合や神経障害により射精
障害となる場合

❷ がん薬物療法後に無精子症になった場合

治療後2年で多くの症例に精子の出現がみられるため、治療後2年を経ても無精子であれば、積極的な治療介入が必要となります。顕微鏡下精巣内精子採取術という精巣の中にある精子を採取する方法があります。骨髄移植の前処置として全身放射線治療を行った場合には精子回収が困難です。

❸ 若年男児の場合

精子形成が未熟なため精子保存が困難であることから、精巣組織凍結保存が唯一の妊孕性温存手段となりますが、まだ臨床の場では行われていません。

女性がん患者の妊孕性温存 ▼図1

❶ 卵子凍結

卵子を単体で、経腟的に針で吸引回収する方法です。一般的に体外受精の採卵です。基本的には半永久的に保存が可能となる凍結保存です。

❷ 受精卵凍結

配偶者が存在する場合には、胚（受精卵）凍結を行うことができます。胚（受精卵）とは、患者さんの卵子と配偶者の精子を受精させた受精卵のことです。

❸ 卵巣組織凍結

小児の患者さんや採卵に余裕のない場合に臨床試験として行われます。

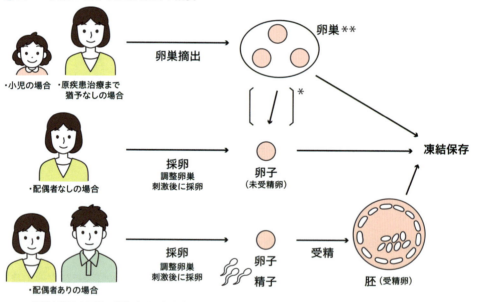

▼図1　女性の妊孕性温存療法の概要

＊：卵巣と卵子を同時に採取することもある。
＊＊：卵巣凍結は試験的方法として行われている。

妊孕性温存を選択する際に検討する事項

①がんの種類
②がんの進行の程度
③抗がん薬の種類
④薬物療法の開始時期
⑤治療開始時の年齢
⑥配偶者の有無

これらの状況をふまえて、主治医と相談して妊孕性温存の開始や方法を決定します。しかし、最も優先すべきことは、がん治療になります。がんの進行状況によっては、治療を優先せざるを得ない状況もあるため、意思決定支援が重要になります。

患者の意思を尊重した意思決定支援を行うために

妊孕性温存は、がん治療を開始する前に行う必要性があります。しかし、がんの告知を受けた患者さんは、病状の説明や、今後の治療、検査に関する説明など、多くの情報が提供されます。そのなかで、妊孕性温存も重要な情報になります。患者さんの精神状態を観察しながら、患者さんにとって、最善の選択ができるよう、患者さんとともに、情報の整理を行いましょう。情報の整理を行いながら、患者さんの希望が尊重されるよう、必要に応じて、専門の部署や専門職種と連携し、適切なタイミングで適切な情報を提供することが重要です。

> ❗ **妊孕性温存助成制度**
>
> 令和3年4月1日から、厚生労働省の「小児・AYA世代のがん患者等の妊孕性温存療法研究促進事業」が開始されたことに伴い、すべての都道府県で、将来子供を産み育てることを望む小児・AYA世代がん患者らに対し、がん治療などの開始前に行う妊孕性温存治療に必要な費用や、その検体を用いた温存後生殖補助医療に必要な費用の一部について、助成が受けられるようになりました。

（柴田亜弥子）

その8 ライフステージに合わせた生活支援と治療の継続 ② 妊孕性について

参考文献
1）日本がん・生殖医療学会ホームページ：妊孕性/妊孕性温存について.
　j-sfp.org（2023.1.21アクセス）
2）がん情報サービス：https://ganjoho.jp/public/index.html（2023.1.21アクセス）
3）厚生労働科学研究費補助金がん対策推進総合研究事業：小児若年がん長期生存者に対する妊孕性のエビデンスと生殖医療ネットワークの構築に関する研究.
　http://www.j-sfp.org/ped/index.html（2023.1.21アクセス）
4）平成27-29年度厚生労働科学研究費補助金（がん対策推進総合研究事業）「総合的な思春期・若年成人（AYA）世代のがん対策のあり方に関する研究」班：医療従事者が知っておきたいAYA世代がんサポートガイド. 金原出版，東京，2018.

その 8	ライフステージに合わせた 生活支援と治療の継続

③就学・就労支援

　がん診療連携拠点病院の指定要件の中に、がん相談支援センターの業務として、就労の相談や、AYA世代にあるがん患者に対する治療療養や就学、就労支援に関する相談が定められています。

就学支援

　就学支援は、疾患の状態、治療の状況、通常の生活環境とは異なるなかで、その子どもの発達段階に合わせたすみやかな対応が求められます。

❶ 就学支援の基本的要素

①病気の子どもにとっての学校の意義や意味を理解すること
②基本的な教育の制度や体制（病弱教育とその対応を誰がどこでどのように対応してくれるのかなど）を理解し、活用できるようになること
③教育側の就学の相談窓口やコーディネーターとうまく連携すること

❷ 小学校・中学校の転校

　入院先の病院にある院内学級が、都道府県立の特別支援学校により設置されている場合や、隣接の特別支援学校の先生が訪問教育を行う場合は、市町村教育委員会から都道府県教育委員会へ連絡され、「就学決定通知」が出されることになります。地域によっては、手続きに2～3か月を要することもあります。

就労支援

　がんの診断を受けた以降も日常生活は続いていきます。治療を継続するためにも、収入が必要となります。しかし、がんと診断を受けて退職、廃業した人は就労者の19.8％、そのうち、初回治療までに退職、廃業した人は56.8％とされています。
　がん患者の就労支援においては、治療や身体症状などの医療面での問題に限らず経済的・社会的問題への対応・調整が求められます（▼表1）。

▼表1　がん患者が抱える就労上の困難

①経済的困難	④医療側の問題
②社会の制度・対応の問題	⑤本人の心理的問題
③職場関係者とのコミュニケーション	⑥本人の身体的問題

看護師ができる就労支援

①患者の背景、不安を聴取し、患者とともに不安を整理する
②患者の希望、意思を確認する
③症状アセスメントと就労上起こり得る問題のアセスメント
④セルフケアの指導
　患者自身が症状マネジメントできるようセルフケアの援助
　鎮痛剤服薬のタイミング、体位や服装の工夫など
⑤治療スケジュールの調整
　多職種で治療に関する情報共有と仕事に合わせた治療スケジュール案の提案、
　診療時間の調整
⑥モニタリング・フォローアップ
　治療に関する説明の補足とともに、就労継続や生活における負担等を聴取

がん患者・経験者の両立支援、就労支援の要点

①院外との連携（▼図1）
②支援の実践、情報収集と共有、支援へのアクセス、支援体制の整備
③医療機関における治療スキルの向上
④両立支援コーディネーターの育成・配置（▼図1）
　労働者の同意のもと、業務や治療に関する情報を得て労働者の治療や業務の状況に
　応じた必要な配慮等の情報を整理して本人へ提供する

▼図1　就労支援のための各種マニュアル

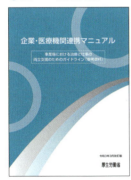

企業・医療機関連携マニュアル
https://www.mhlw.go.jp/content/11200000/000780069.pdf（2024.12.1アクセス）

治療と仕事の両立支援のため、企業と医療機関が情報のやりとりを行う際の参考として、勤務情報提供書、主治医意見書、両立支援のポイントなどがまとめられている。

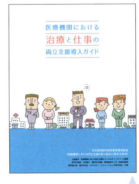

医療機関における治療と仕事の両立支援導入ガイド
https://chiryoutoshigoto.mhlw.go.jp/dl/download/medical20221214_guide.pdf（2024.12.1アクセス）

治療と仕事の両立支援の流れをもとに、医療機関への導入方法や取り組み方、医療従事者がそれぞれの立場で担う役割を示している。医療機関での実践に向けた資料、職種別の行動ガイド、FAQなども。

（柴田亜弥子）

参考文献
1）がん情報サービス：https://ganjoho.jp/med_pro/consultation/education/index.html（2023.1.21アクセス）
2）日本看護協会：看護職によるがん患者・経験者の就労支援について
3）厚生労働省：治療と仕事の両立について．https://www.mhlw.go.jp/stf/seisakunitsuite/bunya/0000115267.html（2023.1.21アクセス）
4）厚生労働省：がん患者・経験者の治療と仕事の両立支援施策の現状について．https://ganjoho.jp/med_pro/liaison_council/lc01/20201105/pdf/20201105_01-01.pdf（2023.1.21アクセス）

その8 ライフステージに合わせた生活支援と治療の継続

④ AYA世代への看護

AYA世代とは

思春期・若年成人（Adolescent and Young Adult）の頭文字をとってAYA世代といいます。対象となる年齢は、Adolescent：15～24歳、Young Adult：25～39歳としています（図1）。

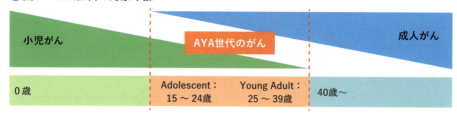

図1　AYA世代の対象年齢

AYA世代の特徴

AYA世代は特有の心理・社会的問題があるとされています。

- **Adolescent世代**　性の自覚、同世代との交流、親からの自立の発達段階にあり、さらに学校生活というコミュニティの中で、自己の役割を獲得していく世代です。また、就職活動を行う年代も含まれており、治療によって就労が遅れるなど、今後のライフプランにも大きな影響を及ぼします。
- **Young Adult世代**　家庭や社会生活が中心となり、がん治療と家庭での役割、社会での役割を両立しなければならない状況にあります。

AYA世代のがんは、年代ごとに特徴があります（表1）。

- **15～19歳**　白血病が最も多い罹患率となっており、長期にわたる入院生活がしいられます。院内学校などコミュニティの変化へ対応できるような支援や、患者さんを支える家族のケアも必要となってきます。
- **20～29歳**　胚細胞性腫瘍・性腺腫瘍が多くなります。
- **30～39歳**　女性乳がんや子宮頸がんが増えていきます。この時期はライフイベントも多い時期といえます。社会生活を送るなかで、家族を形成し、親となる年代でもあります。経済的な問題、妊孕性の問題、育児の問題などさまざまな問題を抱えながら闘病生活を送る世代ともいえるのです。

治療中のAYA世代、治療終了後1年以上経過したがん経験者、健康なAYA世代に対する悩みごとの結果を表2に示しています。

▼表1　年代別のがんの種類と罹患率

	1位	2位	3位	4位	5位
0〜14歳 （小児）	白血病 （38%）	脳腫瘍 （16%）	リンパ腫 （9%）	胚細胞腫瘍・性 腺腫瘍 （8%）	神経芽腫 （7%）
15〜19歳	白血病 （24%）	胚細胞腫瘍・性 腺腫瘍 （17%）	リンパ腫 （13%）	脳腫瘍 （10%）	骨腫瘍 （9%）
20〜29歳	胚細胞腫瘍・性 腺腫瘍 （16%）	甲状腺がん （12%）	白血病 （11%）	リンパ腫 （10%）	子宮頸がん （9%）
30〜39歳	女性乳がん （22%）	子宮頸がん （13%）	胚細胞腫瘍・性 腺腫瘍 （8%）	甲状腺がん （8%）	大腸がん （8%）

＊国際小児がん分類（International Classification of Childhood Cancer）第3版のグループに基づく悪性腫瘍の順位（ただし「その他の癌」は部位で分類）。がん種間の比較のため、いずれのがん種も悪性の腫瘍のみ。
国立がん研究センター がん情報サービス「小児・AYA世代のがん罹患」より転載
https://ganjoho.jp/reg_stat/statistics/stat/child_aya.html（2024.12.1）

▼表2　AYA世代がん患者、がん経験者、健康AYAの悩み　上位10項目

順位	治療中のがん患者	がん経験者	健康AYA
1	今後の自分の将来のこと	今後の自分の将来のこと	今後の自分の将来のこと
2	仕事のこと	不妊治療や生殖機能に関する問題	仕事のこと
3	経済的なこと	仕事のこと	経済的なこと
4	診断・治療のこと	後遺症・合併症のこと	健康のこと
5	不妊治療や生殖機能に関する問題	体力の維持または運動すること	学業のこと
6	家族の将来のこと	がんの遺伝の可能性について	家族・友人など周囲の人との関係のこと
7	後遺症・合併症のこと	結婚のこと	体力の維持または運動すること
8	生き方・死に方	生き方・死に方	容姿のこと
9	容姿のこと	容姿のこと	家族の将来のこと
10	がんの遺伝の可能性について	経済的なこと	自分らしさ

平成27-29年度厚生労働科学研究費補助金（がん対策推進総合研究事業）「総合的な思春期・若年成人（AYA）世代のがん対策のあり方に関する研究」班編：AYAがん患者のニーズ. 医療従事者が知っておきたいAYA世代がんサポートガイド. 金原出版, 東京, 2018：16. より引用

AYA世代のがん患者への看護実践

❶ 患者を知る

　AYA世代の患者さんには、個別性の高い対応が求められるため、早期に患者背景を確認する必要があります。家族関係や、学校生活、友人関係、パートナーについてや、ストレスのコーピング方法についても確認をしておきましょう。

❷ 多職種連携

　医師や看護師のみでは対応しきれない問題も多いため、ソーシャルワーカーやスクールカウンセラー、精神腫瘍科なども連携してケアに当たるとよいでしょう。

❸ 家族への支援

　家族から自立する年代でもありますが、家族は患者さんを支える存在でもあるため、家族構成を把握し、家族とも日ごろの様子や対処行動など情報を得ておきましょう。また、家族にとっても大切な存在ががんと告知され、つらい状況にあります。コミュニケーションをとりながら家族の不安や心配にも支援ができるとよいです。

❹ セクシュアリティ

　AYA世代は2次性徴を経て、性行為が活発化し、恋愛や結婚、子づくりを考える時期になります。しかしながら、がん治療は、性的機能や性的能力が低下するなどの影響も多くあります。看護において重要なのは、先入観をもたず、患者個々の価値観を尊重し、ニーズに合わせて必要な情報を提供することです。

AYA世代への意思決定支援とコミュニケーション

　「AYAの多くは治療方針決定への積極的な参加を希望しているが、医療者からの意思決定支援は十分ではない[1]。」とされています。治療に関する話し合いには患者さんを可能な限り参加させ、一緒に考えられるように支援姿勢が求められています。患者さんの意向を意思決定に反映させるためには、必要な情報を理解しやすいように伝える必要があります。しかし、保護者が、情報提供に同意しない場合もあるため、保護者の懸念や不安を傾聴しながら、患者さんにとっての最善について保護者も含めて検討しながら、患者さんの意思が尊重できるかかわりができるようにしましょう。

　また、AYA世代は、自身でさまざまな情報を入手する能力をもっています。SNSを活用して、多くの情報を得ることも意思決定には有効ですが、情報の信頼性については確認が必要であり、信頼性の高い情報リソースを提供することも看護師としての役割です。

（柴田亜弥子）

引用・参考文献
1）厚生労働省科学研究費補助金がん対策推進総合研究事業「総合的な思春期・若年成人（AYA）世代のがん対策のあり方に関する研究」班：AYA世代のがん対策に関する政策提言．p.11.
https://www.mhlw.go.jp/file/05-Shingikai-10904750-Kenkoukyoku-Gantaisakukenkouzoushinka/0000138588.pdf（2023.1.21アクセス）
2）平成27-29年度厚生労働科学研究費補助金（がん対策推進総合研究事業）「総合的な思春期・若年成人（AYA）世代のがん対策の在り方に関する研究」班：医療従事者が知っておきたいAYA世代がんサポートガイド．金原出版，東京，2018.
3）がん情報サービス：http://ganjoho.jp（2023.1.21アクセス）

> **その8** ライフステージに合わせた
> 生活支援と治療の継続

⑤ アピアランスケア

アピアランスケアを医療者が行う意義

アピアランスケアとは、医学的・整容的・心理社会的支援を用いて、外見の変化を補完し、外見の変化に起因するがん患者の苦痛を軽減するケアです。

アピアランスケアは、外見の変化を補完することですが、実際的な外見の加工への支援のみならず、外見の変化にかかわる本人の認知の変容を促進することであり、必ずしも変化する前の外見に戻すことではありません。

近年は、美容関連の企業・団体もアピアランスケアに取り組まれていますが、医療者は患者さんの疾患や心理に対する深い理解をもとに、個々の患者さんにとって本当に必要なアドバイスを提供することができます。外見の問題のみならず、外見に関連する社会復帰や、就職、恋愛などのライフイベントも考慮しながらアドバイスを行うことができます。さらに、患者さんの体験する外的変化に対して適切な反応は、その後の治療生活に大きな影響を与えます。患者さんに安心感を与え、前向きに治療に向き合えるように支援することができるのは医療者です。

> | アピアランスケアの対象となる患者の3要件 | 1．がんやがん治療に伴う外見の変化があること
2．外見の変化に起因する苦痛を本人が感じていること
3．1、2が精神疾患によらないこと |

介入のタイミング

がんの診断を受けた直後の患者さんは、自身の病状への不安、治療に対する不安や恐怖心などで混乱している状況といえます。治療が始まる前に、治療に対する有害事象、対応を説明する必要はありますが、混乱が整理できるよう、感情の表出など、訴えを聴きましょう。

外見の変化が嫌でがん治療が受け入れられない場合と、がん告知が受け入れられず、治療や有害事象すべてに向き合えない場合とでは支援方法が異なります。==患者さんの心理状況をしっかりと確認しながら、ニーズを把握して支援を行いましょう。==

アピアランスケアの実践

❶ 信頼関係の形成と情報収集

ケアの基本は患者さんを知ろうとすることから始まります。患者さんのニーズをしっかりと把握しケアにつなげることができるように、支援する姿勢を示しながら関係を築

いていきましょう。

> **情報収集のポイント**
> ・外見が気になる状況を確認する：日常生活なのか、イベントなのか、その期間や場所を確認する。
> ・苦痛の程度・こだわり：苦痛に対するこだわりの内容を確認する。
> ・現在の対処方法：対処方法の問題点を確認する。もしくは、今後のイメージを表現してもらうことで、支援者と同じイメージであるかを確認する。
> ・本人の状況：アピアランスのスキル、身体症状、経済状況、今後の治療方針を確認する。
> ・支援資源の有無：手助けをしてくれる人的リソースを確認する。

❷ アセスメント

現在の病状や、今後治療に伴い予測される身体的変化や心理的変化、社会的変化も含めてアセスメントしましょう。患者さんの価値観や、こだわりについても、理解し、時にはとことんこだわりに寄り添うことも受け入れのプロセスには必要になります。

❸ 計画立案

基本は誰にでもできる実践しやすい、基本的な方法を提案します。そのうえで、患者さんが希望することや、こだわりをふまえて、アドバイスを行います。
実施の手技を見せながら説明を行うとよいでしょう。

❹ 実践・評価

情報提供や、実施のみではなく、目的や状況に応じて、関係機関への紹介なども含めて支援をしていきます。
患者さんの「こうなりたい」に近づくための支援になりますが、共に考え、実践を行うプロセスが、患者自身が自分を受け入れていくプロセスにもなります。

> **アピアランスケアのポイント**
> ・できる限り実施可能でシンプルな方法を選択して紹介する。
> ・支援は患者がその人らしく過ごせる方法であり、美しくなるか否かは基準ではない。
> ・リスクとベネフィットを患者と共有し患者が自ら選択するための適切な情報提供をする。
> ・外見のケアは1つの手段にすぎないため、「その人らしさ」など外見以上に大切なことへも意識が向けられるように支援する。

継続してかかわる場合は、症状や心理的変化によって提供する支援内容も変化します。介入後には評価を行い、そのときどきの患者さんのニーズにあった支援をめざしましょう。

外見の変化を伴うがん治療とケア

❶ 薬物療法

抗がん薬は正常な細胞にも影響を与えます。

そのため、身体のさまざまな部位に変化が生じます。薬剤の種類によって影響も異なってくるため、薬剤と生じやすい変化を理解しておくことが重要です（▼表1）。

▼表1　薬物療法により出現する外見の変化

殺細胞性抗がん薬	脱毛	微小管阻害薬（パクリタキセルなど）は80%以上
		トポイソメラーゼ阻害薬（ドキソルビシンなど）は60〜80%
		アルキル化薬（シクロホスファミド）は60%以上
	アレルギー	過敏反応・日光過敏等
	色素異常	シクロホスファミドによる歯肉色素沈着
		5-FU・ビノレルビン・ビンクリスチン・ドセタキセルによる色素異常
	爪の変化	タキサン系の爪甲剥離症　35〜45%
		色素沈着
分子標的治療薬	皮膚障害	EGFR阻害薬では、ざ瘡様皮疹・皮膚乾燥・爪囲炎
		マルチキナーゼ阻害薬では、手足症候群（HFS）や麻疹様皮疹
		選択的VEGFモノクローナル抗体は正常組織の血管障害による粘膜出血・皮膚出血
	髪質の変化	経口マルチキナーゼ阻害薬は、脱毛・質感・色素変化
	爪の変化	EGFR阻害薬は、菲薄化や易刺激性を伴う爪囲炎・爪甲剥離症
免疫チェックポイント阻害薬	皮膚毒性	痒疹・麻疹様皮疹・白斑様メラノーマ関連低色素沈着

その8　ライフステージに合わせた生活支援と治療の継続　⑤アピアランスケア

⚠ 脱毛に対するケア

頭髪の脱毛
ケアのゴールは脱毛を隠しても、隠さなくても、患者さんがその人らしく他人とのかかわりをもちながら過ごしていけることです。そのためには、カモフラージュの方法として、ウィッグ、帽子、つけ毛などがありますが、治療しながらも、患者さんが快適に過ごせる方法を一緒に考える姿勢が重要です。

眉毛の脱毛
眉毛の脱毛は顔の印象を大きく変化させます。しかし、脱毛前の再現ではなくても、今までどおりの生活を送ることができることを説明しましょう。美的メイクではないため、左右非対称であっても問題はありません。色は暗めの色が使いやすいといわれています。市販のテンプレートを使用することもお勧めします。

まつ毛の脱毛
目元がぼやけた印象になりやすいため、アイシャドーを眼瞼縁に沿って塗布するだけで印象が変わります。機能的な面では、眼鏡を使用することで、まぶしさや異物から目を保護することができます。

イメージをしやすいように、治療前の顔を写真で撮っておくこともお勧めです。

アートメイクについては、使用する色素がMRI検査時に反応し、熱傷、灼熱感、紅斑を起こした症例があります。しかし、脱毛による不安やQOL改善の効果が見込める場合、主治医と相談のうえ、十分注意を払って行うこうとを検討してもよいでしょう。

⚠ 色素異常に対するケア

- 色素沈着を予防するスキンケアで大切なのは、抗がん薬以外の色素沈着を起こさないようにすることです。これまで使用していた、安全に使用できる化粧品を継続使用することをお勧めします。日焼け止め剤を使用して不用意な紫外線曝露は避けます。
- カモフラージュメイクは、肌色よりも1〜2段階暗めの色から肌に合う色を選ぶとよいでしょう。または、今までのファンデーションの上から暗めのフェイスパウダーを使用します。明るめの色は肌を灰色がかったくすんだ印象にします。
- フッ化ピリン系など、大きく色素変化が生じた場合は、カモフラージュメイク専用のファンデーションを使用して部分的にカバーをしていきます。
- 手の色素変化には、ボディ用ファンデーションでカバーすることもできますが、少し暗めの色に調整するとよいでしょう。

⚠ 爪の変化に対するケア

- 爪の黒っぽい色素変化には、レンガ色のような褐色系の色のマニキュアを用いるとカモフラージュしやすいといわれています。
- 菲薄化・剥離のケアはクリームで保湿し、亀裂や割れを防ぎましょう。また、爪切りではなく、やすりで長さを整えるのもポイントです。

❷ 手術

　がん治療における手術は、がんを切除するために大きな範囲で組織を切除することもあり、外観の変化が生じやすいといえます。これまでの身体の外観の変化に対して苦痛を感じてしまうこともあります（▼表2）。

▼表2　手術により出現する外見の変化

乳がん手術	・乳房温存療法であっても、切除部位によっては変形が大きくなることもある ・乳頭や乳輪の切除においても、大きく印象が変化する
上顎がん手術	・拡大上顎全摘が行われた場合は、眼球変位置、頰部の陥没、眼瞼外反などの形態障害が生じることがある
下歯肉がん 口腔底がん 舌がんの手術	・下顎骨の切除が必要となることがある ・骨が分断される区域切除が行われた場合は、咀嚼、嚥下、構音障害、下顔面の陥没、下顎、口唇の変位等が生じることがある
四肢の手術	・四肢の軟部腫瘍や骨腫瘍の切除に伴って、皮膚、筋肉、場合によっては、四肢の欠損を生じることがある
ストーマ造設術	・手術によって腹壁に作られた排泄口をストーマという ・永久的なものと一時的なものがある ・ストーマは粘膜が露出しているため、創というイメージをもちやすく、嫌悪感をもつこともある。排泄は不随意に起こるためパウチという装具が必要になる

> **！ 組織欠損部位に対するケア**
>
> 　頭頸部領域の術後は、欠損した部位を化粧でカバーすることは困難となります。その場合、ガーゼや絆創膏で覆うことでカバーします。患者本人の生活やスキルに合わせた方法を一緒に考えていきましょう。

❸ 放射線治療

　放射線性皮膚炎：乳がんや頭頸部がんの放射線治療においては、衣類や、体動の摩擦による刺激を受けやすいため、悪化しやすい部位となります。皮膚炎が悪化すると、乾燥から湿性に変化し、簡単にびらん、出血に至ります。

> **！ 放射線性皮膚炎に対するケア**
>
> 　炎症の状態に合わせたスキンケアに努め、頸部であれば、シルクのスカーフなどこすれにくいものを使用してカバーしましょう。

（柴田亜弥子）

参考文献
1）日本がんサポーティブケア学会編：がん治療におけるアピアランスケアガイドライン2021年版. 金原出版, 東京, 2021.
2）野澤桂子, 藤間勝子編：がん患者のアピランスケア. 南山堂, 東京, 2017.

その8	ライフステージに合わせた 生活支援と治療の継続

⑥ 高齢者への看護

意思決定支援のサポート

がん患者は、がんと診断されたときから、検査や治療、療養場所の選択などさまざまな場面で意思決定が求められます。特に高齢者では加齢に伴う心身機能の変化が起こり（▼表1）、特に認知機能が低下することにより、意思決定の過程で困難さを感じることがあります。その人の背景に加えて高齢者の特徴のなかでも特に、感覚器系と神経系の変化を理解した支援が必要になります。

▼表1　高齢者の特徴

感覚器	視野障害 （老眼や白内障）	・小さい文字が見えにくくなる ・暖色系の色が見やすい
	難聴	・高音領域が聞こえにくい ・早口だと聞き取りにくい
神経系	記憶障害	・新しいことを覚えることが困難（記銘力） ・思い出すのに時間がかかる（想起力） ・集中力や注意力が低下する

> **！ 支援のポイント**
>
> ・眼鏡や補聴器の使用があるかを確認する
> ・説明時は一度に多くの内容を伝えず、一区切りして本人が理解しているかを確認しながら進める
> ・説明書や同意書は文字が小さいことが多いため、わかりにくいところや重要なところを暖色系で印をつける。また新たに重要部分だけ文字を大きくして書いて理解する助けを行う
> ・集中して聞き考えることができる環境を整える
>
> ■ **説明がわからない、難しいから家族に従うと言われたとき**
>
> 説明の方法を変えることで理解できるか確認をします。また今まで重要事項の決定をどのようにしてきたのかを聴取します。もし家族と相談しながら決めたり任せてきた人であれば、その人の意思決定の方法と考え、家族に委ねることも1つの手段です。
> しかし最低限の本人の意思は確認します。
>
> ■ **認知症のため以前確認した意思と変わっていたとき**
>
> 記憶障害により混乱したり、体調や環境によっても表現方法に変化が起こることがあります。そのため身体症状が落ち着き安定しているときに、意思の確認を行い、何度か意思確認を重ねたうえで本人の意思を複数人で話し合います。

せん妄への対応

高齢者はせん妄の3要因を多く持ち合わせています（▼図1）。がん治療はさらにせん妄を誘発させる因子が多々あります。「準備因子」と「直接因子」をなくすことは困難ですが、環境因子をできる限り除去することが大切です。そのためには、早期からリス

クを評価し予防的なかかわりをすることで、予定どおりの治療が完遂でき、早期に望む場所へ退院することができます（▽表2）。

▽図1　高齢者のせん妄要因

準備因子	直接因子	環境因子
加齢、難聴、認知症	脳血管障害の増加、発熱、腎・肝機能の低下、嚥下機能の低下、抵抗力低下による感染症の増加　薬剤（抗がん薬、麻薬など）	安静臥床、光や音の過刺激、部屋移動など

▽表2　せん妄の予防ケア

身体を整える	・高齢者は便秘気味の人が多いため今までの習慣を把握し、治療前から排便コントロールを重視する ・頻尿や排尿障害の有無を把握し、対策を考える ・口渇を感じにくく脱水になりやすい。また治療により味覚障害や食欲不振が出現するが自覚に乏しいため、水分摂取状況を確認し早めに補正をする
感覚器を補う	・眼鏡、補聴器、義歯を使用しているか不具合がないかを確認する。治療中もできる限り使用できるように介助する
心地よい環境調整	・その人の落ち着く環境は何かを知る（音や光、気温、パーソナルスペース）。それに合わせた環境を本人と一緒に整える ・混乱の要因にもなるため、できる限り転室は最小限にする。部屋とトイレの距離、せん妄リスクをアセスメントして部屋を決定する
コミュニケーション能力を知る	・特に認知機能が低下している人の、話す、聞く能力、訴え方や表現方法の特徴を把握する
使用する薬剤の調製	・多剤内服の場合が多いため、せん妄の要因になる薬を確認する。ときどき内服の目的が曖昧なときがあるため、減量や中止ができる薬がないかを薬剤師や主治医と相談する

転倒転落とフレイル予防

　転倒に関連する危険因子は、身体要因が主な内的要因と、環境要因が主である外的要因があります（▽図2）。高齢者は内的要因である心身機能の低下に伴い転倒転落のリスクが高くなります（▽図3）。がん治療の影響をふまえ、加齢に伴う変化と高齢者の疾患の特性を理解した要因を評価し、予防ケアを実践することが、安全に過ごせる環境を整えることにつながります。

> **！ フレイルとは**
>
> 健康と要介護の中間の時期であり、加齢に伴いさまざまな臓器機能の変化や予備力の低下が起こり、外的ストレスによる脆弱性が亢進した状態をいいます。早く介入して対応することで元の健常な状態に戻る可能性があります。

　高齢者は複数の疾患や病態が関与していることが多いのが特徴です。これらは老年症候群と呼ばれ、QOLやADLに悪い影響を与えてしまうことがあります。

　要因となる各疾患の治療だけでなく、各症候がさらなるADL低下につながらないようにさまざまな視点から予防するなど、ケースごとにアプローチ方法やゴールを見出して、多職種で連携していく必要があります（▽図4）。

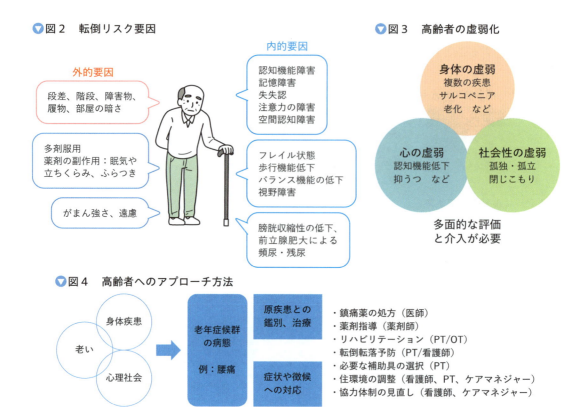

高齢者の総合機能評価

　身体面だけでなく、生活機能や介護状況、薬物の服用状況、社会性など、がん治療によって起こりうる可能性も見据えて、幅広い視点でとらえた包括的な評価が大切です。その最も簡易なスクリーニングが、CGA7です（▼表3）。これにより個別の課題と対策を見出し、その人の全体像をとらえた必要な支援を多職種チームで実践します。

▼表3　CGA7

番号	内容	質問
①	意欲	外来患者の場合　診察時にあいさつを待つか　自ら進んであいさつをするか
②	認知機能	これからいう言葉をあとで聞きます、覚えておいてください（例：桜、猫、電車）
③	手段的ADL	ここまでどうやってきましたか？　自分でバスや電車、車を使って移動ができるか
④	認知機能	先ほど覚えていただいた言葉を言ってください
⑤	基本的ADL	お風呂は1人で入れますか
⑥	基本的ADL	失礼ですが、トイレで失敗してしまうことはありませんか
⑦	情緒・気分	自分が無力だと思いますか

日本老年医学会編：高齢者の総合機能評価．健康長寿診療ハンドブック改訂版．日本老年医学会，東京，2019：9．をもとに作成

［流れ］CGA7でスクリーニングを実施 → どこかに問題があると判断される → 該当項目の詳細なスクリーニングを実施 → 対策を立てる → 目標の設定

（松浦由紀子）

参考文献
1）日本老年医学会編：改訂版 健康長寿診療ハンドブック．メジカルビュー社，東京，2019：9．
2）日本サイコオンコロジー学会，日本がんサポーティブケア学会編：がん患者におけるせん妄ガイドライン2022年版．金原出版，東京，2022：6．

その
9

がん看護に共通して必要な知識

がん看護のいろいろな場面で共通する基本的な知識を記しています。これらは、がん看護には欠かせない内容です。これらの知識を活用して、がん患者さんに最善のケアが提供できるよう役立ててください。

その9 がん看護に共通して必要な知識

① アドバンス・ケア・プランニング（ACP）

"もしものとき"のために話し合うプロセス

　人は、人生の最期まで自分らしく生きる権利があります。ところが、生命の危機が迫った状態では、約70％の人は意識が混濁するなど、自分の意思が伝えられない状況になるといわれています[1]。最期まで『人として尊厳ある人生』を過ごすためには、あらかじめその人が「どのように生きたいか、何を大切にしたいか、最期をどのように迎えたいと思っているのか」を周囲の人が知っておく必要があります。そのため、人生の最終段階である終末期に、どのような医療やケアを受けたいか、事前に話し合いを重ねるプロセスを「アドバンス・ケア・プランニング（advance care planning：ACP）」といいます。

人は誰でも、いつかは死を迎えます。アドバンス・ケア・プランニング（ACP）は、広い意味では、健康な時期から「もしものとき」のために話し合っておくことをいいます。厚生労働省は、2018年にACPについて『人生会議』と愛称をつけて、もしものときのために周囲の大切な人（家族など）と話し合いをしておくことを推奨しています。
健康な時期とは異なり、私たちが働いている医療の現場では、がんに限らず、重い病気やけがで残された人生の時間が少なくなり、人生の最終段階を自分のこととして考える時期の患者さんもいます。ここでは、がんの進行によって人生の最終段階を自分のこととして考える時期のACPと看護師の役割について説明します。

ACPを始める時期

　家族（あるいは大切な人）と医療者とともに、人生の最終段階でどのような医療やケアを受けたいか、何を大切にしてほしいかを話し合っておくことが薦められています。
　具体的には、「この患者さんが１年以内に亡くなったら、驚く？」と自分に問いかけてみます。もし驚かないなら、ACPを始めるめやすの時期でしょう[2]。

これはあくまでも私たちのめやすの時期ということです。ACPを始めるには、患者さん自身が「もしものときのことを話し合いたい」と考えていることが重要です。がん患者のなかには、自分の死が近づいていることを受け容れられずにいる人も多いです。そんな患者さんに「もしものときのことを考えましょう」と言うことは、さらにつらい思いにさせてしまいます。患者さんが「がんが進行したときのことが心配だ」など、今後のことを口にしたときがACPを始めるタイミングでしょう。

ACPにおける看護師の役割

看護師は、患者さんの一番近くにいる医療者といえます。日常のケアを通して、患者さんとの対話から、その人の思いや大切にしていることを知ることができます。そしてそれをケアに活かすことで、患者さんのエンド・オブ・ライフの質を高めることができます。私たちが日々行っている看護は、ACPにつながっているのです。看護師だからこそできるACPの支援があるのです。

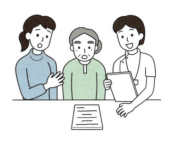

❶ 患者さんの価値観（大切にしていること）を理解する

- 入院患者さんとの日常の会話、ペットの写真やお孫さんからの手紙などベッドのそばに置いてあるものなどから、その人が大切にしていることや思いを知ることができます。
- 外来患者さんの場合も診療や治療の待ち時間の会話などから、患者さんの思いや大切にしていることを知るきっかけはたくさんあります。
- 患者さんの思いや価値観をキャッチするアンテナをもちましょう。

❷ アドバンス・ケア・プランニング（ACP）を始めるタイミングをつかむ

- 患者さんが将来についての思いや不安を話されたら、「○○について、ご心配なのですね。もしもそうなったときのことを、ご家族と一緒に話し合いませんか？」「○○となったときのことを考えたことはありますか？」などACPを始めるタイミングにつなげましょう。
- 患者さんが「そんなことは考えたくない」と話すときは、それ以上無理に会話を進めず、「もし今後のことを話したいと思われたときには、いつでもご相談ください」など、いったん終了しましょう。

注意！
ACPは、すべての患者さんに行わなくてはいけないものではありません。患者さんに話し合いの心の準備ができているか、心理状態をアセスメントすることが大切です。

❸ 家族（あるいは大切な人）と一緒に話し合えるように支援する

- 患者さんが自分で意思表示できなくなったときに代わりに判断をしてくれる人に、患者さんの思いを知っておいてもらうことが大切です。話し合いは、患者さんと医療者だけでなく、家族（あるいは大切な人）と一緒に話し合えるようにしましょう。
- 家族（あるいは大切な人）に患者さんの思いを知っておいてもらうことで、患者さんが自分の意思を言葉にできなくなったときに、代弁してくれる重要な役割を果たしてもらえるはずです。

❹ 患者さんの意向を確認、なぜそうしたいのかを尋ねる

- 「最期の時は、家で迎えたい」「最期は病院がよい」「人工呼吸器は嫌だ」など患者さんの思いや意向は人それぞれです。大切にしたいこと、してほしいことを聴くときは、なぜそう考えるのかも尋ねましょう。
- 想定外の出来事が起こったときに、「前に○○と言っていたから、こんなとき××さんならこうしてほしいのではないか？」と患者さんの意向を推定する手がかりになります。

❺ 患者さんの思いを多職種で共有する

- 患者さんの思いを確認したら、関係する職種（地域で連携するケアマネジャーや訪問看護師なども含め）と共有して、多職種で患者さんの意向がかなえられるように支援していきます。できれば話し合った内容を記録に残しておくことで、情報共有につながります。

重要！

ACPは、どのような医療やケアを受けたいかを事前に話し合い、患者さんの意向を確認するプロセスです。患者さんに意向を紙に記入してもらうだけでは、なぜそうしたいのかが誰にも伝わらないため、ACPとはいえません！

記録に残すことが必須ではなく、話し合う過程を大切にしましょう。

注意！

情報共有するときは、「大切なことなので、○○さんをサポートしてくれる医師や看護師にも伝えてもよいですか？」など患者さんの同意を得ましょう。

❻ つど繰り返し話し合う

- 人の考えや思いは、そのとき置かれた状況によって変化します。これまでに患者さんと家族（あるいは大切な人）と「もしものとき」のことを話し合っていたとしても、病状の変化や治療の変更があったときなどに、「以前に○○とおっしゃっていましたが、今もそのお気持ちに変わりはありませんか？」などと繰り返し話し合うことが大切です。
- 前回の話し合いの記録があれば、紙を患者さんと確認しながら「以前は、このようにおっしゃっていましたが、今もお気持ちは変わりないですか？」と活用できたりします。

！ アドバンス・ケア・プランニングのポイント

- 患者さんに「もしものとき」を話し合うための心の準備ができているか
- 本人と大切な人、医療従事者で患者さんの希望を確認、なぜそうしたいのかを尋ねることが重要
- 患者さんの思いを多職種で共有する
- 思いはそのときの状況によって変化し得るので、繰り返し行う

（向井未年子）

参考文献
1）Silveira MJ, Kim SY, Langa KM. Advance directives and outcomes of surrogate decision making before death. *N Engl J Med* 2010; 362: 1211-1218.
2）Hamano J, Morita T, Inoue S, et al. Surprise questions for survival prediction in patients with advanced cancer: a multicenter prospective cohort study. *Oncologist* 2015; 20: 839-844.

その9　がん看護に共通して必要な知識

② 倫理的問題やジレンマへのケア

　看護師として臨床で働いていると「もやもやする」「本当にこれでいいの？」と感じながら働くことがありませんか？　日々忙しく看護業務をこなしていると問題を見過ごしてしまい、そのままにしていませんか？　疑問に思っても声に出せないような職場の風土であれば改善が必要です。誰かが悪いと人を責めず、問題や起こっていることに着目して、まずは「本当にこれでいいのでしょうか？」と口に出すことが重要です。

　「もやもやする」「本当にこれでいいのか」と感じるときは、患者さんが大事にされていない、患者さんが置きざりにされて医療者や家族だけで物事が進んでいるときではないでしょうか。これが倫理的な問題です（▼表1）。

　例えば、がんの脳転移が認められる患者さんや、高齢の患者さんには当たり前のように転倒防止のセンサーが付けられる。がんの進行にともなって患者さん自身が身の回りのことができなくなっている状況下で、家族だけに病状が告げられて早々に在宅療養への切り替えとなり医療者が奔走する。このような事例に出会ったとき、看護師としてできることと、しなくてはならないことを考えてみましょう。

▼表1　がん患者の倫理的な問題の一例

➡ がん患者と家族の意向が違う	例）・患者は治療をやめたいが、家族は治療を続けさせたい 　　・終末期の療養場所の選択での意向の違い
➡ 医師の方針と看護師のアセスメントが違うとき	例）治療を続ける医師の方針 vs 患者の体力や生活面から治療の継続が難しいという看護師のアセスメント
➡ がん患者の安全を守ろうとする看護師の使命感	例）「ふらつくが体力維持のため自力で歩きたい」患者さんの思い vs 転倒予防を推進する看護師の指導
➡ 問題に向き合わないでいること	例）苦痛に対して「何もしてほしくない」と訴える患者の意向に対して、緩和ケアなどの援助に消極的になること
➡ がん患者に対する適切な看護が行われていないとき	例）・忙しく作業的に業務を行う 　　・安全重視で患者の行動を制限する

　がんという病気や治療がとても複雑・多様で選択肢が多いこと、患者さんの苦痛がさまざまで対応が難しいといった要因が倫理的な問題に波及しています。

　私たち看護師が働くなかで、病状や治療、副作用や苦痛緩和の知識が十分でない故に行き当たりばったりで業務をこなすようなことはありませんか？　患者さんの日常生活への援助という本来の役割や支援が見えなくなっていませんか？　それでも、手を止めて考え、本当にこれでいいのか？　と口に出してみることが倫理的な問題やジレンマに気づきやすいと考えます。

倫理的ジレンマとは、価値と価値の対立のなかで、どちらかを選択・決定しなくてはならない状況をいいます。その選択や決定は、「あちらたててもこちら立たず」の状況であり、人の権利が侵害されている状態です（▼図1）。

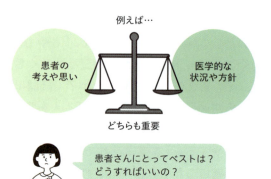

▶図1　倫理的ジレンマ

価値と価値の対立のなかで、
どちらかを選択・決定しなくてはならない状況
①あちらたててもこちら立たずの状況
②人の権利が侵害されている状況

倫理的ジレンマに対処するためには、倫理原則などを用いた多職種の話し合いがされます。これは、ハードルが高い、難しいという場合は、まず、もやもやしたことや、本当にこれでいいのかと気づいたことを話す、述べることから始めましょう。

倫理原則は、医療者としての根本的な規則を意味します（▼表2）。看護師として守らなくてはならないこと、倫理的な判断をする際の拠りどころ、つまり根拠となることと考えるとよいでしょう。

▼表2　倫理上の基本原則

倫理原則	意味
無害の原則	害を避ける義務、害をもたらすリスクを減らすこと
善行の原則	他者にとっての利益を増やすことへの援助、安寧の促進
誠実（真実）の原則	真実を伝え、他者に嘘をつかず、欺かない義務
自律の原則	個人の自らの選択に基づいて、自分自身の行動を決定する自由（個々の選択を尊重する義務）
忠誠の原則	自分たちの役割・任務に忠実であり続ける義務、対策のプライバシーを保護し、約束を守る
正義の原則	社会における利益と負担の分配をいかに公平・平等に行うかということ

日本がん看護学会監修，近藤まゆみ，梅田恵編：がん看護の日常にある倫理—看護師が見逃さなかった13事例．医学書院，東京，2016：32．より引用

（西尾里美）

参考文献
1）手島恵：これからの倫理と看護．日本看護協会出版会，東京，2021．
2）日本がん看護学会監修，近藤まゆみ，梅田恵編：がん看護の日常にある倫理—看護師が見逃さなかった13事例．医学書院，東京，2016．

その9 がん看護に共通して必要な知識

③ オンコロジーエマージェンシー

がん患者の急変をどうとらえるか

　オンコロジーエマージェンシーは、がん自体やがん治療が原因で急性に出現する病態の総称とされ、「がんが原因の救急処置を有する状態」を指します（図1）。外来でのがん薬物療法や放射線治療も増えていることから、院内だけではなく自宅での急変も起こり得ます。そのため患者さん・家族には、予測される急変症状について日ごろから指導していくことが必要です。

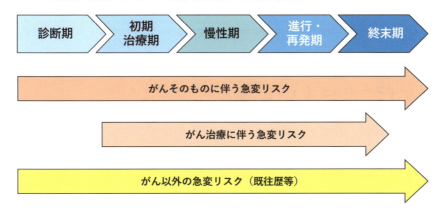

図1　がん治療・療養プロセスとオンコロジーエマージェンシー
- がんそのものに起因するもの：がんの原発部位や転移の有無、進行速度など
- がん治療に起因するもの：手術・薬物療法・放射線治療など

　がん患者の急変では、オンコロジーエマージェンシーだけでなく、がん以外での急変の可能性など（既往歴由来など）もふまえて多角的にとらえる必要があります。治療内容の進歩とともにがんとの共存が当たり前になってきた現代では、急変要因は単一ではないととらえることが重要です。またがんによる急変は診断前から治療に至る急性期・終末期までいつでも起こりうることを念頭におく必要があります。

　がん患者では、がんの進行や治療効果などから急変時の心肺蘇生処置を希望されない事例も多く、日ごろからDNAR（do not attempt resuscitation）の状況でないかを考慮しておく必要があります。医療者と患者さん・家族の間で十分話し合いを重ね、現状の把握と対応について共有しておくことが必要です。

オンコロジーエマージェンシーの主な分類

　がんが生じた場所や病態、あるいは治療内容から急変リスクはある程度予測が可能です

（◎表1）。例えば、気道周囲に影響を及ぼしやすい頭頸部領域や肺・気管周囲の腫瘍であれば、気道閉塞リスクは高くなり、腹膜播種や腸管腫瘍がある場合には消化管閉塞・穿孔などのリスクが高くなることになります。

また治療によって生じやすいオンコロジーエマージェンシーに関しても、治療感受性の高い腫瘍かどうか、有害事象発生の確立が高い薬剤かどうかなど、実施される治療内容と患者の背景からリスクを事前に把握することが可能な場合もあります。

◎表1　がん発生部位別の急変リスク

呼吸器系	気道閉塞、喀血、がん性リンパ管症
心血管系	上大静脈症候群、心タンポナーデ、血栓塞栓症（肺梗塞、脳梗塞）
腔閉塞・瘻孔形成	腸閉塞・穿孔、胆管閉塞、尿路閉塞、瘻孔形成
脳・神経系	頭蓋内圧亢進、脊髄圧迫
代謝系	腫瘍崩壊症候群、電解質異常
全身性炎症系	敗血症、播種性血管内凝固（DIC）、発熱性好中球減少症（FN）
治療に伴うもの	放射線治療に伴う心血管系イベント、がん治療関連心機能障害（CTRCD）、アナフィラキシー、インフュージョンリアクション、免疫関連有害事象（irAE）、肺臓炎（薬剤性・放射線性）、抗がん剤の血管外漏出、術後合併症など

西森久和：オンコロジーエマージェンシーとは. 特集「いざというときのために知っておきたいオンコロジーエマージェンシー」. 月刊薬事 2018；60（4）：25-29. をもとに作成

がん患者に起こりやすい変調

オンコロジーエマージェンシーの前駆症状は非特異的であるため、急変前の判断は難しいこともあります。まずがん患者に起こりやすい急変を把握しておくことが重要です。それをふまえてそれぞれの患者さんのがんの種類や治療の内容からどの程度ハイリスクであるのか把握・共有しておくことが必要です。

●がん患者は「感染しやすい」
がんによる骨髄機能の低下、がんによる閉塞・穿孔など、がんそのものの影響や治療による影響（薬物療法や放射線治療による骨髄機能の低下、無顆粒球症候群など）によってもがん患者は非がん患者に比べて感染症を起こすリスクが高いとされています。

●がん患者は「血栓ができやすい、出血しやすい」
がんやがんによって組織から放出される組織因子の影響で凝固系が活性化、微小血栓の形成による臓器障害と、凝固促進による易出血が起こりやすくなります。またがん患者が併発しやすい感染症によってもDIC傾向となります。薬物療法でも血栓リスクを伴うものがあり、これらを総称してがん関連血栓塞栓症（CAT）と呼びます。

- ● がん患者は「臓器障害を起こしやすい」

  がんそのものによる臓器や血管などへの圧迫や浸潤、がん塞栓子による閉塞、DICによる微小血栓などの影響で臓器障害を起こすリスクがあります。臓器の穿孔や瘻孔形成リスク、血管浸潤による大量出血、肝機能障害、急性腎不全などのリスクが高いといえます。

- ● がん患者は「電解質異常が起きやすい」

  がんそのものの影響でホルモン・電解質バランスが崩れたり、治療によって異常をきたす（腫瘍崩壊症候群、SIADHなど）ことがあります。また骨転移による影響でもカルシウム代謝が変化します。加えてがんや治療による影響で嘔吐・摂食困難などが生じる場合にも変動しやすいといえます。

「突然出現」「急激に進行」する症状に注意

　がん患者がいったん急変すると、救命のための治療期間はがん治療ができないことになります。またもともと身体機能が低下していることも多く、非がん患者より感染症や廃用症候群などを併発しやすいため、救命できても以前と同等の状態に戻るとはいえず、当初の予後やQOLが大きく変化する可能性が大きいことは考慮しておく必要があります。

　そのため急変前駆症状に気づき、重症化させないことが最も重要です。「突然出現」「急激に進行」する症状は迅速な対応が必要なことが多く、キラーシンプトム（急変や死に結びつく可能性のある危険な徴候）をとらえることが必要となってきます（▼図2）。

▼図2
キラーシンプトムとは

患者さんと接したときに「何かおかしいな」「いつもと違う」と感じたら、この内容を瞬時に確認します（迅速評価）。

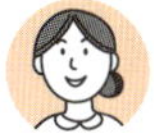

呼吸	・頻呼吸（24回/分以上）or徐呼吸（10回/分以下）の有無 ・呼吸様式の異常 ・呼吸困難感 ・SpO$_2$値の変化（RAで85％以下、酸素投与下で90％以下） ・呼吸音の変化
循環	・顔面や皮膚の蒼白、湿潤、冷感 ・末梢循環不全の徴候 　→CRT（毛細血管再充満時間）が3秒以上かかる ・脈拍の変化（脈拍が弱い、頻脈） 　　CRTは患者の爪の部分を5秒間圧迫し、解除後に爪の赤みが回復するまでの時間 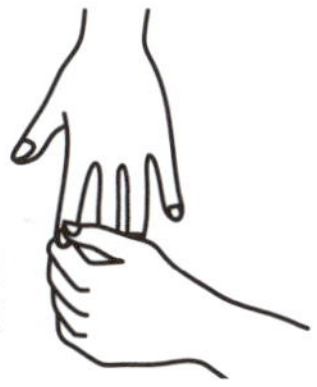
意識	・呼びかけへの反応が薄い　・もうろうとしている ・呂律が回らない　・表情や姿勢などに違和感がある

（山口真由美）

引用・参考文献
1) 百瀬裕和，中村将人：オンコロジーエマージェンシーとは・オンコロジーエマージェンシーに対する看護の役割は？プラクティス特集「がん治療のサポーティブケア Basic & New オンコロジーエマージェンシー」．YORI-SOUナーシング 2020；10（1）：60-61．
2) 大矢綾：オンコロジックエマージェンシーの概要．日本がん看護学会監修，森文子，大矢綾，佐藤哲文編，オンコロジックエマージェンシー 病棟・外来での早期発見と帰宅後の電話サポート，医学書院，東京，2016：2-4．
3) 瀧田咲枝，橋本淳：代謝・内分泌系　抗利尿ホルモン（ADH）不適合分泌症候群：SIADH．日本がん看護学会監修，森文子，大矢綾，佐藤哲文編，オンコロジックエマージェンシー 病棟・外来での早期発見と帰宅後の電話サポート，医学書院，東京，2016：81-84．
4) 瀧田咲枝，下村昭彦：凝固系　播種性血管内凝固．日本がん看護学会監修，森文子，大矢綾，佐藤哲文編，オンコロジックエマージェンシー 病棟・外来での早期発見と帰宅後の電話サポート，医学書院，東京，2016：87-90．
5) 西森久和：オンコロジーエマージェンシーとは．特集「いざというときのために知っておきたいオンコロジーエマージェンシー．月刊薬事 2018；60（4）：25-29．
6) 新海哲：ナースが最低限押さえておきたい オンコロジーエマージェンシーの知識．特集「視野を広げる特集　みること・することポイント即解リストつき　病態別オンコロジーエマージェンシーのケア」．プロフェッショナルがんナーシング 2014；4（5）：70-71．

緊急性・重症度の判断　タイムリーな医療・看護提供を実現する

RRS（rapid response system）

　RRSとは、心停止など重大な有害事象へ至る前に患者さんの異変に気づき、早期に対応する院内救急対応システムです。

　救急医療に精通した医師・看護師によって構成されたチームが、早期警告スコア（National Early Warning Score：NEWS）に基づいて緊急性を層別化し、迅速に対応しています（▼表1・2）。

▼表1　院内救急対応システム（RRS）起動基準（医療安全全国共同行動より）

1．心拍数　　　　　　　HR＜40または＞130bpm
2．収縮期血圧　　　　　SBP＜90mmHg
3．呼吸回数　　　　　　RR＜8または＞28回/分
4．経皮酸素飽和度　　　SpO_2＜90％
5．意識の変容
6．尿量の低下　　　　　＜50mL/4hr
7．上記以外でなにか変である

安宅一晃，中川雅史：医療安全とシミュレーション RRSと医療安全．日本臨床麻酔学会誌 2015；35（4）：508．より引用

▼表2　早期警告スコア（NEWS）と対応

	3	2	1	0	1	2	3
呼吸数	≦8		9〜1	12〜20		21〜24	≧25
SpO_2	≦91	92〜93	94〜95	≧96			
酸素投与		あり		なし			
体温	≦35.0		35.1〜36.0	36.1〜38.0	38.1〜39.0	≧39.1	
収縮期血圧	≦90	91〜100	101〜110	111〜219			
心拍数/脈拍数			41〜50	51〜90	91〜110	111〜130	≧131
意識状態				正常			それ以外

低リスク：0〜4点　　中リスク：5〜6点　もしくは3点が1つでもあるもの　　高リスク：7点以上
※3点以上が1つでもある場合RRS担当医へ情報共有　　5点以上はただちにRRS担当医へ診察依頼

（深堀慎一郎）

> その9　がん看護に共通して必要な知識

④ がん患者の栄養管理

　がんは体の中で、エネルギー、糖、タンパク質、脂肪の代謝異常を起こします（▼図1）。代謝亢進により消費カロリーは増えるため、適切な栄養管理をしないと低栄養や体重減少をきたします。

　また、がん治療は手術、薬物療法、放射線治療が代表的であり、侵襲や有害事象により食欲不振や嚥下障害により低栄養を助長することがあります。さらにはがんの進行が進むと、従来行っていた栄養療法が無効となり、QOL（quality of life）を重視し対応していくことが重要になっていきます。

▼図1　がん患者の代謝動態

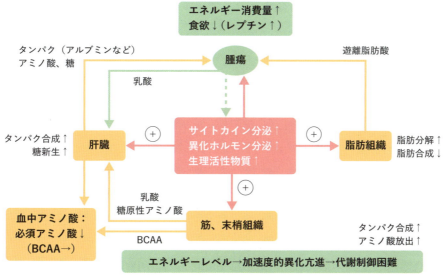

桑原節子：癌患者の栄養アセスメント．癌と臨床栄養，丸山道生編，日本医事新報社，東京，2010：227．より引用

　図1のような状況が進んでいくとがん悪液質の状態となり、積極的な栄養療法の適応はなくなります。がん治療（手術、薬物療法、放射線治療など）を行っている段階では、栄養療法の適応と考えます。

がんにおける栄養素の代謝[1]

❶ 糖質

　がん細胞のエネルギー生産の主体はブドウ糖（グルコース）で、大量に消費し存在を維持しています。結果的に患者さんのエネルギー消費につながります。

- 耐糖能低下
- インスリン抵抗性の増大
- インスリン分泌異常
- グルコース合成と分解の亢進
- 糖新生の亢進
- Cori回路（乳酸由来の糖新生回路）の亢進

❷ タンパク質

除脂肪体重の減少やタンパク質分解の亢進がみられます。

- 筋タンパク分解の亢進
- 筋タンパクの合成低下
- 肝での急性期タンパク合成の亢進
- タンパク合成と分解の亢進
- 血漿アミノ酸の異常：糖原性アミノ酸（アラニン、グリシン、グルタミンなど）の低下

❸ 脂質

筋萎縮とともに皮下脂肪減少も認められ、体重減少に大きくかかわります。

- 貯蔵脂肪の減少
- 遊離脂肪酸の合成と分解の亢進
- 高脂血症
- リポプロテインリパーゼ活性の低下：TG上昇
- ケトン体産生/利用

栄養アセスメント

　「がん関連性体重減少（cancer-associated weight loss：CAWL）：飢餓の状態」は消化管狭窄や閉塞、治療による副作用、告知による影響などが原因で引き起こる栄養摂取障害で、8割以上のがん患者が経験するといわれています。栄養療法により栄養状態改善が期待できます。

　「がん誘発性体重減少（cancer-induced weight loss：CIWL）：がん悪液質の状態」は、がんそのものに惹起される代謝異常が本体であるため、通常の栄養療法では栄養状態の改善が困難とされています。この2つの病態は混在していることも多く、がん患者は高頻度に低栄養や体重減少が発生します[1]。栄養をアセスメントすることは、不用意に低栄養患者をつくらずQOLを向上させ、積極的な治療を可能にすることにつながります。SGA（subjective global assessment：主観的包括的栄養評価）は看護師が行うことが多く、簡潔で低栄養を早期発見しアセスメントすることに役立つものと考えます（▼図2）。入院、外来、在宅の場、すべてに共通します。

図2　栄養アセスメントの流れ

栄養スクリーニング項目
①体重の変化、②食事摂取状況の変化、③消化器症状（下痢、悪心、嘔吐、食欲不振など）、④身体機能（機能制限）、⑤身体所見（皮下脂肪の減少・筋肉萎縮・浮腫・腹水・褥瘡など）

↓

栄養アセスメント項目
①病状（治療状況や疼痛、副作用や有害事象）とバイタルサイン
②身体測定値（身長・体重、BMI、体重減少率、上腕周囲長、上腕三頭筋皮下脂肪厚、上腕筋囲長、握力など）
③血液・生化学検査（血清アルブミン、ヘモグロビン、総リンパ球数、CRP、BUN・クレアチン、電解質、微量元素など）
④栄養摂取状況とODA（客観的栄養評価）
⑤その他（心理状況、環境因子、既往症、合併症など）

↓

栄養管理計画項目
①必要栄養量の設定（必要エネルギー、タンパク質、微量元素、水分量など）
②栄養投与方法の決定（経口、経腸、静脈）
③栄養療法の実際（嚥下評価、栄養補助食品の選択など）

↓

実施

↓

モニタリング項目
①経口摂取状況、経腸、静脈における栄養投与状況
②SGAやODAの推移など
③治療経過および有害事象の有無

↓

評価
①現在の栄養療法が継続可能か
②現在の栄養療法で苦痛症状や有害事象の助長はないか
③栄養療法が負担となっている因子はないか

> 看護アセスメントの枠組みでは、「飲食」や「栄養・代謝」は介入すべき優先度が高い項目です。
>
> そして看護師は栄養療法の「実践者」ですので、患者の栄養状態は気になるところです。
>
> 栄養アセスメントで得られた情報を他職種とも共有できるとよいです。

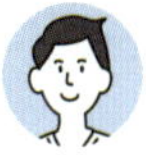

吉田祥子：栄養療法の開始，効果，中止の判定基準．東口髙志編，NST完全ガイド 栄養療法の基礎と実践 改訂版，照林社，東京，2009：36-40．をもとに作成

必要なエネルギー量と栄養投与量の決定

エネルギー投与量は、個々のエネルギー必要量に基づいて決定します。25～30kcal/kg/日を基準として、活動レベルやストレスの程度について増減します[2]。

> **基礎エネルギー量（BEE）**
>
> 「ハリス・ベネディクトの式」で算出されることが多い。
> 男性：66.5＋（13.8×体重）＋（5.0×身長）－（6.8×年齢）
> 女性：655.1＋（9.6×体重）＋（1.8×身長）－（4.7×年齢）
> 〈単位　体重：kg、身長：cm、年齢：歳〉
>
> 簡易式＝体重×25kcal

> **!** **総エネルギー投与量（TEE）**
>
> 基礎エネルギー量（BEE）に活動係数とストレス係数をかけたもの。
> 〈活動係数〉
> 寝たきり：1.0、歩行可：1.2、労働1.4～1.8
> 〈ストレス係数〉
> 術後3日間　軽　度：1.2→胆嚢・総胆管切除、乳房切除
> 　　　　　　中等度：1.4→胃亜全摘、大腸切除
> 　　　　　　高　度：1.6→胃全摘、胆管切除
> 　　　　　　超高度：1.8→膵頭十二指腸切除、肝切除、食道切除
>
> 簡易式＝体重×30kcal

❶ がん患者に必要な栄養量と栄養素

活動量や侵襲・がんの範囲が大きいほど総エネルギー投与量（TEE）は多く必要になります。TEEと筋肉量維持のため栄養素の投与量は、タンパク質は1～1.5g/kg/日、脂質はTEEの10～20％、糖質はTEEの50～60％で投与するのが望ましいです（▼表1）。

▼表1　三大栄養素の投与配分

栄養素	1gあたり	配分量と留意点
タンパク質（g）	4 kcal	・ストレスの程度に応じて0.8～2.0g/kg/日 ・ストレス下では総エネルギー投与量の20％にする ・エネルギー窒素比は100～200
脂肪（kcal）	9 kcal	・総投与量の10～20％　糖尿病がCOPD（慢性閉塞性肺疾患）では30～50％ ・脂肪の最大投与は1.5g/kg/日 ・血中の中性脂肪の量が正常範囲内であることを確認 ・脂肪乳剤の静脈投与は0.1g/kg/時で、1g/kg/日以上は避ける
糖質（kcal）	4 kcal	・炭水化物（糖） 　＝総投与量－タンパク質投与量（kcal）－脂肪投与量（kcal） ・最低100g/日のブドウ糖が必要 ・ブドウ糖の投与速度は5mg/kg/分以内

タンパク質の投与は大切なので、そこから計算していきましょう。

八木雅夫：各栄養素の投与量の決定基準．東口髙志編，NST完全ガイド 栄養療法の基礎と実践 改訂版，照林社，東京，2009：43．一部改変して引用

❷ NPC/N比（非タンパク質カロリー/窒素比）からタンパク量を算出

タンパク質は、炭水化物や脂質が十分に投与されていなければ、タンパク質合成に使用されず、エネルギー消費に使われてしまうだけになってしまいます。侵襲が大きい場合は、NPC/N比の係数は小さい設定で、肝・腎機能の低下がある場合などはNPC/N比の係数は大きい設定で算出します（▼表2）。

〈体重50kgの場合〉
● 50kg×30 = TEE 1500kcal。術後であれば、NPC/N比の係数を100としてタンパク質量75g必要（1.5g/kg/日）。肝・腎機能低下があれば、係数を300と設定しタンパク量29g必要（0.58g/kg/日）となります。

▼表2　必要タンパク質量のめやす

主な疾患（病期）		必要量のめやす
急性腎不全	乏尿期	0.5〜0.6g/kg/日
	利尿期	
	回復期	1.0g/kg/日
基準量		1.0〜1.2g/kg/日
術後		1.2〜2.0g/kg/日

NPC/N比を用いて必要タンパク質量を算出する式

エネルギー量÷（係数* + 25）×6.25

病態	係数*
外傷 術直後 熱傷	100〜120
基準値	150〜200
腎不全 肝硬変	300〜500

宮澤靖監修：各栄養素の必要量をどう決める？−たんぱく質を中心に−. 株式会社ジェフコーポレーション，2014. より引用
https://www.meiji.co.jp/meiji-nutrition-info/pdf/science/enteral/basic02.pdf （2024.12.1アクセス）

がん治療における栄養療法

　がん患者は集学的治療や支持療法、BSC（best supportive care）に向かう状況などさまざまです。看護師は栄養療法の必要性や方法を理解し、患者さんに安全に経口による栄養補給から経腸栄養や点滴での栄養投与を行い、低栄養や体重減少を予防することが重要です（▼図3）。

❶ 手術

　術後の早期回復のため、術前の長期絶食は避け、通常の食事または特別食（低残渣食など）が指示されます。侵襲の大きい手術では、術前から栄養状態の強化を図ります（▼図4）。

❗ 感染性合併症を抑制し術後早期回復をめざす

シンプロテック®やGFO®＋ミヤBM®などのシンバイオティクスは、プレバイオティクス（オリゴ糖や食物繊維など腸内の有用な菌の餌）とプロバイオティクス（乳酸菌や酪酸菌などの生きた菌）の組み合わせで、腸内フローラのバランスを整えます。
インパクト®やペプタメンAF®などのn-3系脂肪酸（EPA、DHA）含有の栄養剤は、抗炎症作用があり免疫力を高めるといわれています。
消化吸収機能が低下する術後には、窒素源がタンパク質である栄養剤より、タンパク質からより分解されたペプチドである、ペプタメンAF®などの消化態栄養は有効と考えます。

その9　がん看護に共通して必要な知識　④　がん患者の栄養管理

347

▼図3 栄養ルートの選択法

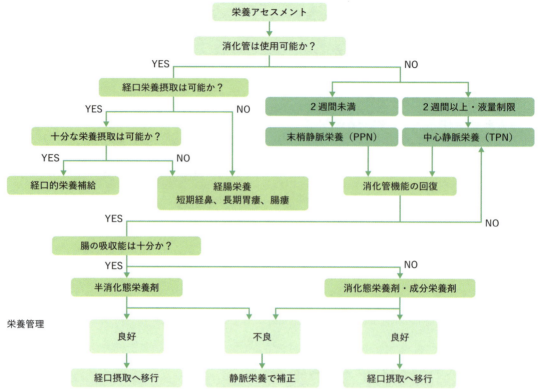

桑原節子：癌患者の栄養アセスメント．癌と臨床栄養，丸山道生編，日本医事新報社，東京，2010：51．より引用

▼図4 食道がん手術の栄養プロトコール

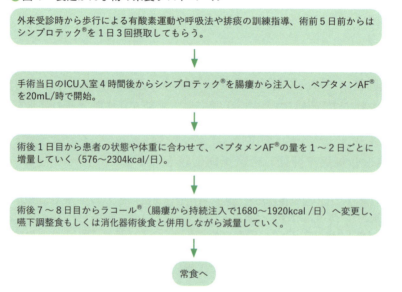

❷ がん薬物療法

がん患者は①高齢であったり持病があったりする場合、②手術による臓器欠落症状な

どがん治療による影響が見られる場合、③消化管閉塞などがんに関連する症状がある場合、④がんによる代謝異常がある場合、などさまざまでCAWL、CIWLが重複していることが多いです[3]。有害事象に対応した栄養管理が必要です（▽図5）。主治医と情報共有し管理栄養士と連携して、有害事象に対応したメニューの提案や栄養投与ルートを相談します。

▽図5　がん薬物療法による副作用と対応例

薬物療法	投与日	1週目	2週目
発症時期		2～7日	7～14日

悪心・嘔吐（急性）（遅延性）
- 治療前に軽く食事し、治療後数時間は固形物を控える。
- 食品のにおいや記憶によっても起こるので食環境にも配慮する。
- 一度に多量に摂らず、少量ずつ食べる。
- 胃の停滞時間が短い炭水化物を含む食品を中心とし、脂質の多い食品は控える。
- 嘔吐がある場合は水分やカリウムなどの損失を考慮し補給する。
- 薬剤（制吐薬によるコントロール）

食欲不振
- さまざまな要因から影響を受けるため、原因を明らかにする。
- すぐ食べられる工夫をする。
- 少量ずつ食べられる工夫をする。
- 少量ずつ、頻回に食べる。
- 楽しく食べられる工夫を。

味覚障害
- 味覚異常は数週間から半年で回復するとされ、対応をあきらめない。
- 出汁、薬味、香辛料、酸味の利用。
- 亜鉛不足や使用薬剤のチェック。
- 歯磨きやうがいによる口腔ケア。

口腔粘膜炎
- 水分が多く、やわらかい口あたりのよい食品の活用。
- 少量の油脂類を加えて飲み込みやすくする。
- あんかけやソースをからめるなど、とろみを活用する。
- 食事は飲みものや汁ものとセットで食べる。
- 熱い、からい、酸っぱいなど刺激の強い食品、硬く乾燥した食品は避ける。
- 痛みが強い場合は、食品の形態をゼリー状やピューレ状にする。

例として、消化器毒性の強いDCF（5-FU®＋シスプラチン®＋ドセタキセル®）のクリニカルパスには、管理栄養士による栄養指導が組み込まれています。

弊憲一郎：化学療法時の食事．癌と臨床栄養，丸山道生編，日本医事新報社，東京，2010：81．より引用

> **! 薬物療法の対応食**
>
> 抗がん薬の副作用があっても「これなら食べられそう」という気持ちをもってもらえるよう、一般的に食べやすいとされるものを提案させていただく食事です。メニューとしては、たこ焼き、酸辣湯（サンラータン）、アイス、焼きそば、ほうじ茶ゼリー、冷奴、うどん入り茶碗蒸し、お茶漬けセット（梅干し）などです。また、「朝なら食べられる」訴えから、ONS（oral nutritional supplements：経口的栄養補助）は朝に付加しています。

❸ 放射線治療

他の治療と同様、経口での栄養摂取が主となりますが、長期にわたる治療のため、有害事象（食欲不振、悪心・嘔吐、味覚不全、口腔内乾燥、口腔・咽頭・食道粘膜炎、嚥下時痛、開口障害、食道狭窄、下痢など（▽表3））により、別途栄養投与ルートが必要

となることがあります。口腔・咽頭の治療では、歯科主導で口腔内環境を整えるためのケアを継続します。有害事象による苦痛が強い場合は、経口摂取の意向を確認しつつ、経鼻胃管や胃瘻、末梢挿入型中心静脈カテーテル（peripherally inserted central catheter：PICC）の併用で治療完遂をめざします。

▼表3　頭頸部外科領域での化学放射線療法（CDDP＋RT70Gyなど）の場合

照射量	10〜20Gy	20〜30Gy	30〜40Gy	40〜70Gy
口腔 咽頭	唾液分泌低下 食欲低下 味覚低下 粘膜浮腫・発赤	咽頭違和感 口内乾燥 口内炎 嚥下時痛	口内炎↑ 嚥下時痛↑ 耳閉感（咽頭照射時）	口内炎↑↑ 嚥下時痛↑↑

> **！ 粘膜障害への対応**
>
> 化学放射線療法や造血幹細胞移植の際、治療開始とともにL-グルタミン含有のアバンド®を1日1〜2包飲用することを提案しています。L-アルギニンも含有しているので術後の創傷治癒遅延にも使用しています。
> 口内炎には微量元素やビタミンなどの抗酸化物質の補給が有効といわれていますので、ブイ・クレス®をONSとして配食時に付加しています。

経鼻胃管や胃瘻からの栄養投与は、1〜1.5kcal/mLの半消化態栄養（MAラクフィア®やアイソカルサポート®など、1500〜2100kcal/日）を水分とともに間歇投与し、経口摂取と併用することもあります。下痢がある場合は消化態栄養や成分栄養に切り替えることもあります。照射部位により消化管が使用できない場合は、PICCから栄養投与します（エルネオパ®1号もしくは2号＋脂肪乳剤など）。

> **看護部NST専従そして摂食・嚥下障害看護認定看護師の立場から**
>
> 　人は生きるため、健康を守るために栄養摂取し、食べる楽しみから心身の安定をはかっています。患者さんはがんと診断されショックを受け、治療への恐怖や予後への不安などを抱えたまま、がんや治療と向き合っていかなければなりません。また、有害事象によって苦痛を生じ代替的に非生理的な栄養投与ルートをしてでも栄養摂取しなければなりません。患者さんが栄養を「摂取する」でなく「投与されている」感覚は、栄養が大事であっても自己を見失っていくことにもなりかねないと考えます。看護師は、がんの栄養に関する特徴をとらえて栄養療法の必要性を伝え、正しく安全に「栄養管理」を行えることができれば、患者さんに安心感を与え、信頼につながると考えます。終末期において、食べづらさ、飲み込みづらさがあるときには、摂食嚥下障害看護のスキルを活かして、患者さんが安心、安全に摂取していただけるよう介入することは使命であると思います。
> 　看護師は患者さんががんと診断されたときから、栄養状態を評価・アセスメントし栄養療法を実践しなければなりません。終末期には悪液質の進行を抑制するサポートに関与するとともに、最後まで好きなものを食べられる環境（口腔ケアや食事介助など）を提供できる専門職でありたいと考えます。

❹ BSC（best supportive care）に向かう患者の栄養管理

　がん悪液質において「前悪液質」「悪液質」の状態でも、栄養アセスメントして栄養療法を行うことは、患者さんの治療継続の一助となります（▼表4、表5）。しかし「不可逆性悪液質」では逆にエネルギー消費が抑制されるため、「ギアチェンジ」することで投与エネルギーや水分量を抑制し、残されたわずかな身体機能に対する負荷を制御できることにつながります[4]。

　その判断は主治医が行いますが緩和医療が主体となるため、患者さんおよび家族の訴えを一番近くで聞いている看護師が中心となり他職種・他部門へ伝え共有し、多方面から栄養療法を含めたケアの方向性を決定していくことは重要です。

▼表4　がん悪液質

病期	前悪液質	悪液質	不可逆性悪液質
治療介入	集学的な早期介入（薬物・栄養・運動・心理療法など）が必要		緩和的医療を主体とする
臨床的特徴	・過去6か月間の体重減少 ≦ 5％ ・食欲不振 ・代謝異常	経口摂取不良/全身性炎症を伴う	・悪液質の症状に加えて、異化亢進を認め、抗がん治療に抵抗性を示す ・PS不良（WHO基準でPS3または4） ・予測生存期間＜3か月
診断基準		①過去6か月の体重減少＞5％ ②BMI＜20、体重減少＞2％ ③サルコペニア、体重減少＞2％ 上記①〜③のいずれか	

PS：performans status
日本臨床栄養代謝学会編：JASPENコンセンサスブック①がん. 医学書院，東京，2022：68. より引用

▼表5　終末期がん患者に対する輸液栄養管理（悪液質を伴う症例）

経口摂取が可能な場合
自由な摂食：好きな時に（緩和ケア食）

経口摂取が不可能な場合
1．まずは本人や家族の希望を尊重する
2．水分投与量：15〜25ml/kg体重/日（500〜1000ml/日）
3．必要エネルギー量：5〜15kcal/kg体重/日（200〜600kcal/日）
4．投与栄養素：糖質が中心
5．ビタミン・微量元素：必要に応じて投与

弊憲一郎：化学療法時の食事. 癌と臨床栄養，丸山道生編，日本医事新報社，東京，2010：231. より引用

（八重樫　裕）

引用文献
1）日本臨床栄養代謝学会編：JASPENコンセンサスブック①がん. 医学書院，東京，2022：52-59.
2）日本臨床栄養代謝学会編：JASPENコンセンサスブック①がん. 医学書院，東京，2022：129-130.
3）日本臨床栄養代謝学会編：JASPENコンセンサスブック①がん. 医学書院，東京，2022：162.
4）丸山道生：癌と臨床栄養. 日本医事新報社，東京，2010：225-229.

参考文献
1）日本臨床栄養代謝学会編：JASPENコンセンサスブック①がん. 医学書院，東京，2022.
2）丸山道生：癌と臨床栄養. 日本医事新報社，東京，2010.
3）東口髙志編：NST完全ガイド−栄養療法の基礎と実践 改訂版. 照林社，東京，2009.
4）内藤立暁：がん悪液質とはなにか. がん看護2022；27（8）：751-755.
5）宮澤靖：各栄養素の必要量をどう決める？−たんぱく質を中心に−. 株式会社ジェフコーポレーション，2014. より引用
　　https://www.meiji.co.jp/meiji-nutrition-info/pdf/science/enteral/basic02.pdf（2023.12.14アクセス）

| その 9 | がん看護に共通して必要な知識 |

⑤ がん看護における感染管理

1 ▶ がん患者を守る感染対策

　疾患や治療の多様化（がん薬物療法、手術、放射線治療など）によりさまざまな免疫不全状態にあるほか、治療に伴う各種デバイスの挿入や、皮膚・粘膜のバリア機能低下など、易感染性宿主状態にあるといえます。

　ひとたび医療関連感染が発生した場合、重篤な合併症や原疾患の治療の延期、入院期間の延長など患者さんだけでなく、家族にも負担をかけることになるほか、医療機関にも大きな負担をかけることになるため、医療関連感染予防の実施は重要事項となります。

感染対策の目的

　感染対策の目的には、感染症の発生を未然に予防（他者への伝播を防止）することと、発生した感染症を制圧することがあります。

　感染症の成立には「①感染源（病原体）、②宿主（感染症を引き起こす可能性がある人）、③感染経路（①②をつなぐ道）」の3つの因子が共に必要となります。感染対策はこの3つの連鎖を断ち切ることを目的とした行為となります。

標準予防対策

　感染症には潜伏期間や、未知の感染症の存在（検査、診断の限界）があります。したがって、医療現場において大切な感染対策は「標準予防対策」となります。標準予防対策とは「感染症の有無や病態にかかわらず、すべての患者さんに適応される感染対策」とされています（▼図1）。

▼図1　標準予防対策

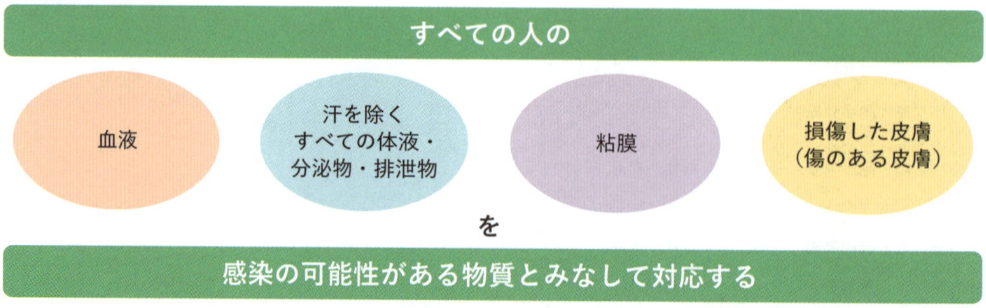

| すべての人の |
| 血液 ・ 汗を除くすべての体液・分泌物・排泄物 ・ 粘膜 ・ 損傷した皮膚（傷のある皮膚） |
| を |
| 感染の可能性がある物質とみなして対応する |

大曲貴夫・操華子：感染管理・感染症看護テキスト. 照林社, 東京, 2015：279. より引用

日常現場で特に大切な実施項目は、「適切な手指衛生」「個人防護具の適切な使用」になります（▼図2）。

▼図2　標準予防策の実践内容

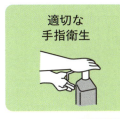
適切な手指衛生

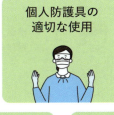
個人防護具の適切な使用

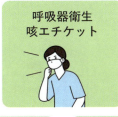
呼吸器衛生咳エチケット

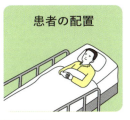
患者の配置

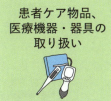
患者ケア物品、医療機器・器具の取り扱い

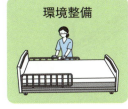
環境整備

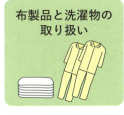
布製品と洗濯物の取り扱い

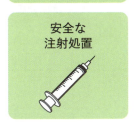
安全な注射処置

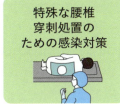
特殊な腰椎穿刺処置のための感染対策

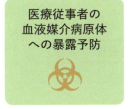
医療従事者の血液媒介病原体への暴露予防

適切な手指衛生

医療従事者の手指には目に見えない有機物や病原微生物が多く付着しています。手指衛生はこれらが人の手を介し伝播するのを防ぐ最も大切で、すべての医療行為の基本となる感染対策となります。

手指衛生には主に2種類の方法があります（▼図3）。

▼図3　手指衛生の種類と方法

目に見える汚染がある

手洗い
石けん＋流水

ポイント
・アルコール耐性の病原微生物が検出されている場合は「石けん＋流水」を実施しましょう
・手洗い後は、ペーパータオルなどでしっかり水分を拭き取りましょう

目に見える汚染がない

手指消毒
速乾性手指消毒剤

ポイント
・指輪や腕時計は外しましょう
・爪は短くし、マニキュアや付け爪も外しましょう
・手荒れや傷のないことを確認しましょう
・「正しい手技」で実践しましょう
・消毒剤は「適正な1回量」を使用しましょう

WHO（世界保健機関）は、患者ケア時の手指衛生のポイントを「5つのタイミング」として啓発しています（図4）。

▼図4　手指衛生5つのタイミング

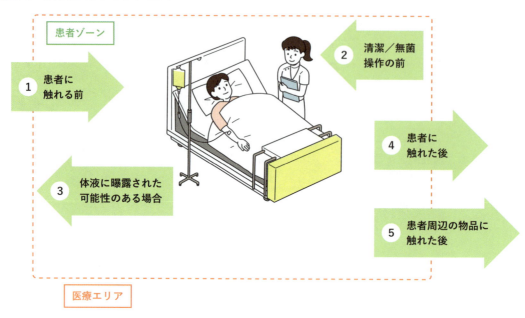

[具体例]

1．患者に触れる前	検温時、移送介助時、ケア時、電子カルテ操作時など
2．清潔/無菌操作の前	創傷処置時、気管内吸引時、カテーテル挿入時、投薬、経管栄養準備時など
3．体液に暴露するリスクの後	創傷処置時、おむつ交換時、吐物処理時、排液時（排液検体採取時）など
4．患者に触れた後	検温時、移送介助時、ケア時、電子カルテ操作時など
5．患者のまわりに触れた後	環境整備時、医療機器操作時（輸液ポンプなど）など
6．その他	個人防護具装着前（取り出し前）、脱衣後

WHO Guideline Hand Hygiene in Health Care を元に作成

個人防護具の適切な使用

個人防護具とは、粘膜・気道・皮膚および衣類を病原体との接触から守るために単独または複数品組み合わせて使用します。標準予防対策で使用される個人防護具は、手袋、マスク、エプロン（ガウン）、アイガード（ゴーグル・フェイスシールドなど）になります。正しい個人防護具の使用（選択・着脱手順・廃棄方法）は、手指衛生と同様、大切な対策の1つとなります（表1）。

▼表1　標準予防対策における個人防護具の選択と具体例

手袋	エプロン（ガウン）	マスク・ゴーグル・フェイスシールド
		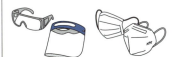
血液などの感染性物質や粘膜、創のある皮膚などと接触の可能性があるとき	衣類や露出した皮膚が、血液などの感染性物質や排泄物との接触の可能性があるとき	血液などの感染性物質の跳ね返りや飛沫が生じるような手技時（目・鼻・口の保護）
［具体例］ 採血時、創処置時など	［具体例］ 排液時、おむつ交換時など	［具体例］ 気管内吸引時、挿管時など

- 血液や体液に接触する可能性がある場合に使用しましょう
- 個人防護具を取り出す前に「手指衛生」を実施しましょう
- 正しい手順で着脱しましょう
  脱衣時、防護具の汚染表面で自身や周辺環境を汚染しないように注意！
- 使用場所（病室など）から退室する前に脱衣しましょう
- 正しい手順で廃棄しましょう
- 個人防護具を脱衣後「手指衛生」を実施しましょう

（千種智之）

参考文献
1）伊東直哉：症例から学ぶ がん患者の感染症入門．中外医学社，東京，2021．
2）洪愛子編：院内感染予防必携ハンドブック第2版．中央法規，東京，2013：35-37，70-73．

参考・引用文献
3）大曲貴夫，操華子編：感染管理・感染症看護テキスト．照林社，東京，2015：271-273，279．

2 ▶ 看護師ができる薬剤耐性（AMR）対策

　私たち医療従事者は日ごろから、手術部位感染やデバイス関連感染などの医療関連感染に対して対策を行っています。特に治療が難渋する、抗菌薬に耐性をもつ「薬剤耐性」の病原微生物に対しての対応が必要です。薬剤耐性（antimicrobial resistance：AMR）の病原微生物による死亡者数は世界中で年間70万人と報告されており、このまま何も対策を講じなければ、2050年にはがんによる死亡者数を上回ると予測されています。

　AMRの病原微生物ができるメカニズムの1つに不適切な抗菌薬適正使用が挙げられます。終末期のがん患者における死亡原因の1位が感染症であり、進行がんの多くの患者さんには抗菌薬が使用されています。AMRの病原微生物をつくらないためには抗菌薬の適正な使用が必要です。

抗菌薬適正使用は医師・薬剤師だけが実践しなければいけない問題ではありません。看護師にもAMR対策へのかかわりが求められます。

在宅の現場では、看護師が抗菌薬使用にかかわる場面は少ないかもしれませんが、在宅においても経口による抗菌薬投与はあります。抗菌薬を正しい治療期間投与しないことも耐性菌をつくる要因となります。在宅の場面において抗菌薬を使用している患者さんがいたら、正しい治療期間で抗菌薬を内服するよう服薬指導・管理を行いましょう。

発熱している患者への対応

・入院直後であれば市中由来の感染症の確認（流行している感染症の確認）
・デバイスの有無と刺入部の観察
・創部や処置後の部位の観察
・qSOFAを使用した緊急度の確認　など

発熱時に看護師が看るべきところは多岐にわたりますが、ここではAMR対策に重要な血液培養採取を取り上げます。

発熱したらまずは血液培養採取を

　基本的に、発熱したらまずは血液培養を採取します。また、発熱していなくても上記項目に該当すれば菌血症が示唆されます。
　AMR対策の1つが、積極的な血液培養の採取です。抗菌薬適正使用の肝は、どこの臓器でどのような菌が原因で感染症が起きているのか、熱源を探ることにあります。熱源が明確であれば、使用する抗菌薬と治療期間は決まっているのです。

「先生！〇〇さんが△△です。発熱はないですが、血液培養はどうしますか？」など医師へ確認できるとよいでしょう。

> **！ 血液培養を採取するタイミング（菌血症が示唆される状況）**
> ・体温：38℃以上もしくは36℃以下
> ・頻脈、血圧異常（低血圧もしくは高血圧）、頻呼吸
> ・悪寒もしくは戦慄 → 悪寒がない患者さんと比較して、菌血症の相対リスクは上昇
> ・白血球の上昇もしくは白血球数の低下
> ・新規もしくは増悪する意識レベルの低下（せん妄の有無）

血液培養は2セット採取

　検出感度を十分上げるためには、血液培養の採取は2セット必要です（検出感度93.9％）。成人領域において検出感度の違いより、1セット（検出感度73.2％）が正当化される理由はありません（▼図1）。
　血液培養セットとして、好気ボトル2本嫌気ボトル2本をあらかじめセットしておくとよいでしょう。

▼図1　血液培養のセット数による検出感度の違い
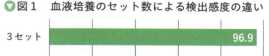
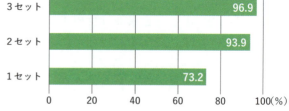

血液培養の採取方法

> **準備**

スムーズに血液培養採取を行えるよう必要物品を準備します。

- 何度も物品を取りに行くと、病室とステーションを行き来するたびに手指は汚染していきます。確実に手指衛生ができればよいのですが、汚染度を低くするために、あらかじめ必要物品は準備しましょう。
- ボトル2セットと一緒に消毒物品、注射器などセット化しておくと便利です。

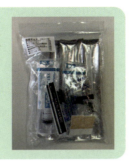

> **消毒**

❶ 手指消毒を実施し、手袋を装着する

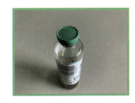

滅菌手袋であれば穿刺部位を見失ってしまった場合に、消毒部位を触って血管を探しても問題ありません。未滅菌手袋の使用も問題ありませんが、絶対に穿刺部位を触らないようにしてください。

❷ ボトルのキャップを外す

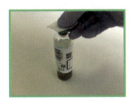

ゴム栓は無菌ではないため、ゴム栓の消毒をします。

❸ 消毒は少なくても2回実施する

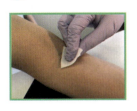

1回目は汚れを落とす目的で広範囲を消毒します。主に使用される消毒薬は、アルコール・クロルヘキシジン・ポピドンヨードがありますが、消毒薬に関しての絶対的エビデンスはありません。1回目の消毒は即効性があり微生物学的活性が高いアルコールが臨床現場ではよいのかもしれません。

消毒薬の濃度に注意が必要です（アルコール70～90％、クロルヘキシジン：0.5～4％、ポピドンヨード：5～10％）。

❹ 2回目は穿刺部位を中心に、同心円状に消毒していく

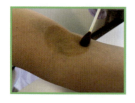

　2回目の消毒は、穿刺部位に触れないよう綿棒タイプの製品で、穿刺部位が確認しやすいクロルヘキシジンがよいのかもしれません（クロルヘキシジンの特徴：微生物学的活性はアルコールより劣るが、即効性がありかつ作用時間も長い）。

穿刺

❺ 原則的に異なる2箇所から1セットずつ採血する

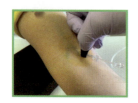

　セットは挿入から48時間経過したルートでも可能です（医師には確認する）。採血時、穿刺する針には触れないように注意します。針を抜くときもアルコール綿で針に触れないようにしましょう（常在菌の混入を防ぐため）。

ボトルへ注入

❻ ボトルに適量の血液を注入する

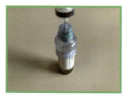

　1本あたり8〜10mLをめやすに注入します。血液の注入量は3mLから検査可能ですが、血液量が少ないと菌の検出量が著しく低下します。どうしても血液量が足りない場合は細菌検査へ相談するようにしてください。
　空気が混入しないよう嫌気→好気の順で血液を注入しましょう。分注器を使用しない場合の針は採血時の針と同じで問題ありません。針を替えることで針刺しのリスクを増やします。同じ針でも培養には影響しません。

❼ 凝固防止のため、静かに転倒混和し、すみやかに検査室へ提出する

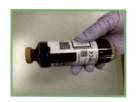

- 血液培養の採血時に清潔操作が行われていないと、患者さんの皮膚、器具、採血者の手、周囲の環境から菌が混入する、いわゆるコンタミネーションが起こります。その結果、偽陽性の結果を引き起こし、適切な抗菌薬の使用ができなくなります。血液培養は患者さんの治療にかかわる重要な検査です。細心の注意を払い、コンタミネーションを起こすことなく適切な手技で採血をしてください。
- 統一された手技を確立させることも重要です。

（河村大一）

参考文献
1）伊東直哉：感染症内科ただいま診断中！中外医学社，東京，2017：130-144.
2）伊東直哉：症例から学ぶ がん患者の感染症入門．中外医学社，東京，2021.
3）国立国際医療研究センターAMR臨床リファレンスセンターホームページ：バーナー『かしこく治して，明日につなぐ〜抗菌薬を上手に使ってAMR対策〜』
　https://amrcrc.ncgm.go.jp/（2023.1.20アクセス）

その9 がん看護に共通して必要な知識

⑥ 社会資源の活用

医療保険

　日本の医療制度は、国民皆保険制度により、すべての医療機関で、加入する医療保険の区分により、自己負担はあるものの、診療を受け、治療することができます。そのうえ、生活面での自立度が低下し、日常生活に困難さが生じた場合、介護認定調査を受け、介護度の判定結果によって、介護保険下でのサービスを並行して利用することができます。看護師はがん治療の日常生活環境を整え、よりよく生きるための援助をする必要があります。

> ポイント
> - 医療保険には、医療費自己負担を軽減するための制度があります。
>   →高額療養費制度や医療費軽減制度など
> - 上記制度を利用しても、生活困窮していて治療費が払えない場合などは、以下制度利用の検討も必要です。
>   →生活保護制度、生活困窮者自立支援制度、資金貸付金制度
> - 患者さん・家族の経済的状況の把握や支援者の存在の有無などの把握のため、医療ソーシャルワーカーと協働し支援を行う必要があります。

介護保険

　介護保険制度を利用する際は、各市区町村へ介護申請手続きが必要であり、その後介護認定調査を受け、要介護度が判定されます。

> ポイント
> - 要介護認定を受けている場合、原則、医療保険よりも介護保険の給付が優先されます。
> - 在宅移行する場合、訪問看護が医療保険適用となるのは、以下のケースです。
>   ①40歳未満の者および40歳以上の要介護認定者でない者
>   ②要介護認定者のうち、末期の悪性腫瘍など「厚生労働大臣が定める疾病等」に該当する場合
>   ③要介護認定者のうち、急性増悪などのケース
> - 介護保険制度は、定められた算定方法により自己負担額（1〜3割）の決定があり、減免の方法はありません。
> - 独居・家族の援助者がいない場合など、本人の委任状により、居住地の市区町村にある地域包括支援センターに申請手続きの代行などの相談ができます。

> **! ポイント**
>
> 独居の患者さん、家族関係の希薄な患者さん、意思決定能力の低下がみられる患者さんなどは、以下の制度利用も検討する必要があります。
> ①**成年後見制度**：法定後見制度（後見・保佐・補助）の三つに分かれ、呼称の違いや擁護者の権限の相違があるため、定められた手続きに基づき鑑定されます。
> ②**任意後見制度**：本人が将来頼みたい人に公証人役場に行き公正証書を作成する。
> ③**福祉サービス利用援助事業**：居住地の社会福祉協議会に相談
> 上記のケースの場合、病院での専門職である、医療ソーシャルワーカーと協働し支援にあたる必要があります。法的手続き等、医療相談の域を超える場合は、その他代行支援にあたる事業所を紹介します。

障害福祉サービスのしくみ

　機能喪失に伴う身体の障害を伴う場合には、主治医と相談し、身体障害者認定のための申請を検討することが必要となります。

　例えば、永久気管孔、永久人工肛門造設、永久的に尿路変更となる場合など、術後想定される障害を予測し、支援していく必要があります。

> **身体障害者**
> ● 身体障害者手帳（18歳以上の場合は必須）
>
> **難病等患者**
> ● 医師の診断書、特定疾患医療受給者証など
> ● 肝がんや中皮腫の場合、特定の保証制度（救済制度や労災認定など）が受けられる場合があります。

　経済的負担を軽減する社会資源のみならず、生活費などの所得補償を受けられる制度についても、青年期（AYA世代）から中年期世代の方々には重要な制度となります。

> **! ポイント**
>
> ●**傷病手当金**：初回申請は会社へ行い、連続する3日間を含み、4日以上出勤困難であった場合に、1日あたり標準報酬日額の3分の2に相当する額の支給を受けることができる。支払期間は、最長1年6か月[4]。
> ●**障害年金**：年金事務所申請　初診時から1年6か月経過後、人工肛門造設の場合は装着日から6か月後。身体状況および加入年金により、支給額が決定する[4]。

> **! 各自治体により異なる社会資源**
>
> 若年がんの患者さんが受けられる社会資源は、医療保険のみが多く、医療費の自己負担額が3割負担の方であれば、たとえ、高額療養費制度を利用したとしても、かなりの医療費負担となります。利用できるサービス内容の限界はあるものの、必要時に利用できる社会資源として、各自治体で提供しているサービスを探していくことも、患者さん・家族への重要な支援となります。

❗ 発達段階に応じた患者会等による支援資源[4]

- 小児がん患者・家族（滞在型）
  公益財団法人ドナルド・マクドナルド・ハウス・チャリティーズ・ジャパン
- がん患者の子ども（情報コンテンツ、サポートプログラム）
  NPO法人Hope Tree
  NPO法人Hope Tree：CLIMBプログラム「がんの親をもつこどもへのサポートプログラム」
- グリーフケアNPO法人子どもグリーフサポートステーション

❗ がんの相談窓口も重要な社会資源

国立がん研究センターがん情報サービスのホームページでは、がんと診断されて、いろいろと悩まれることになった患者さん・家族にとって、どのように治療を受け、日常生活の継続や仕事面での安心を確保しながら生活していくことができるのか、さまざまな冊子を作成し、公表しています。病気についての冊子なども充実しており、がんについて学びながら、主治医やコメディカルと話し合って、よりよい治療を受けられるサポートの強化が求められています。

（永田智子）

引用・参考文献
1）ウィル訪問看護ステーション編：在宅ケアアースポケットマニュアル. 医学書院, 東京, 2019.
2）日本医療ソーシャルワーク研究所編：医療福祉総合ガイドブック. 医学書院, 東京, 2020.
3）国立がん研究センターがん情報サービスganjoho.jp ホームページ
　　https://ganjoho.jp/public/dia_tre/treatment/rehabilitation/index.html
4）日本緩和医療学会編：専門家をめざす人のための緩和医療学 改訂第2版. 南江堂, 東京, 2022.

⑦ 患者会

患者会の効果

　がんと診断された患者さんは、がんに対する不安に加え、治療やがんの進行によって、さまざまな症状や機能障害を抱えるようになります。さらに、これからの生活のことなど、多くの不安も生じます。

　患者さんは、こうした不安について医療者や家族、友人にも相談しますが、相談しにくく感じることや、相談しても、当事者しかわからないこともあり、もやもやした気持ちになる場合があります。こうした理由から、同じ体験をもつ患者さんの話を聞きたい、と感じることがよくあります。

　他の患者さんが抱えている不安や、生活上の不自由さなどを聞くことで、共感することや、「悩んでいるのは自分だけでない」ということに気づいて、安心できることがあります。

　また、同じような悩みをもつ他の患者さんがしている工夫を聞くことで、これからの生活でのヒントを得ることができます。反対に、自分の体験を他の患者さんに話すことで、相手に力を与えることや、交流につなげることができます。

患者会を探す視点

　ひとくちに患者会といっても、対象とするがん種や会員規模、活動内容は、さまざまです。乳がんや子宮頸がんなど、特定のがん種を対象とした患者どうしが集まって活動をしている会もあれば、あらゆるがん種を対象にしている会もあります。

　活動内容は、ほとんどの患者会では、会報の発行やセミナー、勉強会による情報発信です。なかには、定期的に患者交流会を開催したり、がんに関する法律を改善するための政策提言を行うなど、積極的な社会参加を行ったりする会もあります。

　会の規模は、会員数が数10人のところから、1000人以上の大きな組織のものまであります。交流の方法も、会誌の発行や、インターネットを利用したオンラインでの交流など、さまざまなものがあります。

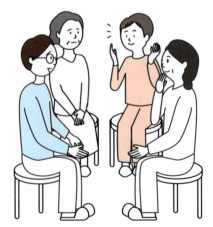

患者会への参加を考えるときには、▼表1のような視点から、その人に合うものを探すとよいでしょう。

▼表1　希望に合った患者会を探す視点の例

問い合わせ	連絡方法（電話、メール等）、窓口の有無、見学が可能か
目的	情報発信、交流、勉強会、施策提言などの社会参加
対象	全がん、がんの種類別、初発、再発や進行のある場合
開催方法	会報誌の発行、ホームページでの情報発信、交流会や勉強会（現地参加、オンライン）
その他	プライバシーの保護、会費など

患者会に参加するときの留意点

❶ 家族や友人と参加してみる

定例会などの見学にいくときに、「1人では勇気がいる」という場合は、家族や友人と一緒に行くのもよいでしょう。

❷ 何回か参加してみる

定例会は、曜日や時間帯などによって、参加者が入れ替わる場合もあるので、初回で「自分には合わない」という印象を感じたとしても、次回以降で印象が異なることがあります。主催者に確認して、何回か続けて参加することも一案です。

❸ 患者本人が参加したいときに参加する

患者さんが、家族から患者会を勧められることもありますが、本人が参加する気持ちになれないときは、正直に今の気持ちを伝えてもらいましょう。

「せっかく誘ってくれた家族に申し訳ない」と感じることもあるかもしれませんが、家族はよかれと思って提案しているだけで、無理強いするつもりはないでしょう。患者さんには、関心が出てきたときに参加してもらうとよいでしょう。

❹ 治療など医学的なことは医療者に相談する

同じ患者さんどうしの話を聞くことで助けになることも多くありますが、自分自身が受けている治療やケアの方法と異なる情報により、混乱してしまうこともあります。治療内容や療養生活の方法は人によって違うため、必ずしも、他の人に当てはまることが、自分にも当てはまるとは限りません。

また、医学的なことや治療内容に関して疑問に感じた場合は、必ず担当医や看護師に相談するよう助言しましょう。

（井上さよ子）

参考文献
1）国立がん研究センター：患者同士の支え合いの場を利用しよう，がん情報サービス.
　 https://ganjoho.jp/public/support/hint/hikkei_02-01-08.html（2024.10.10アクセス）

> **その9** がん看護に共通して必要な知識

⑧ グリーフケア

1 ▶ グリーフケアの基礎知識

グリーフケアとは、悲しみや悔いを抱えながらも生きていくことができる力を取り戻していくことを支えることです[1]。

悲嘆（グリーフ）とは

悲嘆（グリーフ ^{Word}）には個人差があり、人によって現れる反応は異なります。悲嘆は自然な反応であり、病気ではありません。悲嘆によって現れる正常の反応として、感情的反応、認知的反応、行動的反応、身体的反応があります（▼表1）。

> **Word** グリーフ
> 深い悲しみ・悲嘆[2]を意味します。死別という喪失体験は、悲しみや嘆きだけでなく、落胆・寂しさ・苛立ち・やるせなさ・自責・思慕などの感情ももたらされます。また、眠れない・食欲低下・ぼんやりする・涙があふれるなどの反応も現れることがあります。

▼表1 悲嘆の種類

感情的反応	認知的反応
・悲しみ、ショック、無感覚　・怒り、いらだち ・不安、恐怖　・孤独感　・解放感、安堵感	・否認、非現実感　・集中力の低下、混乱 ・記憶力の低下　・幻覚
行動的反応	**身体的反応**
・疲労感、倦怠感　・探索行動 ・社会的引きこもり　・過活動	・免疫機能や内分泌機能の悪化　・食欲不振 ・身体愁訴　・睡眠障害

坂口幸弘：悲嘆学入門—死別の悲しみを学ぶ. 昭和堂，京都，2022：26-30. を参考に作成

喪失の事実を認め、さまざまな感情を解放し、心理的に適応していく過程を悲嘆作業（グリーフワーク）といいます。

悲嘆作業が死別後数か月以内に始まらない遅延された悲嘆や、悲嘆が強く長期に継続する慢性的悲嘆、回避された悲嘆を複雑性悲嘆といい、治療の対象になります。

2 ▶ 家族のグリーフケア

大切な人の死を迎える家族の心理

大切な人の死を迎えることは、家族 ^{Word}にとって心が揺さぶられ危機がもたらされる出

来事です。家族は、大切な人との死別という喪失体験をするときにグリーフを抱えます。グリーフは自然な反応です。グリーフを抱えた家族の気持ちを受け止め寄り添うこと、グリーフに向き合いこれからの生活を歩めるように支援することが大切です。

　看取りの経験がない家族は不安が大きく、経験がある人であっても、喪失する対象が違えばグリーフの反応も違います。家族の状況に合わせて支援していきます。また、グリーフには**予期悲嘆**Word という反応もあります。予期悲嘆に対して、医療者がどのようなかかわりができたかが死別後のグリーフに影響します。家族が穏やかな気持ちで看取りを行える、看取りを終えた後の苦悩が少しでもやわらぐような支援が大切です。

> **Word　家族**
> 夫婦や親子・きょうだいを中心とした近親者ととらえることが多いですが、家族にはさまざまな形があります。婚姻・血縁にかかわらず、生計を共にしている親しい人、支え合っている友人や恋人など患者さんにとって重要な立場にある人について知っておく必要があります。

> **Word　予期悲嘆**
> 家族が大切な人の死を意識し、実際に死別したときのことを想定して起こる反応です。喪失に対する心の準備をする時間になります。

グリーフケアの内容

❶ 情緒的サポート

情緒的サポートは遺族の言葉に耳を傾けることです。遺族の話を聴くポイントとして、

- その人にとっての真実を尊重して聴く姿勢：受容と共感
- 自然な反応であることを保証する
- 感情を支える：語ることを支える、泣くことを支える、怒りを受け止める

などがあります[1]。

❷ 道具的サポート

　道具的サポートは、日常生活の問題に対する直接的な援助が含まれます。例えば、葬儀の手伝いや事務処理、家事などを手助けしてくれる人が身近にいることで、遺族の負担が軽減されます。

❸ 情報的サポート

　悲嘆に関する知識を提供することもグリーフケアになります。また、悲嘆プロセスについて書かれた冊子やリーフレットを提供することも有効です。

● 家族からよくある質問

「○○が食べたい、○○が飲みたいと言っています。食べさせたり、飲ませたりしてもよいですか？」

家族は、患者さんの「してほしい」という願いに「叶えてあげたい」という想いがあります。とりわけ経口摂取について尋ねられることが多くあります。終末期は嚥下機能や意識レベルの低下により誤嚥する可能性があるため、経口摂取は控えたほうがよいと考えてしまいがちです。患者さんの好むものをほんの少し口に含ませる、口腔ケア用のスポンジブラシで湿らせるなど、安全を考慮しながら家族ができることを一緒に考えて行えるとよいです。患者さんの願いに添うことができたと思える体験がグリーフの癒しにつながります。

「今はどういう状態ですか？ これからどうなりますか？」

看取りの時期が近づいているとき、家族は患者さんのわずかな変化に敏感に反応します。現状と今後起こりうる状態についてていねいに説明し（▼表2）、心の準備ができるよう支援します。家族へ細やかな声かけを行い、心配なことはないかを確認し、情報を伝え理解の程度を把握します。

▼表2 死が近づいているときの徴候

呼吸	チェーンストークス呼吸、死前喘鳴、下顎呼吸
循環	血圧低下、脈拍微弱、四肢冷感、チアノーゼ
排泄	失禁、尿量減少
身体の反射機能	対光反射・睫毛反射・嚥下反射の低下
意識・認知機能	せん妄、意識レベル低下、昏睡

「あとどれくらいですか？ 今晩は大丈夫ですか？」

死が近づいているときの徴候が現れたとしても、最期のときを確実に伝えることは難しく、家族とともに患者さんを見守ります。家族がこのように尋ねられる理由には、最期のときを迎える緊張のほか、看取りに立ち合いを希望している人への連絡や患者さんが亡くなった後の準備などを心配していることがあります。特に家族の中心となる人は、役割を努めなければと感じていることがあるので、その人の役割に配慮しながら患者さんとの時間を大事に過ごせるよう支援します。病室で尋ねられることがありますが、患者さんへの配慮を忘れないようにしましょう。

> **こんなときどうする？** 大切な人と死別した家族が来院したとき

葬儀や法要を終えた後、あいさつにいらっしゃることがあります。遺族の体調や生活などを気遣い、大切な人を亡くした後の気持ちを十分に聴きます。病棟は悲しみに包まれるところですが、過ごした日々を追想して、死別体験でのさまざまな感情と向き合う助けとなるかかわりができるとよいです。

エンゼルケア

エンゼルケアは患者さんに対する最後のケアであるとともに、家族が患者さんの死を受容するためのケアでもあります（▼表3）。家族がエンゼルケアを一緒に行うことで気持ちが安らぐことがあります。また、ケア後の患者さんの表情や容姿が家族の心に穏やかさをもたらし、グリーフに向き合う支援につながります。

▶表3 エンゼルケアのポイント

- ☑ 家族にケアへの参加の意向を確認する
- ☑ ケアに参加するとき
  - ・穏やかな雰囲気づくりに配慮します。
  - ・つらさを感じることがあるので心情に配慮します。
- ☑ ケアに参加しないとき
  - ・家族の希望を聴いてケアに取り入れます。

- ☑ 患者さんの希望に添うように
  - ・生前に準備されていた衣服などを取り入れます。
- ☑ 患者さんの身なりは
  家族のイメージに添うように
  - ・メイク、髭剃り、整髪、着替えなどを家族と相談します。

（野村さゆり、尾崎千鶴）

引用文献
1）広瀬寛子：悲嘆とグリーフケア．医学書院，東京，2011：46，52-57.
2）和田攻，南裕子，小峰光博編：看護大辞典 第2版．医学書院，東京，2010.

参考文献
1）關本翌子：デスカンファレンス〜看護師のグリーフ〜．宮下光令，林ゑり子編，看取りケア プラクティス×エビデンス　今日から活かせる72のエッセンス，南江堂，東京，2020：109-125.
2）宮下光令：「明日に生かすデスカンファレンス」（連載）．看護技術誌 2010；56（1〜12）．
　https://plaza.umin.ac.jp/~miya/misc.htm（2022.11.16 最終アクセス）
3）坂口幸弘：悲嘆学入門—死別の悲しみを学ぶ．昭和堂，京都，2022：26-30.
4）森田達也，白土明美：エビデンスからわかる 患者と家族に届く緩和ケア．医学書院，東京，2021：110-113.
5）高橋聡美：大切な人を亡くした人の気持ちがわかる本 グリーフケア理解と接し方．法研，東京，2022：12-17.
6）谷本真理子，増島麻里子編：エンドオブライフケア　その人にとっての最善をめざして．南江堂，東京，2022：116-148.
7）佐藤禮子監修：絵でみるターミナルケア改訂版 人生の最期を豊かに生き抜く人へのかぎりない援助．学研メディカル秀潤社，東京，2017：96-153.

3 ▶ 医療従事者のグリーフケア

医療従事者もグリーフケアが必要

医療従事者は遺された家族のグリーフケアには関心がありますが、自分たちのグリーフケアには無頓着です。医療従事者も心残りや無力感、後悔を感じることも少なくありません。専門職として働き続けるためには、自身のメンタルヘルスケアも必要です。

看護師の仕事は**感情労働** Word です。感情労働が繰り返されていくなかで、感情麻痺など感情が機能不全に陥ってしまい、仕事に対する意欲を失い、バーンアウト症候群となり、仕事が続けられなくなってしまいます。

> **Word 感情労働**
> 感情労働とは、適切・不適切な感情経験や感情表出が規定されている仕事であり、自分の感情を適切に管理することによってクライエントの感情を好ましい状態に導くことが職務とされる。

がん患者のケアに携わっているスタッフは、高い死亡率、緩和できない症状といったがん医療特有の要因に直面することが多いです。また、経験が少ない看護師にとって看取りは、「家族」になってしまい、別れがつらい、自分は何もできなかったという不全感など

の感情が伴います。しかし、看取りのケアにおいてはそのような感情になっても仕方がないと見過ごしてしまうことが多く、本人も周囲も気づかず**バーンアウト**Word してしまうことがあります。

> **Word　燃え尽き症候群（バーンアウト）**
> 「長時間にわたって患者さんに援助を行う過程で、心のエネルギーが絶えず過度に要求された結果、極度の心身の疲労と感情の枯渇をきたすことを主とする症候群」とされる。

　自分の気持ちを大切にしながら仕事を続けていくためには、気持ちの対処の仕方を学んだり、医療者どうしが支え合う機能をもつことが大切です。そのサポートの1つとして、デスカンファレンスがあります。これが有効に機能すれば、医療従事者のグリーフケアになり、バーンアウトの予防につながります。

デスカンファレンスは医療従事者のグリーフケア

❶ デスカンファレンスの目的
　デスカンファレンスの目的は、亡くなった患者さんのケアを振り返り、今後のケアの質を高めること、ディスカッションを通して、看護師個々の成長を支援することです。

❷ デスカンファレンスの意義
　ケアを評価してこれからのケアに活かすことができる、患者さん・家族の理解が深まる、患者さんは亡くなったけれど遺された家族へのケアの計画が立てられる、医師と看護師の考え方のズレが明らかになってお互いの理解が深まる、スタッフ間で気持ちを共有できる、専門家としての自信を回復できるなどの意義があります。

　デスカンファレンスを行う前にそれぞれの思いや考えを話せる雰囲気をつくりましょう。また発言者の意見を否定せずに傾聴しましょう。難しいと感じる人は、「私は○○だと思います」などの一人称で話すことで相手を否定しない発言ができます。

デスカンファレンスの進め方

❶ 取り上げる事例
　全症例行う必要はなく、問題が解決できなかった、担当者が振り返りたいなどの事例をあげるとよいです。

❷ 参加者
　医師・看護師のみならず、理学療法士や作業療法士、薬剤師、栄養士、MSW（医療ソーシャルワーカー）など患者さんにかかわった人たちとともにできる範囲で行うとよいです。

❸ 開催時期

　デスカンファレンスの開催時期は、患者さんが亡くなってから2週間〜1か月程度で行われることが多いです。特に振り返りが必要とされる場合はできるだけ早期に、記憶の薄れや変容しないうちに開催するのがよいです。

❹ 司会・進行の役割

　デスカンファレンスは反省会ではありません。デスカンファレンスの目的をしっかりと周知してから行うことが望ましいです。また、あらかじめにデスカンファレンスの参加は自由であること、途中退席をしてもよいことを伝え、デスカンファレンスが侵襲的にならないように配慮する必要があります。そして、他者を否定することや批判することなどは決してないように気をつけましょう。できなかったことが議題になりやすいですが、できたことにも目を向けて話し合えるとよいです。また、デスカンファレンスの書記やナースコール対応の看護師を事前に決めておきましょう。

司会の役割を頼まれたスタッフにとって、意見が出なくて困ると思う人もいると思います。その場合、その患者さんの思い出話をしてみてはどうでしょうか。その患者さんの思い出を話すことも喪の作業につながります。語ることが私たちの悲嘆から回復へと導いてくれます。また、意見を引き出す役割以外に、参加者が意見を出さない理由を考慮して無理強いしないことも必要です。

カンファレンス中に泣き出してしまった人がいたとき、それは自分の感情に向き合うことができているサインだととらえましょう。その人が泣いたことを後悔するのではなく、今まで泣きたくても泣けなかったという思いが語られるようにサポートしましょう。ティッシュを用意しておくなど見える形で、誰かが泣いてもよい、安全な場所であるという空気をつくることも大切です。

（野村さゆり）

参考文献
1）広瀬寛子：悲嘆とグリーフケア．医学書院，東京，2011：37-46，152．
2）宮下光令：「明日に生かすデスカンファレンス」（連載）．看護技術誌 2010；56（1〜12）．
　　https://plaza.umin.ac.jp/~miya/misc.htm（2022.11.16 最終アクセス）
3）關本翌子：デスカンファレンス〜看護師のグリーフ〜．宮下光令，林ゑり子編，看取りケア　プラクティス×エビデンス　今日から活かせる72のエッセンス，南江堂，東京，2020：109-125．
4）パム・スミス：感情労働としての看護．ゆみる出版，東京，2000：8-10．
5）坂口幸弘：悲嘆学入門—死別の悲しみを学ぶ．昭和堂，京都，2022：26-30．

索引

和文

あ

アイスマッサージ・・・・・・・・・・295
悪液質・・・・・・・・・291, 299, 351
悪性高熱・・・・・・・・・・・・・・・74
アジュバント療法・・・・・・・・・・120
アドバンス・ケア・プランニング
・・・・・・・・・・・・・・・・・・・334
アナフィラキシー ・・・・・・・・・137
アピアランスケア・・・・・・・・・・325
アレルギー ・・・・・・・・・・・・137

い

胃がん・・・・・・・・・・・・ 59, 131
息こらえ嚥下・・・・・・・・・・・・297
閾値間域・・・・・・・・・・・・・・・96
意思決定支援
・・・・・・・・・・ 38, 319, 324, 330
維持的リハビリテーション ・・・・279
移植片対宿主病 ・・・・・・ 183, 266
胃切除後症候群 ・・・・・・・・・・60
痛み・・・・・・・・・・・・・・・・・239
痛みの評価・・・・・・・・・・・・・・99
遺伝カウンセリング ・・・・・・・・196
遺伝子・・・・・・・・・・・・・・・・188
遺伝子変異・・・・・・・・・・・・・188
遺伝性腫瘍・・・・・・・・・・・・・193
遺伝性乳癌卵巣癌症候群 ・・・・195
医療関連感染・・・・・・・・・・・・352
医療関連機器褥瘡・・・・・・・・・・78
医療保健・・・・・・・・・・・・・・・359
咽頭 ・・・・・・・・・・・・・・・・・51
咽頭がん・・・・・・・・・・・・・・・51
院内救急対応システム ・・・・・・342
インフォームド・コンセント ・・・・ 39
インフュージョンリアクション
・・・・・・・・・・・・・・・・129, 139

う

ウィッグ ・・・・・・・・・・・・・・168

え

栄養アセスメント・・・・・・・・・・344
栄養管理 ・・・・・・・・・・・・・・343
栄養障害 ・・・・・・・・・・・・・・291
栄養投与量・・・・・・・・・・・・・345
栄養療法・・・・・・・・・・・・・・347
エネルギー投与量・・・・・・・・・345
遠隔操作密封小線源治療 ・・・・203
嚥下おでこ体操・・・・・・・・・・・298
エンゼルケア・・・・・・・・・・・・367

お

嘔吐 ・・・・・・・・・・・・ 144, 247
悪心 ・・・・・・・・・・・・ 144, 247
オピオイド ・・・・・・・・・・・・・240
オピオイドスイッチング ・・・・・242
オンコロジーエマージェンシー
・・・・・・・・・・・・・・・・・・・339

か

外見の変化・・・・・・・・・・・・・325
介護保険 ・・・・・・・・・・・・・・359
外照射・・・・・・・・・・・・・・・・200
改訂水飲みテスト・・・・・・・・・297
下咽頭がん ・・・・・・・・・・・・・51
回復的リハビリテーション ・・・279
開放式ドレーン・・・・・・・・・・・89
外用薬・・・・・・・・・・・・・・・・165
化学放射線療法
・・・・・・・・・・・ 120, 215, 298
拡散障害 ・・・・・・・・・・・・・・86
覚醒 ・・・・・・・・・・・・・・・・・93
覚醒トライアル ・・・・・・・・・・112
拡大手術 ・・・・・・・・・・・・・・49
家族 ・・・・・・・・・・・・・・・・・34
家族看護 ・・・・・・・・・・・・・・312
家族支援 ・・・・・・・・・・・・・・30
家族性腫瘍・・・・・・・・・・・・・193
価値観・・・・・・・・・・・・・・・・40
合併症予防 ・・・・・・・・・・・・・68
過敏症・・・・・・・・・・・・・・・・137
がん悪液質 ・・・・・・・・・ 291, 351
がん遺伝子パネル検査・・・・・・189
がん患者の急変・・・・・・・・・・339
がん患者の子ども・・・・・・・・・314
がん関連性体重減少・・・・・・・344
がん関連血栓塞栓症・・・・・・・340
がん関連倦怠感・・・・・・・ 272, 286
換気血流比不均衡・・・・・・・・・86
緩下剤・・・・・・・・・・・・・・・・148
がんゲノム医療・・・・・・・・・・・188
がんゲノム外来・・・・・・・・・・・192
がん告知・・・・・・・・・・・・・・・313
カンジダ口内炎・・・・・・・・・・・259
間質性肺炎・・・・・・・・・・・・・104
患者会・・・・・・・・・・・・・・・・362
がん手術・・・・・・・・・・・・・・・48
間接訓練・・・・・・・・・・・・・・・295
感染管理・・・・・・・・・・・・・・・352
感染症 ・・・・・・・・・ 106, 340, 355
肝臓がん・・・・・・・・・・・・・・・62
がん免疫療法 ・・・・・・・・・・・170
がん薬物療法 ・・・・・・・・・・・120

がん誘発性体重減少 ・・・・・・344
がんリハビリテーション
・・・・・・・・・・・・・・・・278, 281
緩和ケア・・・・・・・・・ 18, 21, 290
緩和ケアチーム ・・・・・・・・・・20
緩和ケア病棟 ・・・・・・・・・・・21
緩和照射・・・・・・・・・・・・・・・233
緩和的リハビリテーション ・・・279

き

機能障害 ・・・・・・・・・・・・・・304
基礎エネルギー量 ・・・・・・・・345
気道閉塞・・・・・・・・・・・・・・・93
基本的緩和ケア ・・・・・・・・・・18
急性有害事象・・・・・・・・・・・・217
急変リスク・・・・・・・・・・・・・・340
休薬指導・・・・・・・・・・・・・・・67
胸腔鏡下手術・・・・・・・・・・・・50
強度変調放射線治療・・・・・・・200
キラーシンプトム ・・・・・・・・・341
起立性低血圧・・・・・・・・・・・・85
緊急照射・・・・・・・・・・・・・・・233
菌血症・・・・・・・・・・・・・・・・356

く

腔内照射・・・・・・・・・・・・・・・203
苦痛症状・・・・・・・・・・・・・・・175
苦痛スクリーニング ・・・・・・・・16
グリーフケア ・・・・・・・・・・・・364
クリーンルーム・・・・・・・・・・・183

け

経済毒性 ・・・・・・・・・・・・・・178
頸部リンパ節転移・・・・・・・・・・53
下剤・・・・・・・・・・・・・・・・・150
血液培養・・・・・・・・・・・・・・・356
血管外漏出・・・・・・・・・・・・・142
血栓 ・・・・・・・・・・・・ 105, 340
結腸がん ・・・・・・・・・・・・・・61
ゲノム・・・・・・・・・・・・・・・・188
下痢 ・・・・・・・・・・・・ 150, 261
倦怠感 ・・・・・・・・・ 160, 225, 272

こ

抗がん薬 ・・・・・・・・・・ 122, 134
口腔衛生管理・・・・・・・・・・・・253
口腔合併症・・・・・・・・・・・・・253
口腔ケア・・・・・・・・・・ 159, 254
口腔粘膜炎・・・・・・・・・ 157, 258
甲状腺・・・・・・・・・・・・・・・・52
甲状腺がん・・・・・・・・・・・・・52
口唇の運動・・・・・・・・・・・・・295
高線量率照射・・・・・・・・・・・・203

喉頭	52
喉頭がん	52
喉頭展開困難	70
硬膜外麻酔	100
肛門がん	211
絞扼性イレウス	107
高齢がん患者	314
高齢者	330
誤嚥性肺炎	253
呼吸器合併症	59, 103
呼吸困難	244
呼吸障害	85
呼吸状態	93
呼吸不全	244
告知	5
個人防護具	134, 354
姑息的手術	50
骨髄抑制	152
骨転移	234, 300
子ども	314
コミュニケーション	26, 30, 324
コンパニオン診断	190

さ

再建手術	49, 108
再現性	213
在宅緩和ケア	21
在宅支援	290
サイトカイン放出症候群	170
殺細胞性抗がん薬	124
サードスペース	82
サルコーマ	55
酸素濃度	87

し

シェアード・ディシジョン・メーキング	39
自家移植	180
色素異常	328
子宮頸がん	65, 211
子宮体がん	65
支持療法	253
死前喘鳴	268
シーソー呼吸	93
舌の運動	295
シバリング	97
社会資源	359
社会的苦痛	12
シャント	86
就学支援	320
周術期	47, 253
周術期管理	79
周手術期管理チーム	69
周術期リハビリテーション	283
重症患者	110
集中治療後症候群	110
終末期	31

就労支援	320
主観的包括的栄養評価	344
縮小手術	49
手指衛生	353
手術	48, 293
手術侵襲	79, 283
手術体位管理	75
手術部位感染	106
受精卵凍結	318
術後悪心・嘔吐	71, 97
術後イレウス	107
術後合併症	79, 102
術後出血	95, 102
術後せん妄	108
術後疼痛	98
術後補助薬物療法	120
術後リハビリテーション	309
術前外来	67
術前検査	67
術前訪問	67
術前補助薬物療法	120
術中看護	72
術直後	93
腫瘍崩壊症候群	154
循環障害	82
循環動態	95
除圧	78
障害福祉サービス	360
消化器	58
消化器症状	144
消化器内視鏡治療	114
上顎洞がん	51
小線源治療	202
常染色体顕性遺伝	193
情報ドレナージ	89
食形態	295
食事	146
褥瘡	76
食道がん	58, 211, 296
食欲不振	146, 247
女性がん患者	318
ショック	95
自律性	43
止痢薬	151
心因性疼痛	98
侵害受容性疼痛	98
腎機能障害	155
神経障害性疼痛	98
神経損傷	76
神経皮膚分節	101
進行がん	289
人工肛門	61
侵襲	80
身体障害者認定	360
身体的苦痛	6
心停止	342
深部静脈血栓症	105

新薬	185
心理的サポート	22
心理的反応	5

す

膵液漏	64
膵臓がん	63
水分出納	82
睡眠	264
スキン-テア	78
スキンケア	164
スキントラブル	266
ストーマ	61
スピリチュアルペイン	14

せ

整形外科領域のがん	55
精子	317
生殖医療	317
精神症状	175
精神的苦痛	10
制吐薬	145
声門閉鎖	296
声門閉鎖訓練	297
脊髄腫瘍	57
脊髄神経	300
脊椎腫瘍	57
舌	53
舌がん	53, 293
舌根沈下	93
摂食嚥下障害	292
摂食嚥下訓練	294, 297
摂食嚥下リハビリテーション	292
セルフケア支援	228, 288
線源配置	203
全身照射	181
全身性炎症反応症候群	81
全人的苦痛	6
全身麻酔	85
センチネルリンパ節	54
喘鳴	268
せん妄	108, 112, 270, 330
専門的緩和ケア	19
前立腺がん	126, 211
線量率	203

そ

総エネルギー投与量	346
挿管困難	70
早期警告スコア	342
早期離床	113
造血幹細胞	180
造血幹細胞移植	180
壮年期のがん患者	314
創部	95
組織欠損部位	329
組織内照射	204

た

体位 ･･････････････････ 75
退院後のリハビリテーション ･･･ 310
体温管理 ･･････････ 72, 96
体重減少 ･････････････ 344
大腸がん ･･･････････ 60
耐容線量 ･･･････････ 212
大量化学療法 ･･･････ 181
多剤併用療法 ･･･････ 120, 122
多職種連携 ･･･････ 275, 283
脱毛 ･･･････････ 167, 328
男性がん患者 ･･･････ 317
胆道がん ･･･････････ 62
ダンピング症候群 ･･････ 60

ち

治験 ･･･････････････ 185
中咽頭がん ･･･････ 51, 293
中枢神経 ･･･････････ 304
腸閉塞 ･･･････････ 107
直腸がん ･･･････････ 61
治療的ドレナージ ･･･････ 89
鎮静薬 ･･･････････ 112
鎮痛薬 ･･････ 100, 112, 239

つ

通常外部照射法 ･･････ 200
伝え方 ･･･････････ 34
爪の変化 ･･･････････ 328

て

定位放射線治療 ･･････ 201
低栄養 ･･･････････ 291
低酸素血症 ･･･････ 86
低侵襲手術 ･･･････ 49
低線量率照射 ･･･････ 203
低体温 ･･･････････ 73
デスカンファレンス ･･････ 368
デルマトーム ･･･････ 101
転移 ･･･････････ 302, 304
転倒転落 ･･･････････ 331

と

頭頸部 ･･･････････ 51
頭頸部がん ･･････ 51, 210, 293
同種移植 ･･･････････ 180
疼痛 ･･･････････ 239
疼痛コントロール ･･････ 100, 301
疼痛評価スケール ･･･････ 99
呼吸器離脱トライアル ･･････ 112
トータルペイン ･･････ 6, 274
ドレッシング材 ･･･････ 77
ドレーン ･･･････ 90, 95

な

内視鏡治療 ･･･････････ 114

内視鏡的粘膜下剥離術 ･･････ 114
内視鏡的粘膜切除術 ･･････ 114

に

肉腫 ･･･････････ 55
二次がん ･･･････････ 179
乳がん ･･･････ 54, 126, 211, 308
乳房 ･･･････････ 54
乳房再建 ･･･････････ 54
妊孕性 ･･･････ 65, 317
妊孕性温存 ･･･････ 317

ね

ネオアジュバント療法 ･･････ 120
熱傷 ･･･････････ 75
粘膜炎 ･･･････････ 220
粘膜障害 ･･･････････ 350

の

脳 ･･･････････ 56
脳腫瘍 ･･･････････ 56
脳転移 ･･･････ 235, 304

は

肺 ･･･････････ 53
排液 ･･･････････ 90
肺炎 ･･････ 87, 103
バイオマーカー ･･･････ 131
肺がん ･･････ 53, 133, 210
敗血症 ･･･････････ 81
肺水腫 ･･･････････ 104
排便 ･･･････････ 261
肺胞低換気 ･･･････ 86
吐き気 ･･･････････ 247
バクテリアルトランスロケーション
････････････････ 67
曝露対策 ･･･････････ 134
パターナリズム ･･･････ 43
白血球 ･･･････････ 183
発熱 ･･･････････ 356
反回神経麻痺 ･･････ 59, 296
晩期有害事象 ･･･････ 226
半閉鎖式ドレーン ･･････ 90

ひ

悲嘆 ･･･････････ 364
必要タンパク質量 ･･･････ 347
泌尿器系がん ･･･････ 55
皮膚障害 ･･･････････ 163
皮弁 ･･･････････ 108
非密封小線源治療 ･･････ 205
標準手術 ･･･････････ 48
標準予防策 ･･･････ 352
貧血 ･･･････････ 60
ピンプリックテスト ･･････ 109

ふ

腹腔鏡下手術 ･･･････ 50
腹腔内膿瘍 ･･･････ 106
副雑音 ･･･････････ 94
副鼻腔がん ･･･････ 51
婦人科手術 ･･･････ 66
不眠 ･･･････････ 264
フレイル ･･･････････ 331
吻合部狭窄 ･･･････ 59
分子標的薬 ･･･････ 124

へ

閉鎖式ドレーン ･･･････ 90
ヘルペス ･･･････････ 259
便秘 ･･･････ 148, 261

ほ

縫合不全 ･･････ 59, 105
放射性同位元素 ･･････ 202
放射線 ･･･････････ 198
放射線感受性 ･･･････ 212
放射線宿酔 ･･･････ 224
放射線性腸炎 ･･･････ 223
放射線性皮膚炎 ･･････ 218, 329
放射線治療 ･･････ 198, 286
放射線治療計画 ･･･････ 208
放射線治療装置 ･･･････ 199
放射線治療病室 ･･･････ 207
保湿 ･･･････････ 164
ホスピス ･･･････････ 21
保清 ･･･････････ 164
ホルモン療法薬 ･･･････ 126

ま

麻酔 ･･･････････ 72
マスク換気困難 ･･･････ 70
末梢神経障害 ･･･････ 161
末梢挿入型中心静脈カテーテル
････････････････ 350
麻痺性イレウス ･･･････ 107

む

無気肺 ･･･････ 87, 103

め

免疫エフェクター細胞関連神経毒
性症候群 ･･･････ 170
免疫関連有害事象 ･･････ 129, 172
免疫チェックポイント阻害薬
････････････････ 128, 172
免疫抑制薬 ･･･････ 182
免疫療法 ･･･････････ 170

も

モニタリング波形 ･･･････ 84

や

薬剤耐性 ･･････････････････････355
薬物療法 ･･････････････････････286

ゆ

有害事象 ･････････････････137, 217
遊離組織 ･････････････････････ 51
遊離皮弁 ･････････････････････108
癒着性イレウス･･････････････････107

よ

予期悲嘆 ･････････････････ 32, 365
抑うつ ･･････････････････････ 10

予防

予防的手術 ･･･････････････････ 50
予防的ドレナージ ･･･････････････ 89
予防的リハビリテーション ････279

ら

ライフステージ ･･････････････314
卵子 ･･････････････････････････317
卵子凍結 ･････････････････････318
卵巣がん ･････････････････････ 65

り

リスク低減手術･･････････････････ 50
リハビリテーション ･･････279, 283
粒子線治療････････････････････201

臨床

良肢位 ･････････････････････ 76
臨床研究コーディネーター････186
臨床試験 ･････････････････････185
臨床推論 ･････････････････････276
リンチ症候群 ･････････････････194
リンパ浮腫 ･･･････････････････308
倫理的ジレンマ ･････････････338
倫理的問題････････････････････337

れ

レジメン ･･････････････････････121

ろ

ロボット支援手術 ････････････ 50

欧文

A

ABCDEFGHバンドル ･･･････････112
ACP（advance care planning）
･･････････････････････････････334
AD（autosomal dominant）
･･････････････････････････････193
AMR（antimicrobial resistance）
･･････････････････････････････355
AYA（Adolescent and Young
Adult）世代････････････ 314, 323

B

BEE（basal energy expenditure）
･･････････････････････････････345

C

CAT（cancer associated
thrombosis） ･････････････････340
CAWL（cancer-associated
weight loss） ････････････････344
CCRT（concurrent
chemoradiotherapy） ･･････････215
CIWL（cancer-induced weight
loss） ････････････････････････344
CRC（clinical research
coordinator） ･･･････････････186
CRF（cancer-related fatigue）
･･････････････････････････････286
CRP（C-reactive protein）････ 82
CRS（cytokine release
syndrome）･･････････････････170
CRT（chemoradiotherapy）
･･････････････････････････････120

D

DAM（difficult airway
management） ･･･････････････ 71
DNAR（do not attempt
resuscitation） ･･･････････････339

E

EMR（endoscopic mucosal
resection） ･･････････････････114
ESD（endoscopic submucosal
dissection） ･････････････････114

G

GVHD（graft versus host
disease） ･････････････ 183, 266

I

ICANS（immune effector
cell-associated neurotoxicity
syndrome）･･････････････････171
ICT（induction chemotherapy）
･･････････････････････････････215
IMRT（intensity modulated
radiation therapy） ･･････････200
IR（infusion reaction）･･ 129, 139
irAE（immune-related adverse
events） ･････････････ 129, 172

M

MDRPU（medical device related
pressure ulcer） ･････････････ 78

N

NEWS（National Early Warning
Score） ･････････････････････342

NSAIDs

NSAIDs（non-steroidal anti-
inflammatory drugs） ･･･････240

P

PD（progressive disease）･･･176
PICC（peripherally inserted
central venous catheter） ･･･350
PICS（post intensive care
syndrome）･････････････････110
PONV（postoperative nausea
and vomiting） ･･･････････ 71, 97
PPE（personal protective
equipment）･････････････････134

R

RALS（remote after loading
system）･････････････････････203
RI（radioisotope）･･･････････202
RRS（rapid response system）
･･････････････････････････････342

S

SGA（subjective global
assessment） ･･･････････････344
SIRS（systemic inflammatory
response syndrome） ･･･････ 81
SRT（stereotactic radiation
therapy）････････････････････201
SSI（surgical site infection） 106

T

TBI（total body irradiation）
･･････････････････････････････181
TEE（total energy expenditure）
･･････････････････････････････346

がん専門病院のエキスパートが書いた
がん看護のきほん

2025年4月16日　第1版第1刷発行	編　著	向井　未年子、青山　寿昭

発行者　鈴木　由佳子

発行所　株式会社　照林社
　　　　〒112-0002
　　　　東京都文京区小石川2丁目3-23
　　　　電話　03-3815-4921（編集）
　　　　　　　03-5689-7377（営業）
　　　　https://www.shorinsha.co.jp/

印刷所　株式会社シナノ パブリッシングプレス

●本書に掲載された著作物（記事・写真・イラスト等）の翻訳・複写・転載・データベースへの取り込み、および送信に関する許諾権は、照林社が保有します。

●本書の無断複写は、著作権法上の例外を除き禁じられています。本書を複写される場合は、事前に許諾を受けてください。また、本書をスキャンしてPDF化するなどの電子化は、私的使用に限り著作権法上認められていますが、代行業者等の第三者による電子データ化および書籍化は、いかなる場合も認められていません。

●万一、落丁・乱丁などの不良品がございましたら、「制作部」あてにお送りください。送料小社負担にて良品とお取り替えいたします（制作部☎0120-87-1174）。

検印省略（定価はカバーに表示してあります）
ISBN978-4-7965-2646-3
ⒸMineko Mukai, Hisaaki Aoyama/2025/Printed in Japan